四川护理职业学院新型数字

供护理、助产、医学检验、康复等专业使用

病原生物学与免疫学

BINGYUAN SHENGWUXUE YU MIANYIXUE

主　审　赵　斌

主　编　刘　萍

副主编　谢玲林　李桂英　任振蘷

编　者（按姓氏汉语拼音排序）

刘　萍　李桂英　谯邦兴

任振蘷　谢林峰　谢玲林

张　婕

科学出版社

北　京

内 容 简 介

本教材遵循课程的学习规律和学生的认知规律，将课程内容进行合理增减，调整常规章节顺序，分为四部分：第一部分为病原生物的基本特性，共有4章；第二部分为基础免疫，共有3章；第三部分为临床免疫，共有4章；第四部分为常见病原生物，共有5章。本教材遵循"够用""实用""理论与实践相结合"的原则，在编写过程中力求体现科学性、实用性、创新性；以数字化建设为特色，在常规教材编写的基础上，结合具体内容添加动画、视频等数字化资源，并制作配套的课件，以期有效提高教学效果。

本教材主要供高职高专护理、助产、医学检验、康复等专业学生使用，同时可供教师作为参考书使用。

图书在版编目（CIP）数据

病原生物学与免疫学 / 刘萍主编 . —北京：科学出版社，2019.1

四川护理职业学院新型数字化创新教材

ISBN 978-7-03-058436-6

Ⅰ.病… Ⅱ.刘… Ⅲ.①病原微生物 - 高等职业教育 - 教材 ②医学 - 免疫学 - 高等职业教育 - 教材 Ⅳ.① R37 ② R392

中国版本图书馆CIP数据核字（2018）第175529号

责任编辑：池 静 / 责任校对：张凤琴
责任印制：李 彤 / 封面设计：铭轩堂

科 学 出 版 社 出版

北京东黄城根北街 16 号
邮政编码：100717
http://www.sciencep.com

北京虎彩文化传播有限公司 印刷

科学出版社发行 各地新华书店经销

*

2019年1月第 一 版 开本：787×1092 1/16
2022年1月第三次印刷 印张：19
字数：450 000

定价：89.00元
（如有印装质量问题，我社负责调换）

　　《病原生物学与免疫学》是医学专业学生的一门专业基础课程，依据国家教育部高等职业教育培养目标，以立德树人为根本，以就业为导向，以服务为宗旨，推动高等职业教育的发展，加强技能训练，提升人才培养质量。结合高职高专学生特点，遵循贴近临床、服务临床的理念，坚持实用、够用原则，对内容进行合理增减，调整常规章节顺序，在教学内容、知识要点、编排顺序等方面进行创新，添加动画、视频等数字化学习内容，使学生能更好地掌握基础知识，建立医学基本素养，为学生成为高素质、技能型、应用型卫生人才打好基础。

　　本教材凝聚了四川护理职业学院一线教师的专业知识和多年教学经验，将知识、能力、素养融为一体，体现教材的科学性、人文性和前瞻性，遵循《病原生物学与免疫学》的学习规律和学生的认知规律，从认识病原生物的基本特性、正常人体的免疫系统，到明确常见病原生物与免疫的相互作用及其在临床中的应用这一主线，将本教材分为四部分，即病原生物的基本特性、基础免疫、临床免疫、常见病原生物。在编写上全力适应卫生职业教育改革及数字化教学要求，充分发挥教材在教学中的核心纽带作用，体现"教"和"学"的融合，对教材内容进行情景化、生活化、拓展化、数字化处理，主要表现为以下特点：①"扫一扫，知重点"，通过科学出版社"爱一课"数字化平台列出各章节的学习重点、难点和考点，利于学生对所学知识进行分层次学习；②"知识链接"和"知识拓展"，了解医学新知识、新进展，拓展学生知识面，增强教材的可读性和趣味性；③"临床案例"和"对接临床"，理论联系临床，提倡早临床、多临床，训练学生临床思维，调动学习积极性；④图片、动画和视频，形象直观的数字化教学丰富了学习资源，利于学生课后自主学习；⑤"扫一扫，测一测"，学生通过"爱一课"数字化平台对每章节学习内容进行自主检测，及时掌握学习状况，便于查漏补缺。此外，本教材在章节安排上更趋合理，既保持了病原生物学与免疫学两大体系，又将两大体系有机结合在一起，便于教师的授课和学生的学习。本教材将理论和技能又分为必修内容和选学内容，其中标注有▲的内容为选学内容，未标注的为必修内容。

　　由于编者水平有限，书中不足之处，恳请广大师生提出宝贵意见，以便今后修订完善。

编 者

2018 年 8 月

第二部分　基础免疫

第三部分　临床免疫

第四部分　　常见病原生物

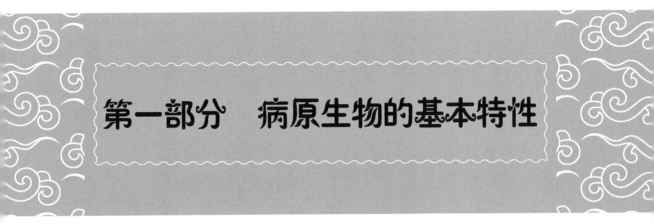

第一部分　病原生物的基本特性

绪　　论

学习目标
1. 掌握：微生物、寄生虫概念，微生物的三型八类及其特点。
2. 熟悉：微生物与人类的关系，医学微生物学、人体寄生虫学的研究内容。
3. 了解：医学微生物学的发展简史。

扫一扫，知重点

一、微生物与医学微生物学

（一）微生物

微生物（microorganism）是自然界中一群肉眼不能直接看见，必须借助显微镜放大数百倍甚至数万倍才能观察到的微小生物的总称。微生物具有体积微小、结构简单、繁殖迅速、容易变异、种类繁多、分布广泛等特点。

1. 微生物的分类　微生物按其结构、分化程度、化学组成等不同分成 3 种类型（表绪 -1，图绪 -1）。

表绪 -1　三种类型微生物的比较

比较点	真核细胞型微生物	原核细胞型微生物	非细胞型微生物
大小	最大，$5.0 \sim 30.0 \mu m$	中等，$0.2 \sim 20.0 \mu m$	最小，$0.02 \sim 0.30 \mu m$
细胞核	真核	拟核	无
核酸	DNA 和 RNA	DNA 和 RNA	DNA 或 RNA
细胞壁	有	有或无	无
细胞器	完善	不完善	无
繁殖方式	无性和（或）有性	二分裂	复制
人工培养基	可以培养	除立克次体、衣原体外，可以培养	不可以培养
滤菌器	不能通过	除支原体、立克次体、衣原体外，不能通过	能通过
抗生素	不敏感	敏感	不敏感

（1）非细胞型微生物：是最小的一类微生物，大多由核酸（DNA 或 RNA）和蛋白质组成，有的则仅有核酸或蛋白质。无典型的细胞结构，缺乏产生能量的酶系统，只能在易感的活细胞内生长繁殖。主要包括病毒、亚病毒等。

（2）原核细胞型微生物：细胞核分化程度较低，无核膜、核仁，仅有环形裸露的 DNA 形

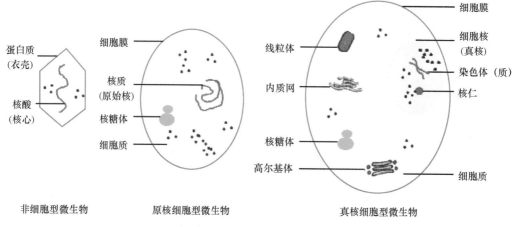

图绪 -1   3 种类型微生物结构

成的拟核；细胞器不完善，只有核糖体。包括细菌、螺旋体、支原体、立克次体、衣原体和放线菌。

（3）真核细胞型微生物：细胞核分化程度较高，有核膜、核仁；有完善的细胞器，如内质网、核糖体及线粒体等。主要包括真菌等。

2. 微生物与人类的关系   微生物在自然界的分布极为广泛。土壤、江河、湖泊、空气、物体表面、人与动物的体表及与外界相通的腔道中都有微生物存在。绝大多数微生物对人类是有益的，有些甚至是必需的。仅有少数微生物对人类、动物、植物有害，甚至引起疾病。

自然界中氮、碳、硫等元素的循环主要依靠微生物的代谢活动来进行，如土壤中的微生物能将动物、植物有机蛋白质转化为无机含氮化合物，促进植物的生长，而植物又为人类和动物所食用。微生物已被广泛用于人类生活中的各个领域。在农业方面，利用微生物生产细菌肥料、植物生长激素及生物农药杀虫剂。在医药工业方面，将微生物制成疫苗可用于预防疾病；通过微生物制造生物药剂，如抗生素和维生素等。在食品工业方面，常利用微生物制备、改善食品，如用毛霉菌和黄酒生产酱豆腐；还可利用微生物制备饮品，如生产酸奶。

少数微生物可引起人类和动物、植物患病，将这些具有致病性的微生物称为病原微生物。如引起伤寒、痢疾、结核、麻疹、肝炎、艾滋病等多种疾病的微生物。

（二）微生物学与医学微生物学

1. 微生物学   是生命科学的一门重要学科，主要研究微生物的种类、分布、形态结构、生命活动及与人类、动物、植物、自然界相互关系的科学。随着微生物领域的深入和扩大，形成了许多分支学科。如按研究和应用领域不同将微生物学分为医学微生物学、兽医微生物学、食品微生物学、工业微生物学、农业微生物学等。

2. 医学微生物学（medical microbiology）   是研究与人类疾病有关的病原微生物的基本生物学特性、致病性与免疫性、特异性诊断及防治措施的一门医学基础学科，与临床医学和感染性疾病联系紧密。

通过医学微生物学的学习，为今后学习临床各科的感染性疾病、超敏反应性疾病、肿瘤和卫生保健等知识奠定重要的基础。根据医学微生物学的系统性和教学上的循序渐进原则，本学科又分为病毒学（非细胞型微生物）、细菌学（原核细胞型微生物）和真菌学（真核细胞型微生物）。

（三）医学微生物学发展简史

医学微生物学的发展过程可以大致分为三个时期。

1. 经验时期 古人虽未亲眼观察到微生物，但早已将微生物学知识用于日常生活、生产和疾病防治中。相传夏禹时期的仪狄发明了酿酒，于北魏末年成书的《齐民要术》中详细记载了制醋的方法。民间生活中常用的糖渍、盐腌、烟熏等保存食物的方法，正是通过抑制微生物的生长繁殖来防止食物的腐烂变质的。北宋末年，刘真人提出肺痨是由虫引起的，开启了关于传染病发生机制的探究。明代李时珍在《本草纲目》中指出，将患者的衣服熏蒸后再穿能有效预防传染疾病；且在明代，我国率先使用人痘来预防天花。

2. 实验时期

（1）病原微生物学的建立：1676 年，荷兰人安东尼·列文虎克（Antoni van Leeuwenhoek）用自磨的镜片制造了世界上第一架放大倍数为 270 倍的显微镜，用它从雨水、池塘水等标本中第一次观察到多种微生物，为微生物的存在提供了有力证据，亦奠定了微生物形态学的基础。1857 年，法国科学家路易斯·巴斯德（Louis Pasteur）（图绪 -2）发现微生物与人、动物和植物之间存在某种疾病的关系，证实微生物可引起有机物质的发酵与腐败，并创立了至今仍沿用于酒类和乳类的巴氏消毒法，开创了微生物的生理学时代。英国外科医生约瑟夫·李斯特（Joseph Lister）采用苯酚（石炭酸）喷洒手术室，并用煮沸法处理手术器械，防止术后感染，为防腐、消毒和无菌操作奠定了基础。1876 年，德国细菌学家郭霍发现了炭疽杆菌、伤寒杆菌、结核杆菌、霍乱弧菌等传染病菌，发明了细菌的固体培养技术、细菌染色法，用

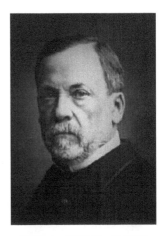

图绪 -2 路易斯·巴斯德

于诊断结核病的结核菌素，预防炭疽病及霍乱病的免疫接种法。1901 年，美国科学家里德（Walter Reed）首先分离出第一个人类病毒——黄热病毒。随后其他科学家相继分离出更多病毒，为微生物学的发展奠定了基础。

（2）疾病治疗的探索：随着病原微生物学的发展，人们也在不断探索传染性疾病的治疗方法。1891 年，德国学者埃米尔·阿道夫·冯·贝林（Emil Adolf von Behring）用含白喉抗毒素的动物免疫血清成功治愈白喉患儿。1910 年，德国化学家保罗·欧立希（Paul Ehrlich）合成了治疗梅毒的砷制剂，开创了微生物性疾病的化学治疗途径。1928 年，英国细菌学家亚历山大·弗莱明（Alexander Fleming）（图绪 -3）发现了青霉素，随后链霉素、氯霉素、红霉素等抗生素不断被发现并广泛应用于临床，为感染性疾病的治疗带来了一场伟大的革命。

3. 发展时期 在 20 世纪以前，人类健康的最大杀手是细菌。经过无数科学家的努力，在已了解大多数致病菌并找到对付其最有利的武器——抗生素以后，病原微生物学家把更多的注意力转移到病毒上。

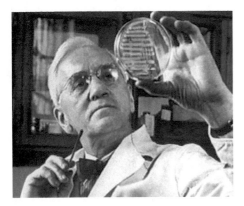

图绪 -3 亚历山大·弗莱明

20世纪中期，随着物理学、生物化学、遗传学、分子生物学、细胞生物学、免疫学等学科的发展，电子显微镜、电子计算机、细胞培养、色谱分析、分子生物学技术等建立和进步，使医学微生物学得到迅速发展。不断发现新的病原微生物，如军团菌、幽门螺杆菌、SARS冠状病毒、人类免疫缺陷病毒、埃博拉病毒和朊粒等。自20世纪70年代以来，新发现的病原微生物已达40余种。对病原微生物致病性的认识不断深入，如内源性感染，细菌耐药性机制的研究等。新的抗生素也不断问世，有效地控制了传染性疾病的流行。微生物学研究和诊断技术不断进步，如免疫标记技术、DNA探针技术、聚合酶链反应等微生物学检验技术飞速发展，在病原微生物的分类、新种鉴定和流行病学研究中发挥重要作用。随着人们对病原微生物基因和蛋白质的结构与功能认识的不断深入，新型疫苗的研制进展迅速，如亚单位疫苗、基因工程疫苗、核酸疫苗等，有效控制和预防了感染性疾病的发生。此外，细胞因子、单克隆抗体和基因治疗等手段亦开始出现于病毒性疾病的治疗领域。

在医学微生物学及其相关学科的发展中，全球有近60位科学家因有突出贡献而荣获诺贝尔生理学或医学奖。我国医学科学工作者也为医学微生物学发展做出了重大贡献。20世纪30年代，我国学者黄祯祥首创病毒体外细胞培养技术，为现代病毒学奠定了基础；1955年，我国第一代病毒学家汤飞凡首次分离沙眼衣原体，是第一位分离重要病原体的中国人；我国病毒学学家朱既明在国际上首次将流感病毒裂解为亚单位，提出了流感病毒结构图像，为研究亚单位疫苗提供了理论支持和方法。在病原微生物研究和预防医学方面，我国也取得了重大成就，有关出血热病毒、肝炎病毒（甲、乙、丙、丁型）、EB病毒及SARS冠状病毒等的研究已进入世界领先领域；我国较早就消灭了天花和野毒株引起的脊髓灰质炎，有效控制了鼠疫、霍乱等烈性传染性疾病，麻疹、白喉、流脑、乙脑、破伤风等疾病发病率显著下降。随着人类社会的进步和医学科学技术的发展，相信大部分传染病将被有效控制，甚至被消灭。但微生物的多样性也将始终伴随人类而存在，还将会出现新的病原微生物并导致新发传染病。因此，广大医务工作者任重道远，应努力争取为人类健康做出更大的贡献。

二、人体寄生虫与人体寄生虫学

寄生虫是指营寄生生活的低等生物。人体寄生虫是指寄生于人体的寄生虫，是引起人类疾病的常见病原生物之一。人体寄生虫的种类繁多，按照生物学分类分为医学原虫、医学蠕虫和医学节肢动物。①医学原虫：原虫是指单细胞的真核动物，由细胞膜、细胞质和细胞核组成，具有独立和完整的生理功能。寄生在人体的原虫称为医学原虫，常见的有疟原虫、阴道毛滴虫、刚地弓形虫等。②医学蠕虫：蠕虫是指多细胞的软体无脊椎动物，借助肌肉的伸缩而蠕动。寄生在人体的蠕虫通常称为医学蠕虫，常见的有蛔虫、钩虫、血吸虫、牛带绦虫等。③医学节肢动物：节肢动物通常具有躯体分节、左右对称、具有外骨骼和附肢等形态特征，分为昆虫纲、蛛形纲、唇足纲、甲壳纲和倍足纲五类。通过骚扰、蜇刺、吸血、寄生和传播病原体等方式危害人畜健康的节肢动物称为医学节肢动物，常见的有蚊、蝇、蚤、虱、蜱、螨等。

人体寄生虫学（human parasitology）是一门医学基础课，是研究与医学有关的寄生虫的形态结构、生活史、致病性、实验诊断、流行与防治，揭示寄生虫与人体及外界环境相互关系的学科。通过人体寄生虫学的学习，达到控制和消灭寄生虫病的目的。

扫一扫，测一测

练习与思考

一、名词解释

　　1. 病原微生物　　2. 医学微生物学

二、填空题

1. 微生物种类繁多，按其结构、分化程度、化学组成等特点可分成三大类，分别是_____、_____、_____。

2. 医学微生物学的发展过程可以大致分为三个时期，分别是_____、_____、_____。

3. 按照生物学分类，可把人体寄生虫分为_____、_____、_____三类。

三、思考题

1. 根据微生物大小、结构、组成等，可把微生物分成几大类？各有何特点？

2. 举例说明微生物与人类的关系。

（谢林峰）

病毒的基本特性

1. 掌握：病毒的基本生物学性状。
2. 熟悉：病毒感染的方式与类型。
3. 了解：病毒的检查方法与防治原则。

扫一扫，知重点

病毒（virus）是一类体形微小、结构简单、仅含有一种类型核酸（DNA 或 RNA），必须在活的易感细胞内以复制的方式进行增殖的非细胞型微生物。病毒在自然界分布广泛，并与人类疾病的关系密切，在人类的传染病中约有 75% 以上疾病由病毒引起。大多数病毒引起急性感染，但有的可引起持续性病毒感染，有的与肿瘤、老年痴呆、自身免疫性疾病的发生有密切关系。认识病毒的基本特性，对预防、诊断和治疗病毒性疾病具有重要意义。

第 1 节　病毒的生物学性状

一、病毒的大小与形态

病毒个体微小，能通过滤菌器，通常需借助电子显微镜观察，其大小以纳米（nm）为测量单位。各类病毒大小差别很大，大的如痘类病毒，直径可达 300nm，小的如脊髓灰质炎病毒，直径只有 27～30nm，绝大多数人类病毒的直径在 100nm 左右。

大多数人类病毒呈球状或近似球状，也有的呈弹头状或砖块形（图 1-1）；植物病毒多为杆状；细菌病毒（噬菌体）多呈蝌蚪状。

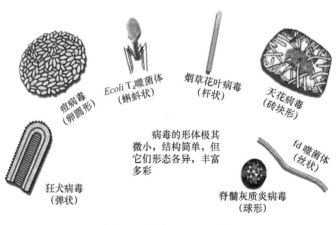

痘病毒
（卵圆形）

Ecoli T₄噬菌体
（蝌蚪状）

烟草花叶病毒
（杆状）

天花病毒
（砖块形）

病毒的形体极其
微小，结构简单，但
它们形态各异，丰富
多彩

狂犬病毒
（弹状）

fd 噬菌体
（丝状）

脊髓灰质炎病毒
（球形）

图 1-1　病毒的基本形态

二、病毒的结构与化学组成

完整成熟的病毒颗粒称为病毒体。病毒体的基本结构有核心（core）和衣壳（capsid），二者构成核衣壳（nucleocapsid），即裸病毒。有的病毒在核衣壳外还有一层包膜（envelop）和包膜籽粒或刺突（图1-2），这类病毒又称包膜病毒。

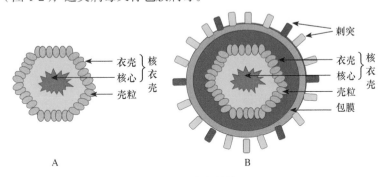

图 1-2　病毒结构
A. 无包膜病毒（裸病毒）；B. 包膜病毒

（一）核心

核心是病毒体的中心结构，主要成分是核酸（RNA 或 DNA）。一种病毒只含一种核酸。核酸是病毒的遗传物质，决定病毒的遗传、变异、增殖等特性。核心除有核酸外，还可能有少量病毒基因编码的非结构蛋白，为病毒增殖中所需要的功能蛋白，如病毒核酸多聚酶、转录酶或反转录酶等。

（二）衣壳

衣壳是包围在病毒核心外面的蛋白质外壳，由一定数量的蛋白质亚单位即壳微粒（capsomere）聚合而成。不同病毒体，衣壳所含的壳微粒数目和排列方式不同，可作为病毒鉴别和分类的依据。衣壳微粒常见的排列方式有：①螺旋对称，由单一的壳微粒沿着盘旋的病毒核酸呈螺旋对称性排列，如流感病毒；②二十面体立体对称，壳微粒排列呈立体对称、有规则的多面体形，通常由 20 个等边三角形构成的正二十面体，不同病毒的二十面体所含的壳微粒数按结晶学定律有差别，可作为病毒鉴别依据之一；③复合对称，指同一病毒壳微粒排列既有立体对称又有螺旋对称，如噬菌体的头部是立体对称，尾部是螺旋对称（图1-3）。

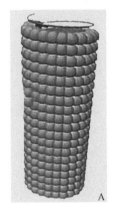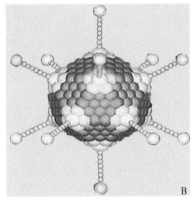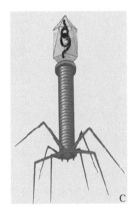

图 1-3　病毒衣壳类型
A. 螺旋对称；B. 二十面体立体对称；C. 复合对称

衣壳的作用：①具有抗原性，能诱发机体产生特异性免疫应答；②保护核酸，防止病毒被核酸酶水解及被理化因子破坏；③介导病毒与宿主细胞结合，决定病毒感染的特异性，与易感染细胞表面存在的受体有特异亲和力。

（三）包膜

包膜是包绕在病毒核衣壳外面的一层膜样结构，为包膜病毒所特有，是某些病毒在成熟过程中以出芽方式向细胞外释放时获得的宿主细胞膜或拟核膜成分，又称囊膜。除含有病毒基因编码的特异蛋白外，还含有宿主细胞膜或核膜的化学成分。有些病毒包膜表面有呈放射状排列的突起，称为包膜籽粒（peplomere）或刺突（spike），是病毒基因编码的特异蛋白。

包膜的功能：①保护病毒核衣壳；②介导病毒吸附易感细胞；③具有抗原性，诱发机体的免疫应答，与病毒的致病性和免疫性相关。

知识链接 1-1

亚 病 毒

亚病毒是近年来发现的一类比病毒更小、结构更简单的微生物，是新的致病因子，包括类病毒、卫星病毒和朊病毒等。①类病毒（viroid）：是 1971 年由 Diener 在研究马铃薯纺锤形块茎病时发现的一种比典型病毒更简单的感染因子，没有蛋白质衣壳，只有裸露的单股共价闭合环状 RNA 分子。主要使植物致病，与人类疾病关系尚不明确。②卫星病毒：是由 500～2000 个核苷酸构成的单链 RNA，需要依赖辅助病毒基因才能复制和表达，完成增殖。不单独存在，常伴随着其他病毒一起出现。多数与植物病害有关，少数与人类疾病有关。③朊病毒（prion）：也称朊粒，是一种由正常宿主细胞基因编码的、构象异常的蛋白质，至今尚未发现核酸成分。具有传染性，是人和动物传染性海绵状脑病的病原体。

三、病毒的增殖

由于病毒缺乏完整的酶系统，故只能在易感的活细胞内进行增殖。病毒核酸进入宿主细胞后，按一定的程序复制和合成子代病毒所需要的核酸和蛋白质，然后组装并释放子代病毒。这种以病毒核酸为模板进行复制的方式称为自我复制（self-replication）。

（一）复制周期

从病毒进入宿主细胞开始，经过基因组复制，到最后释放出子代病毒的过程，称为一个复制周期。病毒完成一个复制周期一般需 10 小时左右。病毒种类不同，复制周期的长短也存在差异。人和动物病毒的复制周期一般可分为吸附、穿入、脱壳、生物合成、装配与释放五个阶段（图 1-4）。

1. 吸附（adsorption） 病毒体表面的蛋白质和易感细胞表面受体的特异性结合过程称为吸附。吸附标志着病毒感染的开始。吸附具有特异性，如正黏病毒通过其包膜上的血凝素结合到呼吸道上皮细胞表面的糖蛋白或糖脂受体上；脊髓灰质炎病毒只能感染灵长类动物细胞，不能感染非灵长类动物细胞，因非灵长类动物细胞不具有脊髓灰质炎病毒衣壳蛋白的相应受体。

2. 穿入（penetration） 病毒吸附于易感细胞后，穿入细胞的方式随病毒种类而异，主要有吞饮和融合两种方式。吞饮（viropexis）是病毒与细胞结合后，细胞膜内陷形式类似吞噬泡，整个病毒被吞饮入易感细胞内。无包膜的病毒多以吞饮方式进入易感细胞。融合（fusion）是病毒包膜与易感细胞膜融合，将病毒核衣壳释放至细胞质内。如麻疹病毒、腮腺炎病毒等包膜病毒都以融合的形式穿入细胞。另外，某些无包膜病毒（如脊髓灰质炎病毒、噬菌体等病毒）与细胞受体结合后，由细胞表面的酶类协助病毒脱壳，使病毒核酸直接进入宿主细胞内。

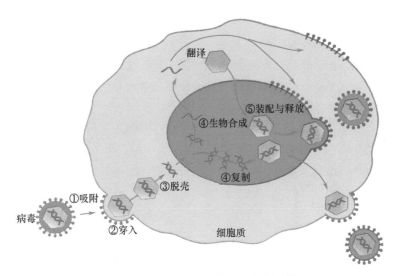

图 1-4　双链 DNA 包膜病毒复制过程

3. 脱壳（uncoating）　表现为去除病毒的蛋白质衣壳，游离出核酸。多数病毒穿入细胞后，随即在细胞溶酶体酶的作用下，衣壳蛋白水解，释放出核酸。但也有一些特殊情况，如痘类病毒进入宿主细胞后，经溶酶体酶的作用立即脱去外层衣壳，再通过脱壳酶脱去内层衣壳，然后释放出核酸。

4. 生物合成（biosynthesis）　包括子代病毒核酸的复制与蛋白质的合成。此阶段细胞内找不到任何病毒颗粒，称为隐蔽期（eclipse）。病毒核酸调控宿主细胞首先合成功能蛋白，然后复制子代病毒核酸和结构蛋白。不同的病毒由于核酸类型的不同，其核酸复制和蛋白质合成的部位、过程不尽相同。如人类和动物的双链 DNA 病毒，其 DNA 在宿主细胞核内合成，病毒蛋白则在细胞质合成。痘类病毒的核酸和蛋白质，则均在胞质内合成。

5. 装配（assembly）与释放（release）　子代病毒的核酸和蛋白质合成后，在细胞内装配成子代病毒，发育成熟并释放到宿主细胞外。病毒在细胞内装配的部位、方式因其种类的不同而异。DNA 病毒（除痘病毒外）在宿主细胞核内装配，大多数 RNA 病毒和痘病毒在细胞质内装配。包膜病毒的装配是在核衣壳形成后，在宿主细胞核膜或细胞质膜上完成。包膜中的蛋白质是由病毒基因编码合成，脂质和糖类则来自宿主细胞的细胞膜或核膜。在装配完成后，成熟病毒从宿主细胞内释放到细胞外。裸病毒通常随宿主细胞裂解而释放到周围环境中，包膜病毒一般以出芽方式释放到细胞外。有些病毒（如巨细胞病毒）很少释放到细胞外，而是通过细胞间桥或细胞融合，在细胞间传播。

（二）异常增殖与干扰现象

1. 异常增殖　病毒在宿主细胞内复制时，并非所有的病毒成分都能组装成完整的病毒体，可发生异常增殖现象。常见的类型有以下几种。

（1）顿挫感染（abortive infection）：病毒进入宿主细胞后，宿主细胞缺乏病毒增殖所需要的酶、能量及原料等成分，该病毒则不能复制出完整的、有感染性的病毒颗粒，此感染过程称为顿挫感染。

（2）缺陷病毒（defective virus）：因病毒基因组不完整或基因位点发生改变，病毒在宿主细胞内不能进行正常增殖，不能复制出完整的、有感染性的子代病毒，此病毒称为缺陷病毒。当与另一种病毒共同培养时，若后者能为前者提供所缺乏的物质，能使缺陷病毒完成正常增殖，这种有辅助作用的病毒称为辅助病毒（helper virus）。

2．干扰现象（interference）　当两种病毒同时或先后感染同一细胞时，可发生一种病毒抑制另一种病毒增殖的现象。干扰现象不仅可发生在不同种病毒之间，也可发生在同种、同型或同株病毒之间。如流感病毒的自身干扰。

病毒间的干扰现象能够阻止、中断发病，也可使感染终止，利于机体的康复。发生干扰现象的原因可能是病毒诱导宿主细胞产生的干扰素抑制另一种病毒的增殖；也可能在病毒吸附时，与机体细胞表面受体的结合而改变了机体细胞代谢途径，阻止另一种病毒的吸附和穿入等复制过程。临床上在进行预防接种时，也应注意合理使用疫苗，避免由于干扰现象而影响疫苗的免疫效果。

四、病毒的抵抗力

细胞外病毒体易受理化因素作用后失去感染性，称为灭活（inactivation）。灭活的病毒仍保留其免疫原性、红细胞吸附、血凝和细胞融合等特性。不同病毒对理化因素的敏感性存在差异。理化因素可通过破坏病毒的包膜、蛋白质变性、损伤核酸等方式灭活病毒。

（一）物理因素

1．温度　多数病毒耐冷不耐热。病毒标本应尽快低温冷冻保存，在 −70℃ 和液氮（−196℃）中病毒的感染性可保持数月至数年。大多数病毒在 55～60℃、30 分钟即被灭活，100℃ 时数秒钟即可被灭活。

2．酸碱度　多数病毒在 pH 5.0～9.0 较稳定，在 pH 5.0 以下或 pH 9.0 以上可被迅速灭活，但肠道病毒在 pH 3.0～5.0 时稳定。

3．射线和紫外线　γ 射线、X 线和紫外线都能灭活病毒。不同病毒的敏感度不同。但有些病毒经紫外线灭活后，若再用可见光照射，可使病毒复活，故不宜用紫外线来制备灭活病毒疫苗。

（二）化学因素

病毒对化学因素的抵抗力一般较细菌强，可能与病毒缺乏酶类有关。

1．脂溶剂　乙醚、氯仿、去氧胆酸盐、阴离子去污剂等脂溶剂能使包膜病毒的包膜破坏溶解，使病毒失去吸附能力而被灭活，其中乙醚的作用最强。脂溶剂对无包膜病毒（如肠道病毒）几乎无作用。

2．化学消毒剂　酚类、氧化剂、卤类、醇类等对大多数病毒有灭活作用，常用消毒剂有 1%～5% 苯酚、75% 乙醇、碘及碘化物、漂白粉等。消毒剂灭活病毒的效果因病毒不同而异，无包膜的小型 RNA 病毒的抵抗力较强；肝炎病毒对外界的抵抗力强，对过氧乙酸、次氯酸盐敏感。由于甲醛作用于病毒的核酸，破坏病毒的感染性而对其免疫原性的影响不明显，故常用于制备灭活疫苗。

3．抗生素与中草药　病毒对抗生素不敏感。有些中草药对病毒增殖有一定的抑制作用，如板蓝根、大黄、七叶一枝花等。

五、病毒的变异

由于病毒无细胞结构，基因组较简单，基因数只有 3～10 个，其遗传物质易受外界环境、细胞内分子环境的影响而发生改变，故病毒与其他生物相比更易发生变异。

病毒的变异表现在多方面，如毒力变异、耐药性变异、抗原性变异、温度敏感性变异等。在自然界中，有些病毒易发生抗原变异，如甲型流感病毒的血凝素和神经氨酸酶均较容易发生变异，每一次大的变异都引起一次流感大流行；而有些病毒如麻疹病毒和腮腺炎病毒等，迄今为止未发现有明显变异。病毒的变异也可通过人工诱导，如利用人工方法诱导病毒的毒力变异，从而获取毒力减弱的变异株制备疫苗。

第 2 节　病毒的感染

病毒通过一定的途径侵入机体易感细胞，释放其核酸，并在细胞内表达，导致宿主细胞损伤或功能改变的过程称为病毒感染。其实质是病毒与机体、病毒与易感细胞之间的相互作用的过程。病毒感染常因病毒种类、机体状态不同，而产生不同程度的损伤，导致病毒性疾病的发生，其结果取决于病毒、宿主和其他影响免疫应答的因素。

一、病毒感染的途径及传播方式

（一）病毒感染途径

病毒必须自外环境进入人体细胞后才能发生感染。通常主要通过破损的皮肤、黏膜（呼吸道、消化道、泌尿生殖道、眼）感染机体，也通过输血、昆虫叮咬、机械损伤等途径直接进入血流而引起感染。多数病毒以一种途径进入宿主机体，少数也可通过多种途径进入机体，如人类免疫缺陷病毒（HIV）。

（二）病毒感染传播方式

病毒感染传播方式是指病毒从传染源（患者或动物宿主）到达易感机体的过程。流行病学把病毒传播分为水平传播和垂直传播两种方式。

1. 水平传播（horizontal transmission）　是指病毒在人群中不同个体之间的传播，以及动物和人之间的传播，是大多数病毒的传播方式。水平传播过程中病毒主要通过呼吸道、消化道、血液、皮肤黏膜等途径进入人体。

2. 垂直传播（vertical transmission）　是指病毒主要通过胎盘、产道或哺乳由亲代直接传播给子代的方式。主要发生在胎儿期、分娩过程和出生后的哺乳期。垂直传播可导致死胎、早产、先天畸形及新生儿感染等，新生儿感染者可成为该病毒的终身携带者。目前发现多种病毒可经垂直传播引起子代感染，如风疹病毒、巨细胞病毒、人类免疫缺陷病毒及乙型肝炎病毒等。

二、病毒感染的致病机制

病毒侵入机体后，首先进入易感细胞并在细胞内增殖，进而对宿主产生致病作用。病毒能否致病，主要取决于病毒致病性和宿主免疫力两方面因素。

（一）病毒感染对宿主细胞的直接影响

1. 杀细胞效应　病毒在感染细胞内增殖，引起细胞溶解死亡的作用，称为杀细胞效应。能引起杀细胞效应的病毒称为杀细胞型病毒或溶细胞型病毒，多见于无包膜病毒。在体外试验中，通过细胞培养和接种杀细胞型病毒，经过一定时间后，可用显微镜观察到细胞变圆、坏死、从瓶壁脱落等现象，称为细胞病变效应，也称致细胞病变效应（cytopathic effect，CPE）。

2. 稳定状态感染　有些病毒在感染细胞内增殖，不引起细胞溶解死亡，成熟后以出芽方式从感染细胞逐个释放出来，再感染邻近细胞，称为稳定状态感染。常见于有包膜的病毒，通常造成细胞膜成分改变和细胞膜受体的破坏。如麻疹病毒引起感染细胞与邻近细胞互相融合形成多核巨细胞，有利于病毒扩散；流感病毒感染的细胞在细胞膜上出现新抗原，成为细胞免疫攻击的靶细胞。稳定状态感染的细胞经病毒长期增殖、多次释放后，最终导致死亡。

3. 包涵体形成　有些病毒感染机体细胞后，在细胞内形成嗜酸性或嗜碱性的圆形、椭圆形、不规则形状的团块结构，称为包涵体（inclusion body）。其大小、数目、染色性及分布部位，因病毒不同而有差异，有助于病毒感染的诊断。如狂犬病毒感染脑神经细胞，其胞质内可出现嗜酸性包涵体（又称内基小体）。包涵体可由病毒颗粒或未装配的病毒成分组成，也可是病毒增殖留下的细胞痕迹。

4. 细胞凋亡（cell apoptosis）　是由细胞基因自身指令发生的一种程序性死亡，属于正常的生物学现象。病毒感染诱导宿主细胞发生凋亡，可促进细胞内病毒释放，也可限制病毒体复制的数量。

5. 基因整合与细胞转化　有些病毒的核酸可整合到宿主细胞的染色体基因组中，导致细胞遗传特性发生变化，与病毒的致畸、致突变，甚至致癌有密切关系。如风疹病毒感染胎儿，可引起胎儿死亡或畸形；EB 病毒与恶性淋巴瘤、鼻咽癌的发生有关。

（二）病毒感染引起的免疫病理损伤

某些病毒感染后，可直接破坏免疫细胞。如人类免疫缺陷病毒可直接损伤 $CD4^+T$ 淋巴细胞，导致免疫功能低下，引起获得性免疫缺陷综合征。有些病毒感染宿主细胞后，使细胞表面出现了新抗原，刺激机体免疫系统引发病理性免疫应答，导致机体组织细胞损伤和破坏。此外，某些病毒感染还可引起机体免疫应答降低或暂时性免疫抑制。如麻疹病毒感染的患者对结核菌素试验反应低下，这种免疫抑制使得病毒性疾病加重、持续，使病情复杂化。

三、病毒感染的类型

（一）隐性感染

隐性感染是指病毒进入机体后，不引起临床症状的感染，称为隐性感染，又称为亚临床感染。此时病毒在体内不能大量增殖，对细胞和组织的损伤不明显。通过隐形感染，机体可获得一定的特异性免疫力，人类病毒感染大多属此类型。隐性感染者虽临床症状不明显，但病毒仍可在体内增殖并排出体外，成为重要的传染源。

（二）显性感染

显性感染是指病毒感染后，机体出现明显的临床症状和体征，称为显性感染，又称临床感染。根据临床症状出现的早晚和持续时间的长短，将显性感染分为急性病毒感染和持续性病毒感染两种类型。

1. 急性病毒感染　病毒侵入机体后，潜伏期短、发病急，病程数日至数周，病毒常随疾病的痊愈而被消灭或自体内排除，病后可获得特异性免疫力。

2. 持续性病毒感染　机体被病毒感染后，病毒可在体内持续数月或数年，甚至终身，可出现症状或在一定时期内无明显临床症状。依据致病机制的不同，将持续性病毒感染分为慢性感染、潜伏感染、慢发病毒感染和急性病毒感染的迟发并发症。

（1）慢性感染（chronic infection）：显性或隐性感染后，病毒未被完全清除，可持续存在于血液或组织中并不断排出体外，病程可长达数月至数十年，临床症状不明显，常反复发作，迁延不愈。如乙型肝炎病毒引起的慢性肝炎。

（2）潜伏感染（latent infection）：显性或隐性感染后，病毒潜伏于机体某些细胞内而不复制，与机体处于平衡状态，在某些诱因作用下病毒被激活，又开始复制导致疾病的复发。如单纯疱疹病毒引发的唇疱疹。

（3）慢发病毒感染（slow virus infection）：显性或隐性感染后，病毒有很长的潜伏期，可达数月至数十年，一旦症状出现后病情呈进行性加重，最终导致死亡，又称为迟发病毒感染。如HIV引起的艾滋病。

（4）急性病毒感染的迟发并发症（delayed complication after acute viral infection）：急性病毒感染后1年或数年，发生致死性的并发症。如麻疹病毒感染后引起的亚急性硬化性全脑炎。

第3节 病毒感染的检查与防治原则

一、病毒感染的检查方法

（一）标本的采集与送检

病毒感染标本的采集、处理、送检流程直接影响病毒感染的检查结果。

1. 标本采集时间 用于分离及检验的病毒标本应采取患者病程初期或急性期标本，此期标本病毒数量多，检出率较高。

2. 正确采集标本 根据临床症状、病期和目的不同，采集不同标本。如呼吸道感染一般采取鼻咽液或痰液，肠道感染可取粪便，脑内感染取脑脊液，病毒血症取血液。采集标本时应严格无菌操作技术，尽量避免外界污染。对呼吸道分泌物、粪便等标本，应使用抗生素处理以杀死标本中的细菌、真菌等，减少对病毒的影响。

3. 标本的保存与送检 标本采集后应置于50%甘油缓冲液中低温保存，立即送检。不能立即送检的标本需 −70℃ 保存。

4. 血清学诊断标本 血清学检测标本需采集患者发病初期和恢复期双份血清，以检测初期与恢复期抗体效价的变化。

（二）病毒的分离培养

由于病毒只能在易感的活细胞内增殖，因此首先要保证有活细胞及病毒生长条件，将待检标本接种到细胞中培养，通过观察感染指标进行鉴定。病毒的培养包括动物接种、鸡胚接种和细胞培养三种方法。

1. 动物接种 是最早的病毒分离方法，目前已很少应用。可根据病毒亲嗜性选择动物种类、年龄与接种途径。该方法简便，易于观察结果，但动物对多数人类病毒不敏感或感染后症状不明显。

2. 鸡胚接种 鸡胚对多种病毒敏感，一般采用孵化9~14天的鸡胚，依据病毒种类选择一定的部位接种，鸡胚接种后，继续孵育，以鸡胚发育异常变化作为病毒感染的指标。如绒毛尿囊膜上出现斑点或胚胎出血甚至死亡等。

3. 细胞培养 是病毒分离鉴定中最常用的方法。以细胞来源、染色体特征和传代次数的不同，将细胞分为3类：①原代细胞，来源于动物、鸡胚或引产人胚组织的细胞；②二倍体细胞，是指细胞在体外分裂50~100代后仍保持二倍体染色体数目的单层细胞；③传代细胞系，是由二倍体或肿瘤细胞突变而来，能在体外持续传代，对病毒的敏感性稳定，被广泛应用。多数病毒在培养细胞中能引起普通光学显微镜下可见的细胞病变效应（CPE）。如腺病毒引起细胞变圆、堆积或呈葡萄串状；麻疹病毒使细胞融合并形成多核巨细胞，胞内出现包涵体等。

（三）病毒的鉴定

1. 形态学鉴定　用电子显微镜进行病毒的形态观察和大小的测定，是一种快速诊断与鉴定病毒的方法。

2. 血清学鉴定　用特异标记的抗体对病毒进行种、型和亚型的血清学鉴定。常用荧光素、放射性同位素、过氧化物酶等标记抗体，检测标本中的病毒蛋白抗原，具有敏感、特异、快速等优点。

3. 分子生物学鉴定　目前常用的检测方法有核酸杂交技术、聚合酶链式反应（polymerase chain reaction，PCR）、基因芯片技术等。但对于未知病毒及可能出现的新病毒则因不了解病毒核苷酸序列不能采用这些方法。

二、病毒感染的防治原则

目前对病毒性疾病缺乏特效药物治疗，因此开发和研制新疫苗进行预防接种是控制和消灭病毒性疾病最有效的措施。

（一）病毒感染的预防

1. 人工主动免疫　给机体接种病毒性疫苗，以提高免疫系统抗病毒的能力。常用的疫苗有流行性乙型脑炎减毒活疫苗、脊髓灰质炎疫苗、麻疹－腮腺炎－风疹三联疫苗、乙肝疫苗等。

2. 人工被动免疫　给机体注射含特异性抗体的免疫血清、胎盘球蛋白、丙种球蛋白等免疫制剂提高机体免疫力，主要用于麻疹、脊髓灰质炎、甲型肝炎、狂犬病等病毒性疾病的紧急预防。

（二）病毒感染的治疗

多数病毒性疾病均能自愈，少数严重感染者可死亡。目前尚缺乏特效治疗药物，仍以全身支持疗法和对症治疗为主。

1. 化学药物　因病毒在细胞内增殖，凡能杀死细胞内病毒的药物，同时对宿主细胞也有损害。目前已发现一些药物有治疗价值，如碘苷（疱疹净）、三氟胸苷、阿糖腺苷等主要用于治疗疱疹病毒感染。如金刚烷胺、奥司他韦等用于流感病毒感染的治疗。

2. 免疫治疗　鉴于病毒的中和抗体可阻断病毒进入易感细胞，因此抗病毒的特异免疫球蛋白不仅用于预防，也可用于治疗。我国已用针对乙脑病毒包膜抗原的单克隆抗体治疗乙脑患者，有较好疗效。治疗性疫苗在病毒治疗中亦被重视，如单纯疱疹病毒、乙型肝炎病毒的治疗性疫苗。

3. 基因治疗　针对病毒基因组中的靶基因而设计的抗病毒基因治疗正在研究开发中。迄今，被批准进入临床研究的只有针对抗巨细胞病毒的反义核酸，用于巨细胞病毒感染引起的脉络膜炎、视网膜炎的治疗。

4. 其他　干扰素或干扰素诱生剂及细胞因子 IL-12 和 TNF 等具有抑制病毒复制作用，可用于抗病毒治疗。临床研究发现许多中草药对病毒性疾病有预防或治疗作用，如板蓝根（大青叶）、穿心莲、金银花、黄芪、贯众等。

知识拓展 1-1

人类朊病毒病

人类朊病毒病已发现有四种：库鲁病（Kuru disease）、克－雅综合征（creutzfeldt-Jakob disease，CJD）、格斯特曼综合征（Gerstmann syndrome，GSS）及致死性家族性失眠症（fatal familial insomnia，FFI）。临床病变多局限于人和动物的中枢神经系统。朊病毒病属慢病毒性感染，以潜伏期长、病程缓慢、进行性脑功能紊乱、无缓解康复、终至死亡为主要特征。

朊病毒病在人类中的传播方式有两种：①遗传性，即家族性朊病毒传播；②医源性，如角膜移植、脑电图电极的植入、不慎使用污染的外科器械等传播。人和动物之间是否存在传播目前尚无定论。由于朊病毒病目前尚无有效的治疗方法，因此只能预防。其预防方法主要有：①消灭已知的感染动物，对患者进行适当的隔离；②禁止食用污染的食物，对神经外科的操作及器械进行消毒要严格规范化，对角膜及硬脑膜的移植要排除供者患病的可能；③对有家族性疾病的家属应注意防止接触。

对 接 临 床

抗生素为什么对病毒性疾病的治疗效果不好？

抗生素是某些微生物在代谢过程中产生的能抑制和杀灭其他微生物和肿瘤细胞的物质。其杀菌机制包括：①阻碍细胞壁的合成，导致细菌在低渗透压环境下膨胀破裂死亡；②增强细胞膜的通透性，使细胞内物质外漏而导致细菌死亡；③与核糖体结合，抑制蛋白质的合成；④阻碍细菌 DNA 的复制和转录，导致细菌死亡。病毒属于非细胞型微生物，不具有细胞结构，无核糖体，且 DNA 复制与转录所需的酶与细菌有差异，故不受抗生素作用的影响。因此，在临床病毒性疾病的治疗中，除非继发细菌感染，否则使用抗生素治疗无效。

扫一扫，测一测

练习与思考

一、名词解释

1. 灭活　　2. 干扰现象

3. 潜伏感染　　4. 慢发病毒感染

二、填空题

1. 病毒体的基本结构是_____和_____。

2. 根据病毒衣壳上的壳粒数目及排列方式不同，划分为三种对称类型，即_____、_____和_____。

3. 病毒包膜的主要化学成分为_____和_____。

4. 病毒的复制过程包括_____、_____、_____、

_____及_____。

5. 带有不完整基因组的病毒体，称为_____；病毒虽可进入细胞但不能复制的感染过程，称为_____。

三、思考题

1. 简述病毒的感染方式、途径及感染类型。

2. 病毒标本采集、保存和送检的原则有哪些？

（谢林峰）

第 2 章

细菌的基本特性

学习目标

1. 掌握：细菌的形态与结构、生理特性，消毒灭菌的方法，细菌的致病性。
2. 熟悉：细菌的遗传与变异，正常菌群和条件致病菌，细菌感染的类型。
3. 了解：微生物的分布情况，细菌的检查方法与防治原则。

扫一扫，知重点

第 1 节　细菌的形态与结构

细菌（bacterium）是一类具有细胞壁的单细胞原核细胞型微生物。其特点是体积微小、结构简单，无核膜、核仁，只有核糖体一种细胞器。掌握细菌的生物学性状对鉴别细菌及细菌感染的诊断与防治等有非常重要的临床意义。

一、细菌的大小与形态

（一）细菌的大小

细菌体积微小，通常以微米（μm，1μm=1/1000mm）作为测量单位，需借助光学显微镜放大数百倍至上千倍才能看见。细菌种类不同，其大小不一；同一种细菌其大小也可因菌龄与环境的不同有所差异。

（二）细菌的形态

细菌按其形态不同主要分为 3 类：球菌、杆菌和螺形菌（图 2-1）。

1. 球菌　外观呈球形或近似球形，如肾形、豆形、矛头形等，直径约 1μm。根据细菌繁殖时分裂平面的差异和分裂后菌体之间相互黏附方式的不同，可将球菌分为双球菌、链球菌、四联球菌、八叠球菌、葡萄球菌等。

2. 杆菌　形态多为直杆状，有的菌体微弯，多为分散排列。根据杆菌形态上的差异，可将杆菌分为棒状杆菌、球杆菌、分枝杆菌、链杆菌等。杆菌的大小存在很大差异。大多数杆菌属于中等大小，如大肠埃希菌长 2~3μm；个别杆菌偏大或偏小，如炭疽杆菌长 3~10μm，而野兔热杆菌长 0.3~0.7μm。

3. 螺形菌　菌体弯曲，可分为弧菌和螺菌。弧菌只有一个弯曲，呈弧状或逗点状，菌体长 2~3μm，如霍乱弧菌；螺菌有多个弯曲，呈螺旋状，菌体长 3~6μm，如鼠咬热螺菌；此外，有的菌体细长，弯曲呈弧形或螺旋形，称为螺杆菌，如幽门螺杆菌。

各种因素均可影响细菌的形态。一般细菌在适宜的生长条件下培养 8~18 小时，形态较为典型。当温度、时间、pH 及培养基的成分发生改变或细菌受抗生素等不利因素的作用时，常出现梨形、气球状、丝状等多种衰退型形态，不易识别，临床实验室诊断应引起重视。

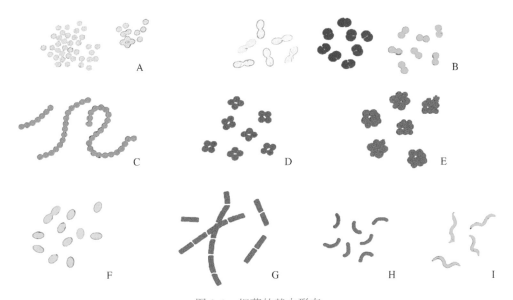

图 2-1　细菌的基本形态

A. 葡萄球菌；B. 各种双球菌；C. 链球菌；D. 四联球菌；E. 八叠球菌；

F. 球杆菌；G. 链杆菌；H. 弧菌；I. 螺菌

二、细菌的结构

　　细菌具有典型的原核细胞结构，其结构可分为基本结构和特殊结构（图 2-2）。基本结构是各种细菌所共有的、其生命活动必须的结构，包括细胞壁、细胞膜、细胞质和核质。特殊结构是某些细菌在一定条件下所形成的特有结构，包括鞭毛、菌毛、荚膜、芽孢等。

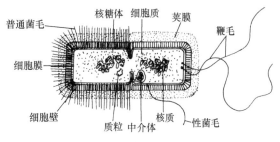

图 2-2　细菌的结构

（一）基本结构

　　细菌的基本结构包括细胞壁、细胞膜、细胞质和核质。

　　1. 细胞壁　是细菌最外层的无色透明、坚韧而富有弹性的膜状结构，占菌体干重的 10%～25%，其厚度因菌种不同而异，平均为 15～30nm。

　　（1）化学组成和结构：根据革兰染色法可将细菌分为革兰阳性菌（G^+菌）和革兰阴性菌（G^-菌）。将细菌染成紫色者为 G^+菌，如葡萄球菌；染成红色者为 G^-菌，如大肠埃希菌。两种细菌细胞壁的化学组成和结构有很大差异。

　　肽聚糖（peptidoglycan）是细菌细胞壁的主要组成成分，是一类复杂的多聚体，为原核细胞所特有，又称黏肽、糖肽或胞壁质。是 G^+菌与 G^-菌细胞壁的共有组分（图 2-3）。G^+菌肽聚糖由聚糖骨架、四肽侧链和五肽交联桥三部分组成，G^-菌肽聚糖由聚糖骨架、四肽侧链两部分组成。肽聚糖的聚糖骨架由 N-乙酰葡萄糖胺和 N-乙酰胞壁酸交替排列，经 β-1，4 糖苷键连接而成，各种细菌肽聚糖的聚糖骨架均相同。在 N-乙酰胞壁酸分子上连接四肽侧链，G^+菌与 G^-菌四肽侧链的氨基酸组成及连接方式存在差异。

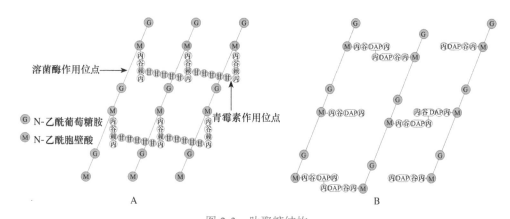

图 2-3 肽聚糖结构

A. 葡萄球菌（革兰阳性）；B. 大肠埃希菌（革兰阴性）

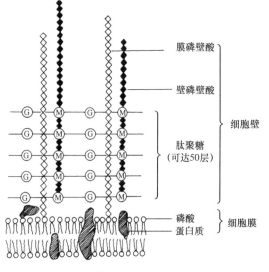

图 2-4 革兰阳性菌细胞壁结构

G^+菌的细胞壁主要由肽聚糖和磷壁酸构成。肽聚糖由聚糖骨架、四肽侧链和五肽交联桥组成，其中五肽交联桥由五个甘氨酸组成，与相邻的四肽侧链连接，构成了肽聚糖的三维立体结构，可多达50层，占细胞壁干重的50%～80%；磷壁酸穿插于肽聚糖层中，按其结合部位不同，分为壁磷壁酸和膜磷壁酸，磷壁酸能黏附在机体细胞的表面，与细菌的致病性密切相关（图2-4）。

G^-菌的细胞壁主要由肽聚糖和外膜组成。肽聚糖是由聚糖骨架和四肽侧链形成的疏松二维平面结构，只有1～2层，占细胞壁干重的5%～20%。外膜位于肽聚糖外侧，由内向外依次为脂蛋白、脂质双层和脂多糖（图2-5）。

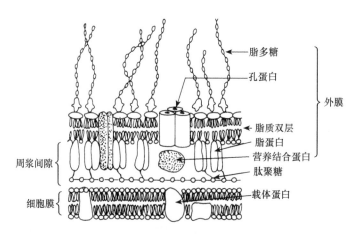

图 2-5 革兰阴性菌细胞壁结构

　　脂多糖（lipopolysaccharide，LPS）是革兰阴性菌的内毒素，由三部分组成：①特异性多糖，位于脂多糖的最外层，是由数个至数十个低聚糖重复单位组成的多糖链，具有种特异性，构成革兰阴性菌的菌体抗原（O 抗原）；②核心多糖，位于中间，具有属特异性；③脂质 A（lipid A），位于最内层，是内毒素的毒性部分，因无种属特异性，故不同细菌的内毒素引起的毒性作用相似（图 2-6）。

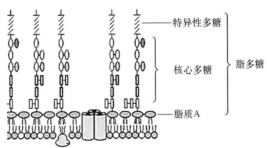

图 2-6　革兰阴性菌脂多糖结构

　　革兰阳性菌和革兰阴性菌细胞壁结构的主要区别，见表 2-1。

表 2-1　革兰阳性菌和革兰阴性菌细胞壁结构鉴别

鉴别点	革兰阳性菌	革兰阴性菌
强度	较坚韧	较疏松
厚度	厚，20～80nm	薄，5～10nm
肽聚糖层数	多，可达 50 层	少，1～2 层
肽聚糖含量	多，可占胞壁干重 50%～80%	少，占胞壁干重 5%～20%
肽聚糖结构	三维立体	二维平面
磷壁酸	＋	－
外膜	－	＋

　　临床上有些药物可通过破坏细菌细胞壁的肽聚糖结构或抑制其合成而发挥杀菌作用。如溶菌酶能切断细菌细胞壁的肽聚糖中 β-1，4 糖苷键，破坏聚糖骨架，导致细菌裂解死亡；青霉素则通过干扰肽聚糖中四肽侧链与五肽交联桥之间的连接，破坏肽聚糖的形成，使细菌不能合成细胞壁，导致细菌死亡。由于 G^+ 菌细胞壁肽聚糖含量多，故对溶菌酶、青霉素敏感，而 G^- 菌细胞壁肽聚糖含量少，加之有外膜的保护，对溶菌酶、青霉素不敏感。

　　（2）功能：①维持菌体形态，保护细菌在低渗环境下不易破裂；②参于菌体内外的物质交换，细胞壁上有许多孔道及转运蛋白，允许水分及直径小于 1nm 的可溶性小分子自由通过，与细胞膜共同完成菌体内外的物质交换；③具有抗原性，细胞壁组分有多种抗原决定簇，决定了细菌抗原性，可诱发机体产生免疫应答；④与细菌的致病性有关，磷壁酸可使细菌黏附到宿主细胞表面参与致病，G^- 菌脂多糖是细菌的重要的致病物质，可引起机体发热、白细胞增多，甚至休克。

　　在生物或理化因素的作用下，细菌细胞壁的肽聚糖结构被破坏或合成被抑制，形成细胞壁缺陷型细菌，称为 L 型细菌。

2. 细胞膜　位于细胞壁内侧，紧密包绕着细胞质，是具有弹性的半渗透性脂质双层生物膜，厚约 7.5nm，柔韧致密。其主要化学成分为磷脂和蛋白质，但不含胆固醇，蛋白质多为具有特殊作用的酶或载体蛋白。

细胞膜的主要功能：①参与细菌内外物质的转运；②参与细胞的呼吸过程，与能量的产生、储存和利用有关；③参与肽聚糖、磷壁酸和脂多糖等多种物质的生物合成；④部分革兰阳性菌的细胞膜内陷、折叠、卷曲形成囊状的中介体，参与细菌的呼吸、分裂繁殖和生物合成过程。

3. 细胞质　是细胞膜包裹的溶胶状物质，由水、蛋白质、脂类、核酸及少量糖和无机盐组成。细胞质含有核酸和多种酶系统，能合成菌体物质，产生供细菌生长繁殖所需的能量，是细菌新陈代谢的重要场所。此外，细胞质中还含有许多重要结构。

（1）质粒：为闭合环状的双链 DNA，是染色体外的遗传物质，有自我复制、传代及自行丢失或消除等基本特征。质粒控制细菌某些特定的遗传性状，如致育质粒（F 质粒）、耐药性质粒（R 质粒）、毒力质粒（Vi 质粒）等分别决定着细菌的性菌毛、耐药性及毒力等生物学性状。

（2）核糖体：其化学成分为 RNA 和蛋白质。核糖体数量可达数万个，游离于细胞质中，由大、小两个亚基组成。核糖体是细菌合成蛋白质的场所。链霉素、红霉素能与核糖体结合，可通过干扰蛋白质合成而使细菌死亡。

（3）胞质颗粒：胞质中含有多种颗粒，大多为储藏的营养物质，包括糖原、淀粉等多糖、脂类、磷酸盐等。胞质颗粒又称为内含物，不是细菌的恒定结构，不同细菌的胞质颗粒有所不同。某些胞质颗粒可经特殊染色法染成与菌体其他部位不同的颜色，称为异染颗粒。异染颗粒常见于白喉棒状杆菌，可用来鉴别细菌。

4. 核质　细菌无完整的细胞核，仅有单一密闭环状 DNA 分子回旋卷曲而成的核质，缺乏核膜、核仁，又称为拟核。核质为细菌的遗传物质，决定细菌的基本特征。一个细菌体内一般含有 1～2 团核质。

（二）特殊结构

细菌的特殊结构包括荚膜、菌毛、鞭毛和芽孢。

1. 荚膜　是某些细菌生长时合成分泌到细胞壁外的一层黏液性物质（图 2-7）。凡黏液性物质厚度≥0.2μm，边界明显者称为荚膜或大荚膜；厚度＜0.2μm 者称为微荚膜，如伤寒沙门菌的 Vi 抗原、大肠埃希菌的 K 抗原等；若黏液性物质疏松地附着于细菌表面，边界不明显且易被洗脱者称为黏液层。细菌一般在动物体内或营养丰富（含有血清或糖）的培养基中容易形成荚膜，在普通培养基上则易消失。

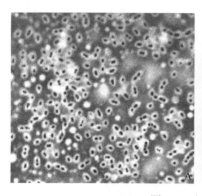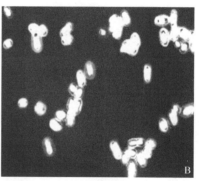

图 2-7　细菌的荚膜

（1）荚膜的化学组成：荚膜的化学成分一般为多糖，如肺炎双球菌；少数的为多肽，如炭疽杆菌；个别的是透明质酸，如链球菌。荚膜对碱性染料的亲和力低，普通染色法不易着色，往往需要特殊染色法方能显色。

（2）荚膜的功能及临床意义：荚膜与细菌的致病性密切相关。①黏附作用：荚膜可黏附于组织细胞表面或无生命物体表面，参与生物被膜的形成，引起机体的感染。②抗吞噬作用：荚膜具有保护细菌抵抗机体吞噬细胞的吞噬作用，增强细菌的侵袭力。例如，无荚膜的肺炎链球菌往往不致病，而有荚膜的肺炎链球菌，则只需少量便能引起疾病。③抗有害物质的损伤作用：荚膜保护菌体可以避免或减少受溶菌酶、抗体、药物等杀菌物质对菌体的损伤，增强细菌的致病力。此外，不同细菌荚膜的有无及形态特点各异，因此荚膜可以作为细菌鉴别与分型的依据。

2．菌毛　多数革兰阴性菌与少数革兰阳性菌表面有一种细而短、多而直的丝状物，称为菌毛。菌毛的基本成分为蛋白质，具有抗原性，必须在电子显微镜下才可以被观察到。

菌毛根据功能不同分为普通菌毛和性菌毛两种。

（1）普通菌毛：遍布细菌表面，每个细菌可达数百根。普通菌毛是细菌的黏附结构，与细菌的致病性有关。菌毛具有很强的黏附性，可以牢固地与呼吸道、消化道或泌尿生殖道的黏膜上皮细胞受体结合，进而使细菌侵入细胞内，引起机体感染。

（2）性菌毛：由致育质粒编码产生，仅见于少数 G⁻ 菌，数量少，一个细菌只有1～4根。比普通菌毛粗而长，中空呈管状。性菌毛可以在细菌间传递毒力质粒、耐药性质粒等，从而传递毒力、耐药性等生物学性状（图2-8）。

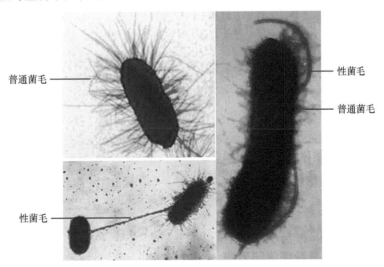

图2-8　细菌的菌毛

3．鞭毛　自某些细菌细胞膜长出，并游离于菌体外的细长、波状弯曲的丝状物。鞭毛的形态可用特殊染色法在光学显微镜下观察，也可在电子显微镜下观察。鞭毛的化学成分主要是蛋白质，具有很强的抗原性，称为鞭毛（H）抗原。

（1）鞭毛的分类：根据鞭毛位置和数量的差异可将细菌分为四类（图2-9）：单毛菌、双毛菌、丛毛菌、周毛菌。

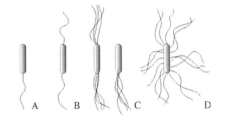

图2-9　细菌鞭毛的类型
A．单鞭毛；B．双鞭毛；C．丛鞭毛；D．周鞭毛

（2）鞭毛的功能：①细菌的运动器官，具有鞭毛的细菌在液体环境中自由游动，运动迅速。如单鞭毛的霍乱弧菌每秒可移动 55μm。细菌的运动常向营养物质处前进，而逃离有害物质。②有些菌体的鞭毛与致病性有关，活泼的鞭毛运动可使菌体迅速到达并黏附于易感组织细胞表面，产生毒性物质而致病，如霍乱弧菌。③作为细菌鉴别与分型的依据，根据鞭毛菌的动力、鞭毛数量、鞭毛抗原性的不同，可用于细菌的鉴定和分型。

4．芽孢　在营养缺乏等不利条件下，某些革兰阳性菌胞质脱水浓缩，在菌体内形成通透性低、折光性很强、不易着色的圆形或椭圆形小体，称为芽孢（图 2-10）。

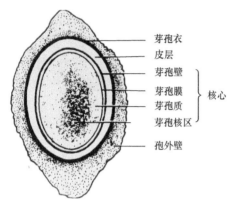

图 2-10　细菌芽孢结构

（1）芽孢的主要特点

1）细菌的休眠状态：芽孢具有完整的核质、酶系统及合成菌体组分的结构，保存了细菌全部生命活动的必需物质，但代谢缓慢，不能繁殖。一个细菌（繁殖体）只能形成一个芽孢，芽孢成熟后从菌体上脱落、游离，菌体随之崩解。在适宜条件下，一个芽孢只可形成一个繁殖体。

2）抵抗力强：芽孢对热、干燥、辐射、化学消毒剂等理化因素均有强大的抵抗力，芽孢可在自然界中存活几年甚至数十年。

（2）芽孢的临床意义

1）杀死芽孢作为灭菌的指标：被芽孢污染的医疗物品，用一般杀菌方法难以将其杀死，杀灭芽孢最常用的方法是高压蒸汽灭菌法。

2）可作为鉴别细菌的依据：芽孢大小、形态和位置等随菌种而异，有重要鉴别价值。

3）细菌芽孢是某些外源性感染的重要来源：芽孢不能直接引起疾病，只有其转变为繁殖体并大量繁殖后才能导致疾病的发生。如人体外伤形成深部创口，若被泥土中的破伤风梭菌芽孢污染，创面中的芽孢形成繁殖体，在伤口内生长繁殖，产生毒素从而引起破伤风。

第 2 节　细菌的生长繁殖与代谢

一、细菌的生长繁殖

细菌的生长繁殖与环境条件关系密切。条件适宜时，细菌代谢繁殖迅速；条件不利时，细菌的代谢会受到抑制甚至死亡。了解细菌的生长繁殖条件与规律对细菌的人工培养、分离鉴定及细菌的致病性、诊断方法、防治措施的研究均具有重要的意义。

（一）细菌的理化性状

1．化学组成　细菌和其他生物细胞相似，基本化学成分包括水、蛋白质、无机盐、糖类、脂肪和核酸等。此外细菌还含有一些特殊的成分，如胞壁酸、磷壁酸、肽聚糖、D 型氨基酸、二氨基庚二酸、脂多糖、吡啶二羧酸等。

2．物理性状

（1）半透性：细菌的细胞壁和细胞膜都具有半透膜性质，允许水和部分小分子物质自由通过，有利于吸收营养和排出代谢产物。半透性是细菌与外界环境进行物质交换的基础。

（2）表面积：细菌体积微小，相对表面积大，有利于细菌同外界进行物质交换，因此细菌生长繁殖迅速、代谢旺盛。

（3）带电现象：蛋白质是细菌的主要固体成分，构成蛋白质的氨基酸在溶液中可电离为带正电荷的氨基和带负电的羧基，其电离程度与细菌的等电点及所处环境的 pH 有关。革兰阳性菌等电点较低，pH 为 2～3，而革兰阴性菌 pH 为 4～5。在近中性或弱碱性环境中，细菌均带负电荷。细菌的带电状态与细菌的凝集反应、染色反应、抑菌和杀菌作用密切相关。

（4）光学性质：细菌为半透明体，光线照射到细菌时，部分光线被吸收，部分光线发生折射，故细菌悬液呈现浑浊状态，细菌越多，浊度越大。此光学性质的存在，利于用相差显微镜观察细菌的形态和结构。

（5）渗透压：由于细菌内含有丰富的营养物质，其渗透压较高。革兰阳性菌渗透压高达 20～25 个大气压，而革兰阴性菌渗透压为 5～6 个大气压。细菌一般处于低渗环境中，但因有坚韧的细胞壁的保护，使其不会膨胀破裂。

（二）细菌的生长繁殖

1. 细菌生长繁殖的条件

（1）营养物质：水、无机盐、含碳和含氮化合物是细菌生长繁殖的主要营养物质。某些细菌生长繁殖还需要生长因子，如维生素、某些氨基酸、嘌呤等。

（2）温度：病原菌最合适的生长温度为 37℃，即人体的体温。个别细菌如鼠疫耶尔森菌在 28～30℃条件下生长最好。有些细菌在低温下也可以繁殖，如金黄色葡萄球菌在 5℃冰箱内能缓慢生长，并释放毒素。

（3）酸碱度：细菌新陈代谢中的酶只有在一定的 pH 范围才能发挥作用。多数病原菌的最适宜生长的 pH 为 7.2～7.6，近中性或弱碱性。少数细菌在 pH 6.5～6.8 的弱酸条件下生长良好，如结核分枝杆菌。还有细菌在 pH 8.4～9.2 的碱性条件下生长良好，如霍乱弧菌。

（4）气体环境：细菌生长繁殖需要的气体主要是氧气和二氧化碳。多数细菌自身所产生的二氧化碳可满足其代谢所需。根据细菌对氧的需求不同，可将其分为四类。

1）专性需氧菌：菌体必须在有氧的环境下生存，如结核分枝杆菌等。

2）微需氧菌：菌体在低氧压（5%～6%）的环境中生长最好，氧浓度超过 10% 则对其有抑制作用，如幽门螺杆菌、空肠弯曲菌等。

3）专性厌氧菌：菌体只能在无氧环境中才能生存，如破伤风梭菌、脆弱类杆菌等。

4）兼性厌氧菌：菌体在有氧或无氧环境中都能生长，但以有氧时生长较好。大多数病原菌属于兼性厌氧菌，如葡萄球菌、伤寒沙门菌等。

2. 细菌生长繁殖的规律

（1）细菌个体的生长繁殖：细菌以二分裂的方式进行无性繁殖。球菌沿一个或多个平面分裂，可形成葡萄状、链状等排列方式；杆菌一般沿横轴进行分裂。在适宜的环境下，绝大多数细菌的繁殖速度很快，20～30 分钟繁殖一代，个别细菌繁殖速度较慢，如结核分枝杆菌需 18～20 小时才能繁殖一代。

（2）细菌群体的生长繁殖：细菌繁殖速度极快。但实际上，由于细菌繁殖中营养物质的消耗，毒性产物的积聚及环境 pH 的改变，细菌绝不可能始终保持原速度无限增殖。将一定量的细菌接种培养，隔一定时间取样，检查细菌数。以培养物中细菌数的对数为纵坐标，培养时间为横坐标，可绘出一条细菌生长曲线（图 2-11）。

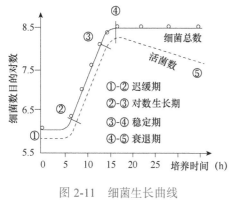

图 2-11　细菌生长曲线

根据细菌生长曲线，细菌群体生长繁殖可分为四个期。

1）迟缓期：细菌进入新环境后的短暂适应时期，生长迟缓繁殖极少，一般为 1～4 小时。

2）对数生长期：细菌生长繁殖最迅速的时期，细菌数呈对数增长，达到顶峰状态。此期细菌的基本形态、生理活性等都较典型，对环境因素的作用敏感。研究细菌的性状最好选用此期的细菌。

3）稳定期：由于营养物质消耗，有害代谢产物积累，细菌繁殖速度减慢，繁殖数与死亡数基本相等，活菌数保持相对稳定，但细菌形态、染色性和生理特性常有改变。细菌的外毒素与抗生素代谢产物多在此期形成。

4）衰退期：稳定期后细菌的繁殖速度越来越慢甚至停止，死亡数超过活菌数。细菌形态显著改变，如变形、肿胀、自溶等现象。

二、细菌的新陈代谢

细菌可从外界摄取营养物质，合成自身成分并获得能量，同时不断排出代谢产物。细菌的新陈代谢包括分解代谢与合成代谢，故其代谢产物包括分解代谢产物和合成代谢产物两类。细菌的代谢产物在临床诊断和治疗中具有重要的意义。

（一）细菌的合成代谢产物及其意义

1. 与致病性有关的代谢产物

（1）毒素：细菌可产生内毒素和外毒素两种毒素。内毒素是革兰阴性菌在菌体死亡崩解后游离出来的脂多糖。外毒素是革兰阳性菌及少数革兰阴性菌在代谢过程中产生并释放的蛋白质。

（2）热原质：也称致热原，是由多数革兰阴性菌和少数革兰阳性菌合成的、能引起人体或动物体发热反应的物质。革兰阴性菌的热原质即其细胞壁中的脂多糖，革兰阳性菌的热原质为致热性多糖。

热原质可作用于下丘脑的体温调节中枢，使体温调定点上移，导致机体的发热反应。注射液、器皿等若被致热原污染，可引起输液反应，因此在制备和使用注射液时必须严格无菌操作，防止细菌污染，保证无热原质存在。

热原质耐高温，高压蒸汽灭菌法不能将其破坏，玻璃器皿需经 250℃ 高温干烤才能破坏热原质。吸附、过滤可除去液体中大部分热原质，蒸馏法效果最好。

（3）侵袭性酶：侵袭性酶是某些细菌产生的能损伤机体组织，促使细菌侵袭和扩散的胞外酶，是细菌重要的致病物质。如金黄色葡萄球菌产生的血浆凝固酶对菌体有保护作用；链球菌产生的透明质酸酶能破坏组织，利于细菌扩散。

临床 案例 2-1　患者，男，45 岁。5 月 3 日因慢性乙型肝炎（中度）、肝炎肝硬化失代偿在某院住院治疗，至 5 月 16 日腹水已消失，肝功能逐渐恢复。于 5 月 22 日再次给予 20% 清蛋白 50ml 静脉滴注，约 10 分钟患者发生高热，经及时治疗好转。经专家会诊，认为"患者 5 月 22 日的高热与输注血清蛋白有关，不能排除热原质所致的发热反应，对清蛋白可考虑做有关检验。"

思考题：何谓热原质？其特点是什么？有何医学意义？

2. 与疾病治疗有关的合成代谢产物

（1）维生素：某些细菌能合成维生素，除供自身需要外，还能分泌到周围环境中，供人体吸收利用。例如大肠埃希菌在肠道内合成的维生素 B、维生素 K 等。

（2）抗生素：抗生素是某些微生物在代谢过程中产生的能抑制和杀灭其他微生物和肿瘤细胞的物质。抗生素大多由放线菌和真菌产生，如青霉素、链霉素等。少数可由细菌产生，如多黏菌素、杆菌肽等。抗生素广泛应用于感染性疾病和肿瘤的治疗中。

3. 与鉴别细菌有关的合成代谢产物

（1）色素：某些细菌在适宜的条件下，能产生各种色素。色素可分为水溶性和脂溶性两种。水溶性色素能溶解到培养基或组织液中，使培养基或组织液及菌落均呈现一定的颜色，如铜绿假单胞菌产生的绿色色素可使培养基或感染的脓液呈绿色；脂溶性色素不扩散于水，只存在于菌体，如金黄色葡萄球菌产生的金黄色色素能使菌落呈金黄色。色素有助于鉴别细菌。

（2）细菌素：细菌素是由某些细菌产生、仅对有亲缘关系的细菌具有抗菌作用的蛋白质。细菌素抗菌谱窄，具有种和型特异性，可用于细菌分型和流行病学的调查。

（二）细菌的分解代谢产物及其意义

不同细菌具有的酶不同，对糖和蛋白质的分解能力不同，产生的代谢产物也不同。根据分解不同营养物质产生不同代谢产物的特点，用生化方法来鉴定细菌，称为细菌的生化反应。

1. 细菌对糖的分解　各种细菌分解糖的种类、能力和产物均不相同。如糖发酵试验，大肠埃希菌能分解葡萄糖和乳糖产酸产气，而伤寒沙门菌分解葡萄糖产酸不产气，对乳糖无分解能力。酸性物质的产生，使指示剂颜色改变，气体的产生会使培养基出现气泡或裂隙，借此可以鉴别不同细菌。

其他的糖发酵试验有甲基红（methyl red）试验、VP（Voges-Proskaure）试验等。

2. 细菌对蛋白质的分解

（1）靛基质（indol）试验（吲哚试验）：某些细菌如大肠埃希菌、霍乱弧菌等含有色氨酸酶，能分解培养基中的色氨酸产生无色靛基质（吲哚），当加入对二甲基氨基苯甲醛后，生成玫瑰色靛基质，此为靛基质试验阳性。

（2）硫化氢试验：有些细菌能分解含硫氨基酸产生硫化氢，后者能与培养基中醋酸铅或硫酸亚铁结合生成黑色的硫化铅或硫化亚铁沉淀，此为硫化氢试验阳性。

其他常见的试验有枸橼酸盐利用（citrate utilization）试验、尿素酶试验等。临床常用吲哚试验（I）、甲基红试验（M）、VP 试验（Vi）、枸橼酸盐利用试验（C）来鉴定肠道杆菌，将这四种试验称为 IMViC 试验。如大肠埃希菌的 IMViC 试验结果为"＋＋－－"，产气肠杆菌为"－－＋＋"。

三、细菌的人工培养

细菌的人工培养是根据细菌生长繁殖的条件和规律，用人工方法为细菌提供营养物质和适宜环境条件的培养方式。

（一）培养基

培养基是人工配制的适合细菌生长繁殖的营养基质。按培养基的用途可分为基础培养基、营养培养基、选择培养基、鉴别培养基和厌氧培养基等。按培养基的物理性状可分为液体培养基、半固体培养基、固体培养基。

（二）细菌在培养基中的生长现象

　　将细菌接种到培养基中，经 37℃培养 18～24 小时后，可肉眼观察到生长现象。个别生长缓慢的细菌经数周培养后，方可观察到生长现象。不同细菌在不同培养基中有不同的生长现象（图 2-12），有助于细菌的鉴别。

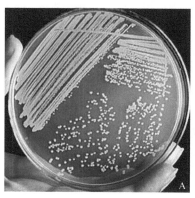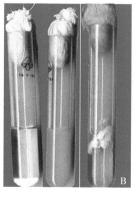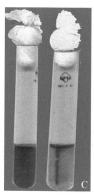

图 2-12　细菌在培养基上的生长现象
A. 固体培养基；B. 液体培养基；C. 半固体培养基

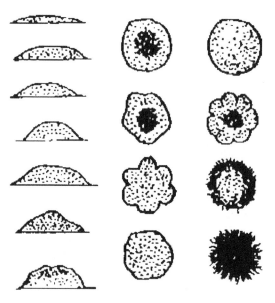

图 2-13　细菌的菌落形态

　　1. 在固体培养基中的生长现象　通过分离培养，细菌在固体培养基表面形成的肉眼可见的生长现象，即菌落和菌苔。由单个细菌繁殖后形成的细菌集团称为菌落（colony）。多个菌落融合成片则形成菌苔（lawn）。不同细菌菌落的大小、形状、色泽、边缘、透明度、湿润度及在血平板上的溶血情况各不相同（图 2-13），因此可根据菌落的特征对细菌进行初步鉴定。

　　细菌的菌落一般分为三种类型：①光滑型菌落（smooth，S 型菌落），表面光滑、湿润、边缘整齐，如葡萄球菌、大肠埃希菌、脑膜炎奈瑟菌的菌落；②粗糙型菌落（rough，R 型菌落），表面粗糙、干燥、呈皱纹或颗粒状，边缘不整齐，如结核分枝杆菌的菌落；③黏液型菌落（M 型菌落），黏稠、有光泽，似水滴，多见于有厚荚膜或丰富黏液层的细菌，如肺炎克雷伯菌的菌落。

　　2. 在半固体培养基中的生长现象　用穿刺接种法将纯种细菌接种在半固体培养基中培养后，无鞭毛的细菌，沿着穿刺线生长，穿刺线四周的培养基清澈半透明；有鞭毛的细菌，沿穿刺线向四周扩散生长，使培养基呈放射状或云雾状。观察细菌在半固体培养基中的生长现象可以判断细菌有无动力。

　　3. 在液体培养基中的生长现象　多数细菌在液体培养基中出现均匀浑浊生长，如葡萄球菌；少数细菌沉积于培养基底层，出现沉淀生长，如链球菌；专性需氧菌在液体培养基中出现表面生长，即在液体表面形成菌膜，如结核分枝杆菌。临床应用的澄清透明的药液或其他液体制剂若出现上述任何一种现象，则表明已被细菌污染，不能继续使用。

（三）人工培养细菌的意义

1. 生物制品的制备　人工培养细菌，将菌体及其代谢产物制备成生物制品用于诊断、治疗和预防疾病，如制备疫苗、抗毒素、诊断用标准菌液。

2. 病原学诊断和治疗　从患者标本中分离并鉴定出细菌是诊断感染性疾病最可靠的依据；对细菌进行药敏试验，为感染性疾病的治疗提供合理的选择用药。

3. 细菌学研究　研究细菌的生理、遗传变异、致病性、免疫性和耐药性等，均需人工培养细菌。

4. 基因工程中的应用　由于细菌结构简单，繁殖迅速，容易培养，故常用作基因受体细胞。如将人或动物细胞中编码胰岛素的基因重组到质粒上，再导入大肠埃希菌，就可以从后者的培养液中获得大量基因工程胰岛素。

第3节　细菌的分布与消毒灭菌

微生物广泛分布于土壤、水、空气等生态环境中，人类的体表及其与外界相通的腔道中也有多种微生物存在，与人类关系密切，具有重要的医学意义。细菌的生命活动受其生存环境的影响。适宜的环境，能促进细菌进行正常的新陈代谢和生长繁殖。当环境不允许时，细菌的代谢活动则可发生相应改变，引起变异；当环境条件改变超过一定限度时，可导致细菌的主要代谢活动发生障碍，其生长被抑制，甚至死亡。了解细菌对环境的依赖关系，采取一定的方法进行消毒灭菌，可以达到控制感染性疾病的目的。

一、细菌的分布

（一）细菌在自然界的分布

1. 空气中的细菌　空气中缺少细菌生长所需的营养物质，并受日光照射，细菌数量较少。但由于土壤中的细菌随尘土飞扬、人和动物的呼吸道不断排出细菌，空气中也存在着一定数量和种类的细菌。空气中的病原菌主要引起呼吸道感染或伤口感染，非病原菌是培养基、生物制品、医药制剂的重要污染源。为了避免感染与污染的发生，手术室、病房、制剂室等都要经常进行空气消毒。

2. 水中的细菌　水中的细菌多来自土壤、空气及人和动物的排泄物，主要引起消化道传染病。加强粪便管理，保护水源，对预防和控制消化道传染病具有重要意义。

3. 土壤中的细菌　土壤是细菌生长繁殖的有利环境，细菌种类多、数量大，以非致病菌为主。少数病原菌来源于传染病患者或动物的尸体及排泄物，其大多数在土壤中很快死亡，只有芽孢可存活几年甚至几十年，可通过污染伤口导致机体感染，如破伤风梭菌、产气荚膜梭菌等。被泥土污染的伤口或创面应及时进行消毒处理，防止芽孢感染。

（二）细菌在正常人体的分布

在正常人体的体表以及与外界相通的腔道中，分布有1000余种不同的细菌。一个健康成年人大约由10^{13}个细胞组成，而全身定植的正常微生物总数高达10^{14}个，主要分布于皮肤、肠道、口腔、呼吸道和泌尿道等。当机体免疫功能下降时，部分细菌可趁机引起人类疾病。人体各部位的菌群分布，见表2-2。

表 2-2　人体各部位常见的菌群

部位	重要细菌	主要的细菌种类
皮肤	表皮葡萄球菌	金黄色葡萄球菌、甲型和丙型链球菌、类白喉棒状杆菌、铜绿假单胞菌、非致病性分枝杆菌、痤疮丙酸杆菌
口腔	甲型链球菌（缓症链球菌、唾液链球菌）	乳杆菌、甲型和丙型链球菌、葡萄球菌、肺炎链球菌、非致病奈瑟菌、类白喉棒状杆菌
鼻咽部	金黄色葡萄球菌、甲型链球菌	表皮葡萄球菌、甲型链球菌、丙型链球菌、乙型链球菌、肺炎链球菌、流感嗜血杆菌、非致病奈瑟菌
外耳道	表皮葡萄球菌	金黄色葡萄球菌、类白喉棒状杆菌、铜绿假单胞菌、非致病性分枝杆菌
眼结膜	葡萄球菌	干燥棒状杆菌、非致病奈瑟菌
胃		一般无菌（乳杆菌、消化链球菌、幽门螺杆菌）
肠道	双歧杆菌、大肠埃希菌、脆弱类杆菌	乳杆菌、乳酸链球菌、消化链球菌、产气肠杆菌、变形杆菌、肺炎克雷伯菌、铜绿假单胞菌、粪肠球菌、金黄色葡萄球菌、产气荚膜梭菌、破伤风梭菌、艰难梭菌
尿道	大肠埃希菌	表皮葡萄球菌、粪肠球菌、类白喉棒状杆菌、非致病性分枝杆菌
阴道	嗜酸乳杆菌、大肠埃希菌、B 群链球菌	消化链球菌、阴道加德纳菌、脆弱类杆菌、类白喉棒状杆菌

（三）人体正常菌群及其意义

1. 正常菌群　存在于正常人体的体表及与外界相通的腔道中、对人体健康无害而有利的微生物群，称为正常菌群（normal flora）。一般情况下正常菌群的种类和数量具有相对稳定性。

2. 正常菌群的生理意义

（1）营养作用：正常菌群参与机体的营养合成、物质代谢、生物转化等过程。如大肠埃希菌能产生人体所需的 B 族维生素和 K 族维生素，利于机体健康的维持。

（2）生物拮抗作用：正常菌群通过竞争营养或产生细菌素等方式对入侵的病原菌产生生物拮抗作用。如口腔中链球菌产生的过氧化氢可抑制脑膜炎奈瑟菌的生长繁殖；大肠埃希菌产生的大肠菌素对痢疾杆菌也有抑制作用。

（3）免疫作用：正常菌群能促进机体免疫器官的发育和成熟，也可刺激免疫系统发生免疫应答，产生的免疫效应物质对具有交叉抗原的病原菌有抑制和杀灭作用。

（4）其他作用：正常菌群的某些种类如双歧杆菌、乳酸杆菌等产生的超氧化物歧化酶（superoxide dismutase，SOD）能降解人体有害代谢产物，具有抗衰老和抑制肿瘤的作用。

3. 机会致病菌　在特定条件下，正常菌群与人体之间及正常菌群之间的平衡被破坏而引起机体疾病，这些细菌称为机会致病菌（conditioned pathogen）。特定的致病条件有以下几种。

（1）寄居部位改变：如大肠埃希菌由原寄居部位肠道进入泌尿道、腹腔、血液等可分别引起泌尿道感染、腹膜炎或败血症。

（2）机体免疫力下降：机体因使用皮质激素、抗肿瘤药物、放射治疗或患某些疾病（如艾滋病、慢性消耗性疾病等）免疫力下降时，正常菌群中的某些细菌穿透黏膜等屏障，引起局部组织或全身性感染，导致疾病的发生。

（3）菌群失调与菌群失调症：正常菌群中各种细菌的种类和数量发生较大变化，称为菌群失调（dysbacteriosis）。严重的菌群失调使机体表现出一系列临床症状，称为菌群失调症。临床上菌群失调常见于长期大剂量应用广谱抗生素的患者。广谱抗生素使用过程中，由于正常菌群中的敏感菌被杀灭，而原来数量少但对抗生素耐药的菌株借机大量繁殖而导致另一种感染的发生，临床上又称为二重感染。菌群失调一旦发生，必须马上停用原来的抗菌药物，通过药物敏感试验选择药物，也可使用乳杆菌等微生态制剂以恢复正常菌群的生态平衡。因此合理使用抗生素对预防菌群失调与菌群失调症有重要的医学意义。

二、消毒灭菌

采用物理、化学及生物学的方法杀灭病原微生物，切断传播途径，从而有效控制环境污染，可保护易感个体，避免感染性疾病的发生。

（一）相关术语

1. 消毒（disinfection）　杀灭物体上或环境中的病原微生物的方法。用于消毒的化学药品称为消毒剂。常用浓度下的消毒剂只对细菌繁殖体有效，杀灭芽孢则需提高消毒剂浓度和延长作用时间。

2. 灭菌（sterilization）　杀灭物体上所有微生物包括细菌芽孢的方法。

3. 无菌（asepsis）与无菌操作　物体中无活的微生物存在，称为无菌。防止微生物进入机体、无菌物品或无菌区域的操作技术，称为无菌操作或无菌技术。无菌操作是医疗、护理操作中防止发生感染的一项重要基本操作。

4. 防腐（antisepsis）　防止或抑制微生物在物体中生长繁殖的方法，称为防腐。用于防腐的化学药品称为防腐剂。许多化学药品低浓度时为防腐剂，高浓度则为消毒剂。

（二）物理消毒灭菌法

物理消毒灭菌法是医学实践中常用的方法，通常包括热力、电磁波辐射、微波消毒灭菌法、生物净化法及滤过除菌法等。

1. 热力消毒灭菌法　利用高温使微生物的蛋白质凝固变性、酶失去活性、细胞膜发生改变，以达到消毒灭菌的目的。热力消毒灭菌法分干热法和湿热法。同一温度下，湿热法比干热法具有更好的效果。

（1）干热灭菌法：干热灭菌法包括焚烧法、烧灼法、干烤法。

1）焚烧法：直接点燃或在焚烧炉内焚烧。是一种简单、迅速、彻底的灭菌法，常用于无保留价值的污染物品的处理，如动植物尸体、污染的纸张、传染病患者用过的敷料等。

2）烧灼法：直接用火焰灭菌，适用于接种环、镊子等金属器械、试管口、瓶口及搪瓷容器的灭菌。实验室常用酒精灯火焰来烧灼灭菌。

3）干烤法：常用干烤箱，通电升温到 100℃ 以上时，可对放在烤箱内的物体进行消毒灭菌。通常 120～140℃，维持 10～20 分钟可达到消毒效果；而 160～170℃，维持 2 小时可达到灭菌效果。该法适用于高温下不变质不蒸发的物品，如金属、玻璃、陶瓷类、油脂及各种粉剂等的灭菌。

（2）湿热消毒灭菌法：包括煮沸消毒法、高压蒸汽灭菌法、巴氏消毒法、流通蒸汽消毒法和间歇蒸汽灭菌法等。

1）煮沸消毒法：最简单、经济的消毒方法。将水煮沸 100℃，持续 5～10 分钟，可杀灭细菌繁殖体，煮沸 1～2 小时可杀灭芽孢。若在水中加入 1%～2% 碳酸氢钠，可提高沸点到 105℃，除增强杀菌作用外，还可以防止金属器械生锈。此法适用于耐高温、耐潮湿的物品，如注射器、刀剪、食具的消毒。

2）高压蒸汽灭菌法：利用高压下的高温饱和蒸汽杀灭包括芽孢在内的所有微生物。高压蒸汽灭菌法是最常用、最有效的灭菌法。高压蒸汽灭菌法所需压力为 103.4kPa，温度为 121.3℃，维持 15～30 分钟方可达到灭菌效果。常用的高压蒸汽灭菌器有手提式、卧式和预真空式等。此法适用于耐高温、耐湿物品的灭菌，如手术器械、敷料、注射液、普通培养基等。

3）巴氏消毒法：由法国学者巴斯德发明，是以较低温度杀灭液体中病原菌或特定微生物、避免不耐热成分被破坏的消毒方法。温度为 61.1～62.8℃，30 分钟或 71.7℃，15～30 秒。此法主要用于不耐高温食品的消毒，如牛奶、酒类和饮料等。

4）流通蒸汽消毒法：利用蒸笼或阿诺蒸锅，以 100℃的水蒸气，经 15～30 分钟进行消毒。此法可杀死细菌的繁殖体，但不能杀死芽孢，常用于食品、食具及不耐高温物品的消毒。

5）间歇蒸汽灭菌法：将经过流通蒸汽消毒的物品置于 37℃的温箱中过夜，使芽孢发育为繁殖体，次日再经流通蒸汽加热。如此连续三次，可以达到灭菌的目的，称为间歇蒸汽灭菌法，常用于含糖、牛奶的培养基的灭菌。

2. 辐射灭菌法

（1）紫外线消毒法：紫外线的波长在 200～300nm 时，可通过干扰细菌 DNA 的正常碱基配对而导致细菌死亡或变异，从而到达杀菌的目的。波长在 265～266nm 的紫外线杀菌力最强。紫外线穿透力很弱，不能穿过薄纸、玻璃、尘埃，因此只适用于手术室、烧伤病房、无菌制剂室、微生物实验室等空气的消毒和物体表面的消毒。

杀菌波长的紫外线对人体皮肤和眼睛有一定的损伤作用，可引起紫外线皮炎和眼炎，使用时做好防护措施。

（2）微波消毒法：微波是波长 1～1000mm 的电磁波，可穿透玻璃、陶瓷和薄塑料等物品，但不能穿透金属表面。微波主要通过热效应消毒灭菌，由于热效应不均匀，故消毒效果不稳定。此法适用于食品、餐具、耐热非金属器械、医疗药品等的消毒。

（3）电离辐射灭菌法：包括 β 射线、γ 射线和高速电子等。其有较强穿透力，可在物体中产生复杂的效应，包括破坏核酸及蛋白质等生物大分子、破坏细胞膜、干扰 DNA 合成、扰乱酶系统并产生自由基等。足够剂量的电离辐射对多种微生物均有致死作用。电离辐射灭菌法不能使物品升温，因而不会破坏物品中的营养成分。此法适用于大量一次性医用塑料制品、中药、食品和生物制品的消毒。

3. 滤过除菌法　用滤菌器采用机械性阻留的方法将液体或空气中的细菌去除的方法，此法不能除去病毒、支原体、衣原体及 L 型细菌等微小生物。常用的滤菌器有薄膜滤菌器、玻璃滤菌器、石棉滤菌器及素陶瓷滤菌器等。此法主要用于不耐热液体如抗毒素、血清、维生素、生物药品等的除菌和空气的消毒。

4. 臭氧灭菌法　臭氧以氧原子的氧化作用破坏微生物膜的结构，以发挥其杀菌作用。由于它的消毒能力极强从而代替了常规消毒被应用到各个领域，如室内空气的消毒，医院污水、医护人员术前的双手消毒等。

临床 案例 2-2　　　　患者，男，阑尾炎手术后输液治疗，将输完药液用的玻璃瓶留用，装入开水放置在床旁物品柜上。次日，该患者继续输液治疗，某值班护士在巡视病房时，发现该患者的药液即将输完，需及时更换药液，未对药液进行三查七对，误把输液瓶中的冷开水当成药液给该患者输注。

思考题： 冷开水输入人体有危害吗？为什么？消毒与灭菌有何区别？

（三）化学消毒灭菌法

利用化学药物影响微生物的理化特性及生理活动，进而达到防腐、消毒甚至灭菌的目的，称为化学消毒灭菌法。用于化学消毒灭菌的药品，称为化学消毒剂。

化学消毒剂没有生物选择性，在杀灭微生物的同时，对人体的组织细胞也有损伤作用，因此只能外用。

1. 杀菌机制　不同种类的化学消毒剂具有不同的杀菌机制。主要包括：①使菌体蛋白质变性或酶蛋白失活，引起细菌代谢障碍；②破坏菌体细胞壁或细胞膜的结构，改变其通透性，使菌体破裂、溶解，导致细菌死亡；③干扰细菌的酶系统及代谢过程，影响细菌的生理活动而发挥杀菌作用。

2. 消毒剂的分类　不同消毒剂对微生物的杀灭能力各不相同，根据消毒剂的杀菌效率不同将其分为高效、中效和低效消毒剂三大类。①高效消毒剂：可杀灭包括细菌芽孢在内的所有微生物，达到灭菌效果的消毒剂。如含氯消毒剂、过氧化物消毒剂、醛类消毒剂等。②中效消毒剂：可杀灭除芽孢外的细菌繁殖体、大多数病毒及部分真菌。如含碘消毒剂、醇类消毒剂、酚类消毒剂等。③低效消毒剂：可杀灭大多数细菌繁殖体及病毒，但不能杀灭细菌的芽孢、结核分枝杆菌等抵抗力强的细菌繁殖体和抵抗力强的病毒、真菌。如季胺盐类消毒剂。

3. 常用化学消毒剂的种类、浓度、用途与使用方法，见表 2-3。

表 2-3　常用化学消毒剂的应用

名称	种类	消毒效力	用途、浓度与方法	注意事项
碘伏	氧化剂	中效	2% 碘酊用于皮肤消毒，涂擦后 20 秒，再用 70% 乙醇脱碘	①不能用于黏膜消毒；②皮肤过敏者禁用
过氧乙酸（PPA）	氧化剂	高效	① 0.2% 溶液用于手的消毒，浸泡 2 分钟；② 0.5% 溶液用于餐具消毒，浸泡 30～60 分钟；③ 1%～2% 溶液用于室内空气消毒；④ 1% 溶液用于体温表消毒，浸泡 30 分钟	①易氧化分解而降低杀菌力，应现用现配；②浓溶液有刺激性及腐蚀性，配置时要戴口罩和橡胶手套
漂白粉	氧化剂	高效	①水溶液用于浸泡、喷洒或擦拭，如 0.5% 溶液用于消毒餐具、便器等，浸泡 30 分钟，1%～3% 溶液喷洒或擦拭地面、墙壁及物品表面；②干粉用于消毒排泄物，与粪便以 1∶5 用量搅拌后，放置 2 小时，尿液每 100ml 加漂白粉 1g，放置 1 小时	①有腐蚀性及漂白作用，不宜用于金属制品、有色衣服及油漆家具的消毒；②配制的溶液性质不稳定，应现用现配；③保存于密闭容器内，置于阴凉、干燥、通风处，减少有效氯的丧失
戊二醛	烷化剂	高效	2% 溶液用于浸泡器械、内镜等，消毒 30～60 分钟，灭菌 10 小时	①中性溶液浸泡碳钢制器械时，应加防锈剂 0.5% 亚硝酸钠；②一经碱化，稳定性降低，应现配现用

名称	种类	消毒效力	用途、浓度与方法	注意事项
甲醛	烷化剂	高效	①40%甲醛熏蒸消毒空气和某些物品；②4%~10%甲醛用于浸泡器械及内镜	①甲醛蒸汽穿透力弱，消毒物品须悬挂或抖散；②对呼吸道和眼有刺激作用，注意防护
乙醇	醇类	中效	①70%乙醇用于皮肤消毒；②95%乙醇用于烧灼灭菌	①易挥发，需加盖保存，定期测试，保持有效浓度；②有刺激性，不宜用于黏膜及创面消毒；③易燃，应存放于阴凉、避火处
碘伏	氧化剂	中效	①0.5%溶液用于皮肤消毒；②20%溶液用于消毒体温计，前后两次各浸泡30分钟后，用冷水冲净，揩干	①碘伏为碘与表面活性剂的不定型络合物，易受溶液中拮抗物的影响；②稀释后稳定性差，应现配现用；③避光密封保存于阴凉处
氯己定（洗必泰）	表面活性剂	低效	①0.02%溶液用于手的消毒，浸泡3分钟；②0.05%溶液用于黏膜消毒；③0.1%溶液用于消器械消毒，浸泡30分钟	忌与肥皂及盐类相遇，以免减弱消毒作用
苯扎溴铵（新洁尔灭）	表面活性剂	低效	①0.05%溶液用于黏膜消毒；②0.1%溶液用于皮肤消毒，亦用于消毒金属器械，浸泡30分钟	①是阳离子表面活性剂，与阴离子表面活性剂如肥皂有拮抗作用；②有吸附作用，溶液内勿投入纱布、毛巾等；③对铝制品有破坏作用，不可用铝制容器盛装

4. 影响消毒剂作用效果的因素　消毒剂的作用效果受消毒剂本身、微生物种类、温度、pH 和有机物等多种因素的影响。

（1）消毒剂的性质、浓度和作用时间：消毒剂对微生物的作用程度，取决于其理化性质的差异。例如结核杆菌对 70% 乙醇特别敏感，革兰阳性菌对表面活性剂的敏感度高于革兰阴性菌等。一般而言，消毒剂的浓度越高，作用时间越长，其杀菌效果越明显。但醇类除外，70%~75% 乙醇比 95% 乙醇的消毒效果好，主要是因为高浓度乙醇使菌体表面蛋白迅速凝固，影响乙醇渗入菌体内发挥作用。

（2）微生物的种类与数量：不同种类的细菌对消毒剂的敏感程度不一样；即使同一种类的细菌在不同的生活状态下，对消毒剂的抵抗力也存在差异。例如幼龄细菌比老龄细菌对消毒剂敏感；有荚膜的细菌比无荚膜细菌抵抗力强。微生物的数量越多，消毒灭菌所需的时间越长。

（3）温度：温度升高，消毒剂的杀菌效果会相应提高。例如 2% 的戊二醛杀灭炭疽杆菌时，56℃仅需要 1 分钟，20℃却需要 15 分钟。

（4）pH：消毒剂的杀菌效果还受酸碱度的影响，如含氯消毒剂在酸性环境中时，杀菌活性最高。

此外，湿度、穿透力和有机物质也可以影响消毒灭菌效果。

知识拓展 2-1

外科消毒之父——约瑟夫·李斯特

约瑟夫·李斯特（Joseph Lister）是英国维多利亚时代的外科医师、外科消毒法的创始人之一。1865 年，在法国科学家巴斯德的影响下，李斯特明确了感染的发生是由细菌引起的，因此要控制伤口感染，必须杀灭侵入伤口的细菌。1867 年起，他用苯酚（石碳酸）在整个手术过程中不断对手术室和手术台进行喷雾消毒，结果获得了巨大的成功，术后死亡的人数明显减少。1867 年，他发表论文公布了这一成果，不到 10 年就使手术后死亡率从 45% 下降到 15%。挽救了数万人的生命。1895 年之后，消毒剂在医院被普遍使用，开启了无菌外科手术的时代，他因而被称为"外科消毒之父"。

第 4 节　细菌的变异

细菌为单细胞微生物，与其他生物一样具有遗传、变异的基本特征。细菌的形态结构、生理代谢、致病性、耐药性、抗原性等性状都由遗传（heredity）决定；若子代与亲代之间及子代与子代之间的生物学性状出现了差异则称为变异（variation）。遗传使细菌的性状保持相对稳定，代代相传，其种属特征得以保存；而变异则使细菌产生新变种，变种的新特性又靠遗传得以巩固，从而使物种得以发展和进化。

一、细菌的变异现象

（一）形态结构的变异

细菌在生长繁殖过程中，若受到一定外界环境条件的影响，其形态结构会发生一定变异。如鼠疫耶尔森菌在陈旧的培养物或含 30g/L NaCl 的培养基上，形态可从典型的两极浓染的椭圆形小杆菌变为球形、酵母样形、哑铃形等多种形态。如某些细菌在青霉素、免疫血清、补体和溶菌酶等因素影响下，细胞壁合成受阻，成为细胞壁缺陷型细菌（即 L 型菌）。

L 型细菌呈球形、长丝状或多形态，革兰染色多为阴性，在含血清的高渗低琼脂培养基（含 20% 血清、5%NaCl、0.8% 琼脂）上能缓慢生长，形成中央厚而四周薄的"荷包蛋样"小菌落。L 型细菌仍保留其致病力，可导致多种组织的间质性慢性炎症。临床遇有症状明显而标本常规细菌培养阴性者，应考虑 L 型细菌感染的可能性。

细菌的特殊结构，如荚膜、芽孢、鞭毛等也可发生变异。如肺炎链球菌在机体内或初分离时在含有血清的培养基中可形成荚膜，致病力强，经传代培养后荚膜逐渐消失，致病力也随之减弱。将炭疽芽孢杆菌在 42℃ 条件下培养 10～20 天后，可失去形成芽孢的能力，同时毒力也会相应减弱。将有鞭毛的普通变形杆菌点种在琼脂平板上，由于鞭毛的动力作用使细菌在平板上弥散生长，称迁徙现象，菌落形似薄膜，称 H 菌落；若将此菌点种在含 1% 苯酚的培养基上，细菌失去鞭毛，只能在点种处形成不向外扩展的单个菌落，称为 O 菌落。通常将失去鞭毛的变异为 H-O 变异，此变异是可逆的。

临床 案例 2-3　　　　患者，男，42 岁。半年前右足后跟烫伤，伤口经久不愈，红肿溃烂逐渐向深部软组织发展，伴有脓性分泌物、全身发热。到某医院治疗，从溃烂处取出一小块死骨，创面间断换药，青霉素静脉输液 20 天，住院 2 个月后出院。但伤口未痊愈，仍有脓性分泌物溢出，分别到多家医院治疗效果均欠佳。现以右踝骨骨髓炎收住院治疗。取脓液分别接种于普通血平板和 L 型培养基，仅 L 型培养基中有细菌生长。

　　思考题：什么是 L 型细菌？有何特点？ L 型细菌的形成条件是什么？

（二）菌落变异

　　细菌的菌落主要有光滑（S）型和粗糙（R）型两种。S 型菌落表面光滑、湿润、边缘整齐；R 型菌落表面粗糙、干燥、边缘不整。有的细菌经人工培养多次传代后菌落即从光滑型变为粗糙型，称为 S-R 变异，S-R 变异常见于肠道杆菌。菌落发生变异后，细菌的理化性状、抗原性、毒力等也会发生改变。一般而言，S 型菌的致病力强，R 型菌致病力弱或不致病。但也有少数细菌反而是 R 型菌致病力强，如结核分枝杆菌、炭疽芽孢杆菌和鼠疫耶尔森菌等。掌握菌落变异的特点，对于细菌的鉴定及病原学诊断具有重要意义。

（三）毒力变异

　　细菌的毒力变异可表现为毒力减弱或毒力增强。无毒力的白喉棒状杆菌常寄居在咽喉部，通常不致病，这种无毒的白喉棒状杆菌一旦感染了 β 棒状杆菌噬菌体后变成溶原性细菌，则获得产生白喉毒素的能力，引起白喉。有毒菌株长期在人工培养基上传代培养，可使细菌的毒力减弱或消失，如卡尔梅特与格林曾将有毒的牛型结核分枝杆菌接种在含有胆汁、甘油、马铃薯的培养基上，经过 13 年 230 次连续传代培养，最终获得了毒力减弱但仍保持免疫原性的变异株，即卡介苗（Bacille Calmette-Guerin，BCG），用于结核病的预防。

（四）耐药性变异

　　细菌对某种抗菌药物从敏感变为不敏感的过程称耐药性变异。从抗生素广泛应用以来，细菌对抗生素耐药的不断增长是世界范围内的普遍趋势。金黄色葡萄球菌耐青霉素菌株已从 1946 年的 14% 上升至目前的 80% 以上，耐甲氧西林金黄色葡萄球菌（Methicillin resistant staphylococcus aureus，MRSA）成为重要耐药菌，有些细菌还表现为同时耐受多种抗菌药物，即多重耐药性（multiple resistance），甚至还有的细菌变异后产生对药物的依赖性，如痢疾志贺菌链霉素依赖菌株，离开链霉素反而不能生长。细菌的耐药性变异给临床治疗带来了很大的麻烦，并成为当今医学上的重要问题。

知识拓展 2-2

超 级 细 菌

　　超级细菌不是特指某一种细菌，而是泛指那些对多种抗生素具有耐药性的细菌，它的准确称呼应该是"多重耐药性细菌"。这类细菌能对抗生素有强大的抵抗作用，能逃避被杀灭的危险。目前引起特别关注的超级细菌主要有耐甲氧西林金黄色葡萄球菌（MRSA）、耐多药肺炎链球菌（MDRSP）、万古霉素肠球菌（VRE）、多重耐药性结核杆菌（MDR-TB）、多重耐药鲍曼不动杆菌（MRAB）及最新发现的携带有 NDM-1 基因的大肠埃希菌和肺炎克雷伯菌等。由于大部分抗生素对其不起作用，超级细菌对人类健康已造成极大的危害。

二、细菌变异的机制

细菌的变异分为遗传型变异和非遗传型变异两种，前者是细菌的基因结构发生了改变，故又称基因型变异；后者是细菌在一定的环境条件影响下产生的变异，其基因结构未发生改变，称为表型变异。基因型变异常发生于个别的细菌，不受环境因素的影响，变异产生的新性状可稳定地遗传给后代；表型变异常发生于同一环境因素下的群体细菌，当影响因素去除后，变异前的性状又可复原，表型变异不能遗传。本节主要介绍遗传型变异。

细菌实现遗传型变异的方式主要有基因突变、基因的转移与重组。

（一）基因突变

突变（mutation）是指细菌遗传物质的结构发生突然而稳定的改变，从而导致细菌性状发生变异的现象。若细菌 DNA 上核苷酸序列的改变仅为一个或几个碱基的置换、插入或丢失，出现的突变只影响到一个或几个基因，引起较小的性状变异，称为小突变或点突变；若涉及大段 DNA 的改变，称为大突变或染色体畸变。

（二）基因的转移与重组

某遗传物质由供体菌转入受体菌的过程称为基因转移，转移的基因与受体菌 DNA 整合在一起则称为重组。基因的转移与重组是导致细菌变异的重要原因，通过基因的转移与重组，让受体菌获得供体菌的某些遗传基因，从而实现性状变异。细菌主要通过转化、接合、转导、溶原性转换等方式来实现基因的转移与重组，可供转移的遗传物质通常包括供体菌染色体 DNA 片段、质粒 DNA 及噬菌体基因等。

1. 转化（transformation）　是指供体菌裂解游离出的 DNA 片段被受体菌直接摄取，使受体菌获得新的遗传性状的过程。

转化现象在肺炎链球菌、葡萄球菌和流感嗜血杆菌等细菌中被证实。1928 年 Griffith 用肺炎链球菌进行试验，有荚膜的肺炎链球菌为Ⅲ型，属光滑（S）型菌落，称Ⅲ S 型菌，有毒力；无荚膜的肺炎链球菌为Ⅱ型，属粗糙（R）型菌落，称Ⅱ R 型菌，无毒力。分别用Ⅱ R 型菌和Ⅲ S 型菌注射给小鼠，前者存活，后者死亡，而且从死鼠心血中分离到Ⅲ S 型菌。如将Ⅲ S 型菌杀死后再注射小鼠，则小鼠存活。若将杀死的Ⅲ S 型菌与活的Ⅱ R 菌混合在一起给小鼠注射，则小鼠死亡，并从死鼠心血中分离出活的Ⅲ S 型菌，这表明活的Ⅱ R 型菌从死的Ⅲ S 型菌中获得了产生荚膜的遗传物质，使活的Ⅱ R 型菌转化为Ⅲ S 型菌。后来 Avery（1944 年）用活的Ⅱ R 型菌加上提取的Ⅲ S 型菌 DNA 片段注射小鼠，同样致小鼠死亡，且从死鼠中分离到Ⅲ S 型菌，进一步证实引起转化的物质是 DNA。若用 DNA 酶处理游离的Ⅲ S 型菌 DNA 片段，则转化不再发生。转化实验见图 2-14。

2. 接合（conjugation）　是细菌之间通过性菌毛相互连接沟通，将遗传物质（主要是质粒 DNA）从供体菌转移给受体菌的过程。能通过接合方式转移的质粒称为接合性质粒，主要包括 F 质粒、R 质粒、Col 质粒和毒力质粒等，不能通过性菌毛在细菌间转移的质粒为非接合性质粒。

（1）F 质粒的接合：带有 F 质粒的细菌有性菌毛，相当于雄菌（F^+）；没有 F 质粒的细菌则不形成性菌毛，相当于雌菌（F^-）。当 F^+ 菌株的性菌毛末端与 F^- 菌株表面受体发生接合时，性菌毛逐渐缩短使两菌之间靠近并形成通道，F^+ 的质粒 DNA 中的一条链断开并通过性菌毛通道进入 F^- 菌内（图 2-15）。两菌细胞内的单股质粒 DNA 链以滚环式进行复制，形成各自完整的 F 质粒。受体菌获得 F 质粒后即长出性菌毛，成为 F^+ 菌，而原来的供体菌虽转移了 F 质粒但自身并未发生质粒的丢失，仍为 F^+ 菌。通过接合转移 F 质粒的频率高达 70%。

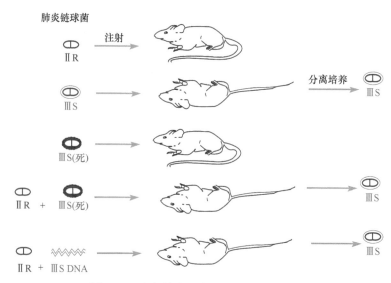

图 2-14 小鼠体内肺炎链球菌的转化实验

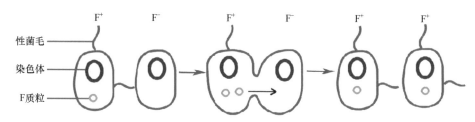

图 2-15 F 质粒转移与复制

（2）R 质粒的接合：R 质粒由耐药传递因子和耐药决定因子两部分组成，前者编码性菌毛，后者编码耐药性（单重或多重耐药）。因此，当具有 R 质粒的菌株与不具有 R 质粒的菌株发生接合时，既实现了性菌毛基因的传递，又实现了耐药基因的转移。

3. 转导（transduction） 是以转导噬菌体为载体，将供体菌的一段 DNA 转移到受体菌内，使受体菌获得新性状的方式。转导比转化可转移更大的 DNA 片段，而且由于有噬菌体外壳的保护作用，细菌 DNA 片段不易被 DNA 酶降解，故比转化的效率高。根据被转移 DNA 片段的来源范围大小可将转导分为普遍性转导和局限性转导两种形式。

普遍性转导与局限性转导都是噬菌体在繁殖过程中出现差错所致，但由于差错发生的时段不同，其结果也不同。两种转导的主要区别，见表 2-4。

表 2-4 普遍性转导与局限性转导的主要区别

鉴别点	普遍性转导	局限性转导
转导形成原因	噬菌体装配错误	前噬菌体偏差脱离
转导的遗传物质	供体菌任何 DNA 片段	供体菌特定 DNA 片段
转导的结果	受体菌获得任意遗传性状	受体菌获得特定遗传性状
转导成功率	相对低	相对高

知识链接 2-1

噬菌体

噬菌体是指能侵染各类细胞型微生物的病毒，因感染细菌后能导致细菌裂解，故名噬菌体。噬菌体种类繁多，具有严格的胞内寄生性和宿主特异性，其感染细菌后能把自身基因整合于细菌染色体，是细菌遗传变异的重要物质基础。

根据噬菌体与宿主菌的相互关系，噬菌体可分成两种类型：即毒性噬菌体（virulent phage）和温和噬菌体（temperate phage）。

1. 毒性噬菌体　又称烈性噬菌体，感染细菌后在细菌细胞内复制增殖，产生许多子代噬菌体，并最终导致细菌裂解死亡。

2. 温和噬菌体　又称溶原性噬菌体（lysogenic phage），感染细菌后不进行独立复制，而是把自己的基因与宿主菌染色体整合，随细菌 DNA 复制而复制，并随细菌的分裂而传代。整合在细菌染色体中的噬菌体基因组称为前噬菌体（prophage），相应细菌则称为溶原性细菌（lysogenic bacterium），此时二者处于溶原状态。溶原状态通常十分稳定，能经历许多代，但某些理化因素，如紫外线、X 线、致癌剂、突变剂等可中断溶原状态而让噬菌体进入溶菌周期，最终导致细菌裂解。

4. 溶原性转换　处于溶原状态下的某些细菌由于获得了噬菌体 DNA 片段，从而发生了自身基因型和性状的改变，这种现象称为溶原性转换（lysogenic conversion）。如 β- 棒状杆菌噬菌体感染白喉棒状杆菌后，由于噬菌体携带编码毒素的基因，使无毒的白喉棒状杆菌获得产生白喉毒素的能力。同样，A 群链球菌、产气荚膜梭菌、肉毒梭菌、金黄色葡萄球菌等，均可因溶原性转换而产生相应的红疹毒素、α 毒素、肉毒毒素、表皮剥脱毒素等。另外，沙门菌、志贺菌等的抗原结构和血清型别都与溶原性转换有关。

第 5 节　细菌的感染

细菌的感染（bacterial infection），是指在一定条件下，细菌侵入机体，在宿主体内生长繁殖引起宿主不同程度病理变化的过程。能引起宿主疾病的细菌称为病原菌或致病菌，如金黄色葡萄球菌、破伤风梭菌等。当病原菌侵入机体后，其致病性与宿主的免疫力相互作用，决定着感染的整个过程。

一、细菌的致病性

细菌的致病性是指细菌对宿主感染致病的能力。不同的病原菌可引起不同的病理过程和不同的疾病，如伤寒沙门菌引起伤寒，结核分枝杆菌引起结核，这是由细菌的种属特异性决定的。决定细菌致病性强弱的因素主要与毒力、侵入数量及侵入门户有关。细菌能否引起疾病，除取决于细菌本身的致病因素外，还与机体的免疫力、环境等因素有关。

（一）细菌的毒力

同种细菌的不同型或株，其致病力也各不相同，通常将细菌致病能力的强弱程度称为细菌的毒力（virulence）。毒力常用半数致死量（median lethal dose，LD_{50}）或半数感染量（median infective close，ID_{50}）表示。即在规定时间内，通过指定的感染途径，能使一定体重或年龄的某种动物半数死亡或感染需要的最小细菌数或毒素量。但由于是实验动物，且接种途径常为非自然感染途径，故这类指标只能作为判断细菌毒力的参考。

构成细菌毒力的基础是侵袭力和毒素。

1. 侵袭力　是指病原菌突破机体防御，在机体内定植、生长繁殖和扩散的能力。侵袭力与菌体表面结构及侵袭性物质密切相关。

（1）菌体表面结构：主要包括荚膜、微荚膜、菌毛等特殊结构及细胞壁表面一些具有黏附作用的黏附因子。

1）荚膜和微荚膜：细菌的荚膜本身没有毒性，但它具有抵抗吞噬细胞吞噬和阻止体液中杀菌物质杀伤的作用，使细菌在宿主体内大量繁殖并引起疾病。此外某些细菌表面有类似于荚膜功能的微荚膜，如 A 群链球菌的 M 蛋白、伤寒沙门菌的 Vi 抗原及某些大肠埃希菌的 K 抗原等。

2）普通菌毛：细菌黏附在宿主的呼吸道、消化道、泌尿生殖道等黏膜上皮细胞是引起感染的首要条件。普通菌毛能产生黏附素附着于菌毛末端，通过该黏附素使细菌黏附在宿主黏膜表面，导致细菌的感染，因此，普通菌毛与细菌的致病性有关。由菌毛产生的黏附素称为菌毛黏附素。

3）非菌毛黏附素：有些致病菌虽没有菌毛，但同样可以通过其菌体表面的某种特殊化学成分（一般为蛋白质或多糖类物质）实现黏附作用，这些并非来自于菌毛的黏附素称为非菌毛黏附素。如金黄色葡萄球菌的脂磷壁酸（lipoteichoic acid，LTA）、A 群链球菌的 LTA-M 蛋白复合物、肺炎支原体的 P1 蛋白等。

黏附素通过与相应的靶细胞受体结合而介导黏附作用。细菌的黏附作用具有组织特异性，例如淋病奈瑟菌黏附于泌尿生殖道、痢疾志贺菌黏附于结肠黏膜等。

（2）侵袭性酶类：某些病原菌在代谢过程中能产生一种或多种胞外酶，在感染过程中起到抗吞噬或协助病原菌扩散等作用，这些胞外酶称为侵袭性酶。一般不具有毒性。

1）血浆凝固酶：致病性葡萄球菌产生的血浆凝固酶，能使可溶性纤维蛋白原变为不溶的纤维蛋白，沉积在菌体表面及病灶周围，保护病原菌不被吞噬细胞和体液中的抗菌物质杀灭，有利于细菌在局部繁殖。

2）透明质酸酶：A 群链球菌产生的透明质酸酶，能溶解结缔组织中的透明质酸，导致组织疏松，通透性增加，有利于细菌及其毒性产物在组织中扩散，造成全身感染。

此外，侵袭性酶类还有链激酶、链道酶、胶原酶和卵磷脂酶等，这些酶均能增强细菌的侵袭力。

2. 毒素　是细菌在生长繁殖过程中产生的对人体具有毒性作用的化学物质。可直接或间接损伤宿主细胞、组织、器官，或干扰机体生理功能。按其来源、性质和作用不同可分为外毒素和内毒素两大类。

外毒素与内毒素的主要区别，见表 2-5。

表 2-5　外毒素与内毒素的主要区别

区别要点	外毒素	内毒素
来源	革兰阳性菌及部分革兰阴性菌	革兰阴性菌细胞壁成分
释放方式	直接分泌或细菌溶解后释放	菌体崩解后释放
化学组分	蛋白质	脂多糖
稳定性	不耐热，60～80℃ 30 分钟破坏	耐热，160℃ 2～4 小时破坏
免疫原性	强，能刺激机体产生抗毒素；脱毒后可制成类毒素	较弱，不能刺激机体产生有效抗体；不能制成类毒素
毒性作用	强；对组织细胞有选择性毒害作用，引起不同的临床症状	弱；无选择性毒害作用，不同细菌的内毒素其毒性作用大致相同

（1）外毒素：是细菌分泌到菌体外的毒性物质。其主要特点如下。

1）来源及存在部位：细菌外毒素的来源主要是革兰阳性菌，比如破伤风梭菌、肉毒梭菌、产气荚膜梭菌等。另外，部分革兰阴性菌，如痢疾志贺菌、鼠疫耶尔森菌、霍乱弧菌等也能产生外毒素。大多数外毒素可直接分泌到菌体外，但也有少数外毒素存在于菌体内，当菌体溶解后才释放出来，如痢疾志贺菌和产毒型大肠埃希菌的外毒素。

2）化学成分及稳定性：外毒素的化学成分为蛋白质，由 A、B 两个亚单位组成。其中 A 亚单位是毒性部分，决定毒素的致病作用；B 亚单位为结合部分，无毒性，但能与宿主靶细胞表面的特殊受体结合，介导 A 亚单位进入靶细胞。若 A、B 亚单位单独存在对宿主无致病作用，只有两者同时存在才能发挥毒性作用。由于外毒素的化学本质是蛋白质，因此绝大多数外毒素对理化因素不稳定，受热易变性，如破伤风外毒素加热 60℃ 20 分钟即可被破坏，但葡萄球菌肠毒素例外，能耐受 100℃ 30 分钟不被破坏，并引起食物中毒。

外毒素的作用过程

3）免疫原性：外毒素的免疫原性较强，可刺激机体产生高效价的抗毒素。经 0.3%～0.4% 甲醛作用后可以脱去毒性，保留其免疫原性制成类毒素。类毒素注入机体后仍能刺激机体产生具有中和外毒素作用的抗毒素。类毒素和抗毒素在某些传染病的防治中具有重要作用，前者为人工主动免疫制剂，用于传染病的预防，后者为人工被动免疫制剂，用于传染病的治疗或紧急预防。

4）毒性作用：外毒素的毒性作用强，部分外毒素只需极少量即可导致易感动物死亡，如肉毒梭菌的肉毒毒素是目前已知毒素中最强的一种，它的毒力比氰化钾强 1 万倍，1mg 纯化的肉毒毒素即可杀死 2 亿只小鼠，对人的致死量仅为 0.1μg。外毒素对组织细胞具有高度选择性，因此对机体发挥选择性毒害作用，引起的病变和临床症状各不相同。如破伤风痉挛毒素能与中枢神经系统抑制性突触前膜结合，阻止抑制性递质释放，导致抑制性神经冲动无法传递，因而患者骨骼肌强直性痉挛；肉毒毒素作用于胆碱能神经末梢，阻断乙酰胆碱释放，使眼和咽肌麻痹，引起眼睑下垂、复视、斜视、吞咽困难等症状，严重者可死于呼吸麻痹。根据外毒素对宿主细胞的亲和性及作用机制不同，外毒素可分为神经毒素、细胞毒素和肠毒素三大类（表 2-6）。

表 2-6　外毒素的种类及作用特点

类型	细菌	外毒素	引起疾病	作用机制
神经毒素	破伤风梭菌	痉挛毒素	破伤风	阻断上下神经元间正常抑制性神经冲动传递
	肉毒梭菌	肉毒毒素	肉毒中毒	抑制胆碱能神经释放乙酰胆碱
细胞毒素	白喉棒状杆菌	白喉毒素	白喉	抑制多种细胞的蛋白质合成
	葡萄球菌	表皮剥脱毒素	烫伤样皮肤综合征	使表皮与真皮分离
	A 群链球菌	致热外毒素	猩红热	破坏毛细血管内皮细胞；致热
肠毒素	霍乱弧菌	肠毒素	霍乱	激活肠黏膜腺苷环化酶，增高细胞内 cAMP 水平
	产毒型大肠埃希菌	肠毒素	腹泻	使细胞内 cGMP 增高，大量分泌水和电解质
	产气荚膜梭菌	肠毒素	食物中毒	激活肠黏膜腺苷环化酶，增高细胞内 cAMP 水平
	金黄色葡萄球菌	肠毒素	食物中毒	作用于呕吐中枢

（2）内毒素：内毒素是革兰阴性菌的主要毒力因子，存在于革兰阴性菌细胞壁中。

1）来源及存在部位：内毒素主要来源于革兰阴性菌，是革兰阴性菌细胞壁外膜中的脂多糖成分。只有当细菌死亡裂解或用人工方法破坏菌体后才能释放出来。螺旋体、衣原体、支原体、立克次体的胞壁中也有内毒素样物质存在。

2）化学成分及稳定性：内毒素的化学本质为脂多糖，对理化因素稳定，可耐 100℃ 1 小时不失活性，需 160℃ 加热 2~4 小时，或用强酸、强碱、强氧化剂煮沸 30 分钟才能被破坏。

3）免疫原性：内毒素免疫原性较弱，不能制成类毒素，虽能刺激机体产生少量针对多糖成分的抗体，但该抗体亲和力极低，不能中和内毒素，因而对机体无保护作用。

4）毒性作用：内毒素的毒性作用相对较弱，且对组织细胞无选择性。各种革兰阴性菌脂多糖中的脂质 A 结构基本相似，故不同革兰阴性菌感染时，由内毒素引起的毒性作用大致相同，表现如下。①发热反应：极微量（1ng/kg）内毒素入血就能引起发热反应。其机制是内毒素为外源性致热原，能作用于单核－巨噬细胞，使之释放内源性致热原作用于宿主下丘脑体温调节中枢而引起发热反应。②白细胞反应：当大量内毒素进入血循环后，白细胞先急剧减少，1~2 小时后又显著增多。白细胞减少是由于内毒素能使白细胞大量黏附于毛细血管壁，白细胞增多则是因为内毒素刺激骨髓释放大量中性粒细胞所致。但伤寒沙门菌例外，它始终使血循环中的白细胞数减少，机制不明。③内毒素血症与休克：当血液中的细菌或病灶内细菌裂解释放大量内毒素入血时，可导致内毒素血症。内毒素作用于巨噬细胞、中性粒细胞、内皮细胞、血小板、补体系统、凝血系统等，产生和释放各种生物活性介质，使小血管功能紊乱出现微循环障碍和低血压，表现为微循环血液淤滞，有效循环血量减少，组织器官毛细血管灌注不足、缺氧、酸中毒等，严重者可致休克。④弥散性血管内凝血（DIC）：高浓度的内毒素可激活凝血因子和血小板，从而导致微循环中形成广泛的微血栓。由于微血栓的形成又消耗了大量凝血因子和血小板，导致患者纤维蛋白溶解功能亢进，从而出现明显的出血倾向，引起皮肤、黏膜出血或内脏的出血，严重者可致休克，甚至死亡。弥散性血管内凝血是临床上一种危重综合征，病死率极高。

（二）细菌的侵入数量

具有一定毒力的病原菌，还需要达到足够的数量才能引起疾病。一般情况下，细菌毒力越强，引起疾病所需的数量越少；细菌毒力越弱，引起疾病所需的数量越多。如毒力强的鼠疫耶尔森菌，只需几个细菌侵入机体就能引起鼠疫；而毒力弱的肠炎沙门菌则需一次性摄入数亿个才能引起急性胃肠炎。

（三）细菌的侵入途径

病原菌除具有一定的毒力和足够数量外，还需要经过适当的侵入门户，才能到达特定的组织、细胞和器官引起感染。如志贺菌必须经口侵入肠道才能引起痢疾；破伤风梭菌及其芽孢必须经缺氧的深部伤口侵入，才能引起破伤风，若经口侵入则不能引起感染。少数病原菌有多种侵入门户，如结核分枝杆菌可经呼吸道、消化道及皮肤创伤等多个部位侵入机体引起结核病。

二、感染的发生与分类

（一）感染的来源与传播途径

1. 感染的来源

（1）外源性感染：来源于宿主体外的病原菌引起的感染称为外源性感染。病原菌的来源主要有以下几种。

1）患者：是传染病的主要来源，从疾病的潜伏期到病后的恢复期，都可有传染性。对患者及早做出诊断、隔离和治疗是控制传染病的根本措施。

2）带菌者：携带某种病原菌，不出现临床症状，但又不断向体外排菌者。一般可分为健康带菌者和恢复期带菌者。带菌者因其不出现临床症状，不易被察觉，在疾病的传播上，其危害性高于患者。

3）患病及带菌动物：有些细菌如鼠疫耶尔森菌、炭疽芽孢杆菌、布鲁菌等属于人畜共患病的病原菌，因而患病或带菌动物排出的病原菌也可传染给人。

（2）内源性感染：由自身正常菌群或潜伏于体内的病原菌引起的感染称为内源性感染。内源性感染往往发生在特定的条件下，如正常菌群寄居部位改变、机体免疫功能低下、菌群失调等。目前临床上内源性感染有增多趋势。

2. 感染的传播途径

（1）呼吸道感染：呼吸道是病原菌进入机体的主要途径。例如结核分枝杆菌、白喉棒状杆菌、百日咳鲍特菌等，由患者或带菌者通过咳嗽、打喷嚏或大声说话等，将含有病原菌的飞沫或呼吸道分泌物散布到空气中，被易感者吸入而感染。

（2）消化道感染：是指通过进食含有病原菌或其毒素污染的水或食物引起的感染。如伤寒、痢疾、霍乱等均为消化道传染病。

（3）皮肤黏膜创伤感染：是指病原菌通过皮肤、黏膜损伤或动物咬伤等方式进入机体引起的感染。如金黄色葡萄球菌、链球菌、破伤风梭菌等细菌均可经过此途径引起感染。

（4）接触感染：是指通过与患者或带菌者直接或间接接触而引起的感染。如淋病奈瑟菌通过性接触传播，布鲁菌通过人与动物的密切接触传播。

（5）节肢动物媒介感染：有些疾病通过节肢动物为传播媒介引起感染。如鼠蚤叮人吸血可传播鼠疫、斑疹伤寒等疾病。

大部分细菌一般通过一种途径传播，但也有些细菌可经多种途径进入机体引起感染。如结核分枝杆菌、炭疽芽孢杆菌等细菌，既可通过呼吸道感染、也可通过消化道及皮肤的感染。

（二）感染的类型

感染的发生、发展和结局，取决于机体与病原菌之间的相互作用。根据双方力量对比，感染可表现为隐性感染、潜伏感染、显性感染和带菌状态等不同类型，各种感染类型并非一成不变，而是可随着双方力量的增减而移行、转化或交替出现。

1. 隐性感染 当宿主的免疫力较强，或侵入的病原菌数量不多或毒力较弱，感染后对机体损害较轻，不出现或仅出现不明显的临床症状时称为隐性感染，又称亚临床感染。隐性感染后，机体常可获得特异性免疫力，能抵御相同病原菌的再次感染。

2. 潜伏感染 机体免疫力与病原菌的相互作用过程中，若双方力量处于暂时平衡状态，此时病原菌可潜伏于病灶内或某些特殊组织，一般不出现在血液、分泌物或排泄物中，当机体的免疫力下降时，潜伏的病原菌大量繁殖而引发宿主疾病，称为潜伏感染。如梅毒螺旋体、结核分枝杆菌引起的感染等。

3. 显性感染 当机体的免疫力较弱，侵入的病原菌数量较多或毒力较强，以致机体的组织细胞受到明显的损害，并出现一系列明显的临床症状时称为显性感染。显性感染又可分为不同的类型。

（1）按病情缓急不同分为急性感染和慢性感染：急性感染发病急、病程短（数日至数周），病愈后病原菌即从宿主体内消失，如霍乱弧菌、脑膜炎奈瑟菌引起的感染；慢性感染通常发展缓慢，病程长（数月至数年），整个感染过程中病原菌持续存在，引起慢性感染的病原菌多为胞内寄生菌，如结核分枝杆菌、麻风分枝杆菌等。

（2）按感染部位不同分为局部感染和全身感染：局部感染是指病原菌侵入机体后，仅局限在一定部位生长繁殖并引起局部病变的感染，如金黄色葡萄球菌引起的疖、痈等；全身感染为感染发生后，病原菌及其毒性代谢产物通过血液播散而引起全身急性症状的感染。

全身感染通常有下列几种类型。①菌血症：病原菌由原发部位一时或间断性侵入血流，但未在血流中生长繁殖。如伤寒早期的菌血症。②败血症：病原菌侵入血流并在其中生长繁殖，释放毒素，引起严重的全身中毒症状，表现为高热、皮肤和黏膜淤血、肝脾大等。如鼠疫耶尔森菌、炭疽芽孢杆菌等引起的败血症。③毒血症：病原菌在局部组织中生长繁殖，不侵入血流，而其产生的外毒素进入血流，损害相应细胞或组织，引起特殊的毒性症状。如破伤风芽孢梭菌引起的毒血症。④内毒素血症：侵入血流的革兰阴性菌在血液中大量繁殖，崩解后释放出大量的内毒素；或病灶内大量革兰阴性菌死亡，释放内毒素入血所致。如脑膜炎奈瑟菌引起的内毒素血症。⑤脓毒血症：化脓性细菌侵入血流后，生长繁殖并随血流播散至全身其他组织或器官，产生新的化脓性病灶。如金黄色葡萄球菌引起的脓毒血症，常导致多发性肝脓肿、肾脓肿等。

4. 带菌状态　机体在隐性或显性感染后，病原体并未立即消失，而在体内继续留存一定时间并与人体免疫力处于相对平衡状态，称为带菌状态。处于带菌状态的人称为带菌者。例如伤寒病后常出现带菌状态。带菌状态在显性感染临床症状出现之前称潜伏期带菌者；显性感染之后称恢复期带菌者；隐性感染之后称健康带菌者。带菌者经常或间歇性排出病原菌，成为重要传染源之一，因此，及时检出带菌者并进行隔离和治疗，对于控制和消灭传染病具有重要意义。

三、医 院 感 染

随着医院规模的逐步扩大，就医人数的迅猛增加，医院成了以患者为中心的人群密集地，也成了病原微生物传播的重要场所，近年来，医院内发生的感染日益增多。医院感染的危害不仅表现在增加患者发病率和死亡率，增加患者的痛苦，增加医务人员的工作量及降低病床周转率等方面，还给患者及社会造成了重大的经济损失。目前医院感染发生率高达 5%～20%，已成为当今世界所有医院面临的突出公共卫生问题，应当高度重视。

（一）医院感染的基本特点

医院感染又称在医院内获得的感染，主要是指患者在医院接受诊断、治疗、护理及其他医疗保健过程中，或在医院逗留期间获得的一切感染。医院感染与社会感染有着明显的不同，具备以下几个特点。

1. 感染地点　必须是在医院内，医院感染强调的是病原体进入机体时正好处于医院这一特定环境，而是否在医院内发病并非判断医院感染的标准。所以医院感染既包括在医院内获得且发病的感染，也包括在医院内获得但出院后发病的感染，但不包括入院前已发生或入院时已处于潜伏期而入院后发病的感染。

2. 感染对象　医院是以患者为中心的医疗场所，医院感染的主要对象是患者。广义的医院感染对象包括在医院中活动的所有人群，除住院患者外，医务工作人员、门急诊患者、探视者和患者家属等都是医院感染的对象。

（二）医院感染的类型及原因

1. 医源性感染　在医院的诊疗过程中，由于使用了消毒不严的医疗器具、污染的血制品和药品等所致的感染称为医源性感染。医源性感染是医院感染的重要类型。

2. 自身感染　自身感染为内源性感染，引起这类感染的病原体来自患者自身的正常菌群。发生自身感染的原因主要有：①由于自身疾病或医疗行为不当而导致的患者免疫功能低下；②由于抗菌药物的大量使用导致菌群失调而出现的菌群失调症；③由于各种医疗操作导致正常菌群中的某些细菌寄居位置改变而成为病原菌引发自身感染。自身感染是医院感染的常见类型。

3. 交叉感染　在医院里，由于患者之间、患者与医护人员之间存在着较为紧密的接触，因而容易发生个体间的交叉感染。

4. 环境感染　由于医院内各种设施（床、桌椅、卫生间、空调系统等）及空气等环境被病原生物污染而导致的感染。

（三）医院感染的微生态特征

1. 医院感染的常见病原体　主要包括细菌、病毒、真菌、支原体、衣原体及寄生虫等，其中以各种细菌最为常见，占95%以上。最常见医院感染微生物，见表2-7。

表2-7　最常见医院感染微生物

微生物类型	微生物名称
细菌	大肠埃希菌、金黄色葡萄球菌、克雷伯菌、铜绿假单胞菌、变形杆菌、鲍曼不动杆菌等
病毒	流感病毒、腺病毒、轮状病毒、巨细胞病毒、疱疹病毒等
真菌	白假丝酵母菌、新型隐球菌、卡氏肺孢子菌、组织胞浆菌等

2. 医院感染的病原体特点

（1）以条件致病菌为主：引起医院感染的细菌大多为条件致病菌，例如表皮葡萄球菌和鲍曼不动杆菌，可黏附于动静脉导管表面，一旦导管被污染，对于抵抗力低下的患者，则会引起菌血症甚至败血症；大肠埃希菌可黏附于泌尿道上皮细胞，成为泌尿道感染的主要病原菌。

（2）多为多重耐药菌：医院感染中的细菌，尤其是革兰阴性菌，多为多重耐药菌，常给临床治疗带来很大的麻烦。

（四）医院感染的危险因素

医院感染有其特定的决定因素，将这一决定因素称为医院感染的危险因素。

1. 易感对象　老年人、婴幼儿及患有各种慢性疾病等免疫力低下的人群，由于对病原体的抵抗力较低，往往成为医院感染的主要对象。

2. 侵入性检查及治疗　如内镜、留置导尿管、动静脉导管、牙钻、采血针、各种插管等的侵入性诊治，为医院感染提供了机会，不仅可能把外界或机体正常菌群中的微生物导入体内，而且损伤了机体的屏障结构，使病原体更易侵入机体。

3. 大量使用免疫抑制药　有的患者因长期使用糖皮质激素等免疫抑制药，致使免疫功能下降而成为易感者。

4. 长期滥用抗生素　在治疗过程中，盲目应用多种抗生素或长期使用广谱抗生素，使耐药菌株增加，导致菌群失调，易发生二重感染。

5. 医院管理缺失　没有建立健全的控制医院感染的规章制度，缺乏对消毒灭菌效果的监测；医务人员对医院感染及其危害性认识不足，不能严格执行无菌操作和消毒隔离制度；医院环境污染严重等，均可加大医院感染的可能性。

（五）医院感染的防治

目前普遍认为易感人群、医院环境、病原微生物是发生医院感染的主要危险因素，控制医院感染的危险因素是预防和控制医院感染的最有力和最有效措施。

1. 严格消毒与灭菌　医院感染的病原菌主要来源于各种医疗器械及医用材料（镊子、剪刀、缝线、敷料等）、被污染的血液制品、食品及药品等；患者自身正常菌群；医护人员正常菌群及其携带的病原菌等。因此，严格消毒与灭菌，是控制医院感染的一项重要措施。加强患者污染物、医院各种设施、空气等的严格消毒，注意医护人员的手卫生，能有效降低医院感染的发生率。

2. 隔离预防　隔离预防是防止病原微生物从患者或带病原者传给其他人群的一种保护性措施。应以切断感染的传播途径作为制定措施的依据，同时考虑病原微生物和宿主因素的特点。目前将隔离预防可分为七种，即严格隔离、接触隔离、呼吸道隔离、肠道隔离、结核病隔离、引流物－分泌物隔离及血液－体液隔离。

3. 规范治疗手段　合理使用抗生素，规范侵入性操作技术，慎用糖皮质激素、免疫抑制药等药品，严格血液制品的检测制度，减少医源性感染的发生。

此外，对医院感染实施全方位的实时监测和动态预警，认识医院感染的现状及其特点，有效制订控制医院感染的措施；通过医疗制度改革、宣传教育、专业训练等手段提高医务人员的医德和专业素质，加强对医院感染的认识，认真执行有关制度，对预防医院感染也具有重要意义。

第6节　细菌感染的检查方法和防治原则

一、细菌感染的检查方法

病原微生物引起的感染性疾病，其诊断除根据临床症状、体征和一般检验外，还需采取合适的临床标本，通过直接涂片镜检、分离培养、生化试验等手段进行细菌学和血清学检验以查明病原菌，从而达到病因学诊断，可为临床诊断和治疗提供有力的依据。

（一）标本的采集与送检

细菌感染性疾病的标本采集应根据病原体在体内分布和排出部位选择性采集目的菌标本，且根据目的菌的生物学特性选择不同的采集方法。严格无菌操作，避免外源性污染。标本的采集时间应尽可能在感染病程的急性期或症状典型期，并在抗生素使用之前采集标本。标本采集过程中，做好操作人员的保护，防止病原菌的传播。标本采集后，应迅速送检；若不能及时送检，多数细菌标本应冷藏送检。根据病菌抵抗力的不同采用不同的保存方式，再进行送检，如抵抗力弱的脑膜炎奈瑟菌等需要保暖、保湿；粪便标本中含有杂菌多，常置于甘油缓冲盐水保存液中再送检等。

（二）细菌形态学检查

细菌形态学检查包括不染色标本检查法和染色标本检查法两种。借助显微镜观察细菌的形态、结构、排列、染色性及运动性，对细菌进行初步的判断，为进一步的细菌检测与鉴别提供依据。

1. 不染色标本检查法 是指细菌标本不经过染色直接镜检。常用的方法有压滴法和悬滴法。普通光学显微镜或暗视野显微镜可观察菌体的形态和运动情况，而相差显微镜则能相对清晰地观察菌体的形态和结构。

2. 染色标本检查法 由于细菌在中性或弱碱性的环境中带负电荷，易与带正电荷的碱性物质结合着色，因此常选用碱性染液进行染色。染色标本检查法能更好地观察细菌的大小、形态和结构。常用的方法包括革兰染色法、抗酸染色法、荧光染色法、特殊染色法等。

（1）革兰染色法：革兰染色法由丹麦细菌学家革兰于1884年创建，是细菌学中最为经典的染色方法，常用于细菌的分类鉴定。

1）染色方法：细菌涂片干燥固定后，先用结晶紫初染，再加碘液媒染，使之生成结晶紫与碘的复合物，然后用95%乙醇脱色，最后用稀释复红或沙黄复染。

可将细菌分为两大类：能抵抗乙醇脱色，保留紫色者为革兰阳性菌（G^+菌）；凡被乙醇脱色，由稀释复红或沙黄染成红色者为革兰阴性菌（G^-菌）。

2）临床意义：①鉴别细菌。通过革兰染色将细菌分为革兰阳性菌和革兰阴性菌，有助于细菌进行初步鉴定。②选择抗菌药物。两类细菌对抗生素的敏感性不同，如大多数革兰阳性菌对青霉素、红霉素等比较敏感，而革兰阴性菌则对链霉素、庆大霉素等比较敏感。③研究细菌的致病性。革兰阳性菌多以外毒素致病，而革兰阴性菌主要以内毒素致病，两者的致病机制和所致临床症状均不相同。

（2）抗酸染色法：主要用于鉴别抗酸性杆菌与非抗酸性杆菌。将干燥固定后的细菌涂片先用5%的苯酚复红加温初染，再用3%盐酸乙醇脱色，最后用亚甲蓝复染。凡能抵抗乙醇脱色，呈现红色者为抗酸染色阳性菌，如结核分枝杆菌；凡能被乙醇脱色，由亚甲蓝复染后呈蓝色者为抗酸染色阴性菌。

（三）细菌的分离培养与鉴定

1. 分离培养 原则上所有标本均应做分离培养，以获得纯培养后进一步鉴定。血液、脑脊液等无菌部位采取的标本，可直接接种至营养丰富的液体或固体培养基；从有菌部位采取的标本，接种至选择或鉴别培养基，待细菌生长后，根据其生长现象及各种生化试验对细菌进行鉴定。

2. 生化试验 细菌代谢旺盛，不同致病菌的代谢产物不尽相同，借此可对某些致病菌进行鉴别。例如肠道杆菌种类繁多，形态、染色性基本相同，但对糖类和蛋白质的分解产物不完全相同，因而可利用不同基质进行生化试验予以鉴别，如糖发酵试验、吲哚试验等。

3. 血清学鉴定 根据免疫反应的特异性，可检测患者体内病原菌菌体成分或血清抗体，辅助诊断细菌感染的相关疾病。一般采取患者的血清进行试验，故这类方法通常称为血清学诊断或血清学检查。

4. 药敏试验 药敏试验是利用细菌培养技术检测细菌对药物敏感性的实验，主要用于指导临床选择用药，及时控制感染。

5. 动物实验 主要用于人工培养有一定难度的病原菌，测定细菌毒力、分离与鉴定、制备免疫血清等。

6. 分子生物学技术 应用核酸杂交和PCR技术直接检测病原菌的核酸，是快速确定病原体的重要手段。

7. 其他检测法 气相色谱、噬菌体分型、细菌素分型、质粒指纹图谱分析等方法都已用于细菌的检测及流行病学调查。

二、细菌感染的防治

（一）细菌感染的预防

1. 一般性预防　针对传染病流行的环节采取预防措施，即控制传染源、切断传播途径、保护易感人群。切断传播途径是预防细菌感染的重要环节。

2. 特异性预防

（1）人工主动免疫（artificial active immunity）：是将生物制剂疫苗、类毒素等进行预防接种，刺激机体免疫系统主动产生特异性免疫力，从而对相应病原菌产生预防作用。

（2）人工被动免疫（artificial passive immunity）：是直接给机体注入含有特异性抗体的免疫血清、纯化免疫球蛋白、细胞因子等免疫制剂，使机体即刻获得免疫力，主要用于治疗或紧急预防疾病。

（二）细菌感染的治疗

主要采用抗菌药物来治疗细菌感染性疾病。抗菌药物包括人工合成的磺胺类、喹诺酮类等化学药物及由微生物代谢产生的各类抗生素。自 1935 年第一个磺胺药的应用和 1941 年青霉素的问世，抗菌药物发展迅速，目前应用于临床的已有 200 余种。但随着抗菌药物的广泛使用，也导致耐药菌株的不断产生，给临床治疗带来一大难题。因此，合理使用抗菌药物是提高疗效、降低不良反应、减少耐药菌发生的关键。

知识拓展 2-3

细菌耐药性的产生

细菌的耐药性可分为固有耐药（intrinsic resistance）和获得性耐药（acquired resistance）。固有耐药也称天然耐药，是由细菌天然存在的耐药基因所产生的耐药性，如肠道杆菌对青霉素的天然耐药，链球菌对氨基糖苷类抗生素的天然耐药等。获得性耐药是由细菌发生基因突变或获得外源性耐药基因所产生的耐药性，如金黄色葡萄球菌对青霉素的耐药性。抗生素的不合理应用增强了细菌耐药的定向选择，从而使细菌的耐药性得以不断扩散。细菌耐药的主要机制如下：①产生灭活酶，使抗菌药物失活或结构改变；②改变抗菌药物作用的靶位结构，使抗菌药物不能与之结合；③产生代谢拮抗物与药物争夺靶酶，使药物失效；④通过主动外排作用，将药物排出菌体外；⑤改变细菌细胞壁通透性，阻止药物分子进入菌体；⑥分泌细胞外多糖蛋白复合物，形成细菌生物被膜，影响药物渗透。

对 接 临 床

为什么面部危险三角区的青春痘不能随意挤压？

青春痘也称痤疮，面部痤疮即面部青春痘，这是一种常见的皮肤病，一般多见于青少年。痤疮是一种多因素的疾病，其发病主要与性激素水平、皮脂腺大量分泌、痤疮丙酸杆菌增殖、毛囊皮脂腺导管的角化异常及炎症等因素相关。多继发于金黄色葡萄球菌感染引起局部化脓性炎症。面部危险三角区，通常是指两侧口角至鼻根连线所形成的三角形区域，这个区域血管丰富，静脉血管缺少静脉瓣，且与颅内海绵窦交通。该三角区域内存在感染时，局部血管扩张，若随意挤压，细菌更易进入血管随血液扩散，并在血液里面大量繁殖，释放毒素，引起败血症或脓毒血症，易导致颅内的继发感染，引起化脓性海绵窦栓塞症，危及生命。

扫一扫，测一测

练习与思考

一、名词解释

1. 细菌　　2. 革兰染色法　　3. 菌落

4. 热原质　　5. 正常菌群　　6. 条件致病菌

7. 消毒　　8. 无菌操作　　9. 转化

10. 转导　　11. 接合　　12. 感染

13. 毒血症　　14. 菌血症　　15. 医院感染

二、填空题

1. 细菌按其外形主要分为3类，即_____、_____和_____。

2. 细菌的特殊结构是某些细菌的特有结构，包括_____、_____、_____和_____。

3. 细菌的菌毛分为两种，即_____和_____。

4. 细菌可产生两种毒素。_____是革兰阴性菌在菌体死亡崩解后游离出来的脂多糖。_____是革兰阳性菌及少数革兰阴性菌在代谢过程中产生并释放的一种蛋白质。

5. 细菌在液体培养基中有_____、_____和_____3种生长现象。

6. 高压蒸汽灭菌法所需压力为_____，温度为_____，维持时间为_____，方可达到灭菌效果。

7. 巴氏消毒法主要适用于不耐高温食品的消毒，如_____、_____和_____。

8. 转导可分为_____和_____两种。

9. 构成细菌毒力的物质基础是_____和_____。

10. 外毒素的化学本质是_____，内毒素的化学本质是_____。

11. 内毒素的毒性作用主要有_____、_____、_____和_____等。

12. 细菌的致病因素主要包括_____、_____和_____。

13. 根据病原菌的来源，感染可分为_____感染和_____感染。

14. 病原菌传播的主要途径有_____、_____、_____、_____和_____等。

15. 显性感染根据病情缓急不同，可分为_____和_____感染。

16. 显性感染根据感染部位不同，可分为_____和_____感染。

17. 全身感染包括_____、_____、_____、_____和_____。

三、思考题

1. 细菌的特殊结构有哪些？有哪些功能？其临床意义是什么？

2. 简述细菌的合成代谢产物及其临床意义。

3. 试比较细菌内、外毒素的不同。

4. 简述全身感染的类型各有何特点？

5. 何谓医院感染？简述其类型及防治措施。

（谢林峰）

真菌的基本特性

扫一扫，知重点

真菌（fungus）是一类由单细胞或多细胞组成的真核细胞型微生物，细胞壁由甲壳质或纤维素组成，其不含叶绿素，无根、茎、叶的分化，属异养型微生物。真菌在自然界分布广泛，种类繁多，大多数真菌对人类有益，如用于酿酒、生产抗生素和酶剂等。有些真菌可导致食品、农产品、饲料等发生霉变，少数也可引起人类及动、植物疾病。目前已知与医学有关的真菌达400余种，常见的有50～100种，可引起人类感染性、中毒性、超敏反应性疾病，有些真菌产生的毒素如黄曲霉素还具有致癌作用。

第1节　真菌的生物学性状

一、形态与结构

真菌按形态结构可分为单细胞真菌和多细胞真菌两大类。

（一）单细胞真菌

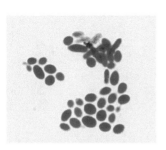

图 3-1　单细胞真菌（酵母菌）

通常呈球形或卵圆形，直径一般比细菌大 10 倍左右（图 3-1），如啤酒酵母菌的细胞宽度为 2.5～10μm，长度为 4.5～21μm。单细胞真菌以出芽方式繁殖，产生芽生孢子，无菌丝体。也可二分裂方式繁殖和有性繁殖。

（二）多细胞真菌

是具有菌丝体的丝状真菌，统称为真菌。可通过出芽、分枝、断裂及产生孢子而繁殖。各种真菌的形态结构有一定差异，尤其是菌丝和孢子的特征是鉴别真菌的重要标志。

1. 菌丝　在合适的环境中，真菌的孢子以出芽方式萌发，由孢子长出芽管，逐渐延长呈丝状，即为菌丝。菌丝继续生长、分枝、交织成团，称为菌丝体。菌丝的直径比细菌、放线菌的菌体横径宽。按结构可分为有隔菌丝和无隔菌丝两类。无隔菌丝中无横隔将其分段，整条菌丝就是一个细胞，在一个细胞内有许多核，是一个多核单细胞。大部分有隔菌丝在一定间距内存在横隔，称为隔膜，将菌丝分为一连串的细胞，隔膜中有小孔，允许细胞质流通。

菌丝有多种形态，如球拍状、螺旋状、梳状、鹿角状、结节状等（图3-2）。不同种类的真菌可有不同形态的菌丝，因此菌丝形态有助于鉴别真菌。

菌丝体根据功能不同可分为气生菌丝、营养菌丝和生殖菌丝。气生菌丝是伸向空气中的菌丝体。营养菌丝又称基内菌丝，主要生长在培养基或被寄生的组织内，其作用为吸取和合成营养，以供真菌生长。生殖菌丝体即产生孢子的气生菌丝体。

2. 孢子　是真菌的繁殖结构，一条菌丝上可长出多个孢子。在适宜的环境下，孢子将发芽生出芽管，发育成菌丝体。孢子有无性孢子和有性孢子两类。

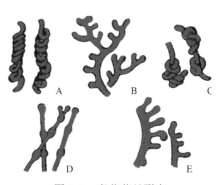

图 3-2　真菌菌丝形态
A. 螺旋状；B. 鹿角状；C. 结节状；
D. 球拍状；E. 梳状

（1）无性孢子：根据形态可分为分生孢子、叶状孢子和孢子囊孢子3类。①分生孢子。根据其大小、组成和细胞的多少又可分大分生孢子与小分生孢子。小分生孢子体积小，一个孢子只有一个细胞，常为圆形或卵圆形；大分生孢子体积大，由多个细胞组成，常为梭形或棒状。②叶状孢子。由菌丝内细胞直接形成，有厚膜孢子、关节孢子、芽生孢子3种类型。③孢子囊孢子。由菌丝末端膨大成孢子囊，内含许多孢子，孢子成熟破囊而出（图3-3）。

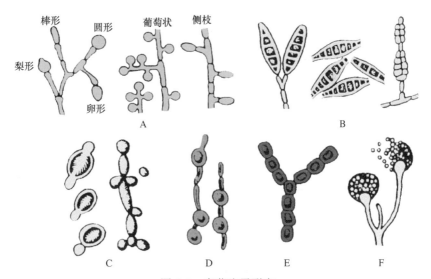

图 3-3　真菌孢子形态
A. 小分生孢子；B. 大分生孢子；C. 芽生孢子；D. 厚膜孢子；E. 关节孢子；F. 孢子囊孢子

（2）有性孢子：由同一菌丝体或不同菌丝体上的两个细胞融合形成。大部分真菌既能形成有性孢子，又能形成无性孢子。

此外，有些真菌的形态会因所处的环境条件不同而有差异，例如某些真菌寄生于37℃的活体组织中时呈单细胞形态，但在腐生或体外25℃培养时则呈丝状，这种真菌称为二相性真菌，如皮炎芽生菌。

知识链接 3-1

真菌孢子和细菌芽孢

　　真菌孢子和细菌芽孢的英文名均为"spore"，但两者的生物学特性截然不同，其主要区别包括：①真菌孢子抵抗力不强，60～70℃短时间即死之，而细菌芽孢抵抗力强，煮沸时间短不易死亡；②真菌孢子是真菌的繁殖方式，而细菌芽孢是细菌的休眠状态；③一条菌丝可产生多个孢子，一个细菌只能形成一个芽孢。

二、真菌的培养与繁殖方式

（一）培养特性

　　真菌营养要求不高，常用的培养基为沙保培养基。浅部真菌最适 pH 为 4.0～6.0，最适温度为 22～28℃，某些深部真菌在 37℃生长较好。多数病原性真菌生长较慢，一般需培养 1～2 周才出现典型菌落。

　　真菌的菌落一般分为酵母型菌落、丝状菌落和类酵母型菌落 3 种。

　　1. 酵母型菌落　大多数单细胞真菌的菌落形式。菌落柔软、光滑、致密、湿润，类似葡萄球菌的圆形菌落，大小为 2～3mm，如酵母菌。

　　2. 丝状菌落　多细胞真菌的菌落形式，由许多疏松的菌丝体及孢子构成。菌落表面呈棉絮状、绒毛状或粉末状。不同多细胞真菌的丝状菌落其形状、颜色与大小不尽相同，可作为真菌鉴定、分类的参考。

　　3. 类酵母型菌落　单细胞真菌的菌落形式。形态类似酵母菌的菌落，但在显微镜下可呈藕节状，因出芽繁殖后芽管延长，但不与母细胞脱离形成的假菌丝，假菌丝由菌落向下伸入培养基。白假丝酵母菌属此类型菌落。

（二）真菌的繁殖方式

　　真菌的繁殖方式包括无性繁殖和有性繁殖两种，无性繁殖是真菌的主要繁殖形式。

　　1. 有性繁殖　指通过两个不同性别细胞的融合而产生新的个体的繁殖过程。

　　2. 无性繁殖　指不发生细胞、细胞核或组织融合便能产生新个体的繁殖方式。

知识链接 3-2

真菌无性繁殖的主要形式

　　1. 出芽　生殖母细胞胞壁向外突出，细胞膜和原生质体也随着向外突出，同时母细胞细胞核分裂，核的一部分在母细胞中，一部分进入突起中，形成突起的过程即为出芽。开始阶段芽体仍与母体相连通，而后子细胞与母细胞之间长生横膈，成熟后从母体脱离。此繁殖方式常见于酵母型和类酵母型真菌。

　　2. 裂殖　生殖细胞分裂产生形状大小相同的子细胞，多发生在单细胞真菌中，如裂殖酵母菌。

　　3. 芽管　生殖孢子出芽后产生芽管，芽管延伸后形成菌丝

　　4. 隔殖　生殖在分生孢子梗某一段落形成一隔膜，随之原生质浓缩而形成一个新的孢子，孢子可再独立繁殖。

三、真菌的抵抗力

真菌对干燥、紫外线及多种消毒剂有较强的耐受力。但对热的抵抗力不强，60℃ 1 小时即可杀死菌丝和孢子。对 2.5% 碘伏、2% 结晶紫及 10% 甲醛较敏感，用甲醛液熏蒸被真菌污染的物品可达到消毒的目的。真菌对常用抗细菌感染的抗生素如红霉素、青霉素等均不敏感。灰黄霉素、两性霉素 B、酮康唑等抗真菌药物对多数病原性真菌有抑制作用。

第 2 节 真菌的致病性

一、真菌感染

自然界存在的真菌种类繁多，人类对真菌的感染包括致病性真菌感染和机会致病性真菌感染。由真菌引起的感染并表现有临床症状者称为真菌病。

（一）致病性真菌感染

致病性真菌感染主要由外源性真菌直接感染机体后，可导致皮肤、皮下及全身性感染。比如皮肤癣菌有嗜角质性，能产生蛋白酶水解角蛋白，通过外界机械刺激和代谢产物的作用，引起局部炎症和病变。组织胞浆菌（histoplasma）等致病真菌侵袭机体，被吞噬细胞吞噬后，不被杀死却在细胞内繁殖，引起组织慢性肉芽肿炎症和坏死。

（二）机会致病性真菌感染

机会致病性真菌感染主要由内源性真菌感染引起，这些真菌为机体正常菌群（如白假丝酵母菌、隐球菌、曲霉菌和毛霉菌等）。正常情况下不致病，当机体免疫力降低或菌群失调时引起机体感染。如肿瘤、糖尿病及免疫缺陷患者，在长期使用广谱抗生素、皮质激素、免疫抑制剂和放射治疗等过程中易伴发这类真菌感染，增加治疗困难。

二、真菌性超敏反应

真菌可引起超敏反应性疾病，可以是致病性真菌，也可是非致病性真菌。如交链孢霉、着色真菌、曲霉和青霉等污染环境，引起荨麻疹、接触性皮炎、鼻炎、哮喘等超敏反应。按部位不同，分为皮肤超敏反应、呼吸道超敏反应和消化道超敏反应等。

三、真菌性中毒

当某些真菌在粮食或饲料上生长繁殖，产生毒素。人畜食用被真菌毒素污染农作物、食物后可导致急性或慢性中毒，称为真菌中毒症。真菌毒素中毒极易引起肝、肾、神经系统功能障碍及造血功能损伤。由于真菌产生毒素受气候、温度等多种环境条件影响，所以以真菌中毒的发病有地区性和季节性，但没有传染性与流行性。

四、真菌毒素与肿瘤

研究发现某些真菌毒素有致癌作用，其中以寄生曲霉和黄曲霉产生的黄曲霉素 B_1 致癌性最强，可导致肝癌。赭曲霉产生的赭曲毒素与泌尿系统肿瘤有关。镰刀菌产生的 T-2 毒素可使实验大鼠患胃癌、胰腺癌、垂体瘤和脑瘤。

真菌毒素的分类

　　真菌毒素最早的分类是根据其化学结构不同分为二呋喃环类、内酯环类及醌类等，因化学结构与毒性之间联系不紧密，目前已少用。随着研究的深入和临床的需要，将真菌毒素按作用的靶器官不同分为肝脏毒、肾脏毒、神经毒、造血器官毒及超敏性皮炎毒等。此外，也根据毒素的产生菌不同分为黄曲霉毒素、赭曲毒素、桔青霉素、展青霉素等。在这些真菌毒素中，研究最深入的是黄曲霉毒素（aflatoxin，AF）。AF是一种剧毒物，毒性比氰化钾还强，根据不同实验动物和毒素摄入量不同分为急性毒性和慢性毒性。急性毒性摄入AF量较多，主要引起肝实质细胞坏死、肝管增生和肝出血等；慢性毒性则是持续摄入少量AF，引起肝功能变化，甚至肝癌等。

第3节　真菌感染的微生物学检查与防治原则

一、真菌感染的微生物学检查

（一）标本采集

　　浅部感染真菌可取皮屑、毛发、指（趾）甲屑等标本。深部感染真菌的检查可根据病情取痰、血液、尿液、脑脊液等标本。采集的标本应新鲜，尽量在用药前采集，标本应足量，严格无菌操作，避免污染。采集后应立即送检，最长时间不得超过2小时。

（二）形态学检查

　　1. 直接镜检　将皮屑、毛发、指（趾）甲屑等标本置于玻片上，滴加10%KOH少许，用盖玻片覆盖后置于火焰上微加温，软化角质，再轻压盖玻片，使标本变薄且透明，置于低倍或高倍镜下直接镜检。如发现菌丝或孢子，可初步诊断，但一般不能鉴定菌种。血液、尿液等稀薄标本，可离心沉淀后取沉渣涂片；痰液、脓液等黏稠标本可直接涂片，革兰染色镜检。

　　2. 分离培养　直接镜检不能确定或需要鉴定感染真菌的种类时需进行真菌培养。将皮肤、毛发、甲屑标本经70%乙醇或2%石炭酸浸泡2~3分钟可杀死杂菌，用无菌盐水洗净后接种于沙保弱培养基，经数日至数周培养，观察其菌落特征。阴道、口腔黏膜的棉拭子可直接接种于血平板上进行分离，血液标本可先增菌，脑脊液标本可取沉淀物接种于血平板上。

（三）血清学检查及核酸检测

　　深部真菌感染可通过血清学检测真菌抗原、代谢产物及机体感染后产生的抗真菌抗体。此外，还可应用分子生物学技术检测真菌核酸，用于真菌的鉴定和分型。

临床 案例 3-1　　患儿，女，6岁。因头皮有鳞斑伴有瘙痒入院检查，细菌培养阴性。几周后，再次入院检查，发现头皮有炎性病损，取样镜检见大量有隔菌丝。询问得知，家中养有多种宠物。

　　思考题：1. 该患儿初步诊断为何种疾病？其病原体是什么？
　　　　　　　 2. 该疾病如何防治？

二、真菌感染的防治原则

真菌感染目前尚无疫苗进行特异性预防。对皮肤癣菌感染的预防，主要是避免与患者直接或间接接触，以切断传播途径；注意卫生，保持皮肤清洁及皮肤黏膜完整性，阻止皮肤癣菌感染致病。浅部真菌感染以局部治疗为主，可选用抗真菌药膏或药水，如5%硫黄软膏、0.5%碘伏、克霉唑软膏等。

深部感染的真菌多为条件致病菌，应祛除诱因，提高机体免疫力。在使用抗生素不当、机体免疫力低下、应用免疫抑制剂、肿瘤、糖尿病、年老体弱的患者等情况下，应防止内源性真菌感染。深部真菌感染治疗的药物可选用两性霉素B、咪康唑、酮康唑、伊曲康唑等。

严禁销售和食用霉变的食品，加强市场管理及卫生宣传，预防真菌性食物中毒。

知识拓展 3-2

皮肤真菌感染的护理措施

皮肤真菌感染是临床常见皮肤病之一，患者主要表现为局部皮肤潮湿、发红、瘙痒、糜烂、并伴有小水疱。真菌在潮湿、温暖的环境中繁殖迅速，人的肛周、腋窝、会阴等部位，湿度与温度适宜，十分有利于真菌的生长繁殖，从而引起皮肤真菌感染。针对皮肤真菌感染，应该保持患处的清洁与干燥，并配合抗真菌治疗和护理干预，促进真菌感染处皮肤的痊愈，防止感染扩大。主要措施如下。

（1）叮嘱患者尽早局部涂抹抗真菌药膏。

（2）增加透气度，尽量避免摩擦感染处皮肤。

（3）随时保持感染处皮肤的清洁与干燥。

（4）加强综合护理，叮嘱患者补充营养，多食用富含维生素A及维生素B_2的食物，以提高机体免疫力，降低感染概率。

（5）合理使用抗生素、免疫抑制药及糖皮质激素等药物。

对 接 临 床

1. 为什么真菌对抗细菌的抗生素不敏感？

真菌为真核细胞型微生物，细菌为原核细胞型微生物，两者菌体成分有很大差异。抗细菌的抗生素杀菌机制包括：①阻碍细胞壁，主要是肽聚糖的合成，导致细菌在低渗透压环境下膨胀破裂死亡；②增强细胞膜的通透性，使细胞内物质外漏而导致细菌死亡；③与核糖体结合，抑制蛋白质的合成；④阻碍细菌DNA的复制和转录，导致细菌死亡。真菌细胞壁不含肽聚糖，主要成分为甲壳质或纤维素，细胞膜中含大量甾醇，不是抗细菌的抗生素的作用位点，核糖体也与细菌核糖体不同，且控制核酸合成的酶与细菌的有一定差异，故真菌对抗细菌的抗生素不敏感。

2. 为什么糖皮质激素类药物禁用于治疗真菌感染性炎症？

糖皮质激素类药物具有快速、强大而非特异性的抗炎作用，对各种炎症均有效，应用于严重的细菌感染、自身免疫性和过敏性疾病，效果良好。但此类药物禁用于真菌感染性疾病，因为糖皮质激素能显著降低人体免疫力，促进真菌生长繁殖，加重病情甚至诱导真菌感染。临床上，患者用激素软膏治疗手足癣和股癣时，往往初用有一定的止痒消炎作用，但几天后，原有皮疹不仅不会消失，反而面积会逐渐扩大，感染愈加严重。

扫一扫，测一测

练习与思考

一、名词解释

1. 真菌　　2. 孢子　　3. 真菌中毒症

二、填空题

1. 无性孢子根据形态的不同，可分为分生孢子、_____、_____和3种。

2. 菌丝体按功能可分为_____、_____和_____3种。

3. 在沙保弱培养基上，不同的真菌可形成_____、_____和_____3种菌落。

4. 真菌按形态、结构分为_____和_____两大类。

5. 多细胞真菌由_____和_____两大基本结构组成。

三、思考题

1. 比较真菌孢子与细菌芽孢的区别。

2. 真菌感染的类型各有何特点？

（谢林峰）

第 4 章

人体寄生虫的基本特性

学习目标

1. 掌握：寄生、寄生虫、宿主、感染阶段和生活史的相关概念，寄生虫病流行的基本环节、流行的特点及防治原则。
2. 熟悉：寄生虫对宿主的致病作用。
3. 了解：影响寄生虫病流行的因素。

扫一扫，知重点

人体寄生虫是引起人类疾病的病原生物之一。近年来，寄生虫病的防治工作虽取得了巨大的进展，但一些重要的寄生虫病如疟疾、血吸虫病的等仍然流行，食源性寄生虫病的发病率呈显著上升趋势，条件致病性寄生虫的感染患者人数逐年增多，寄生虫对药物的耐药性也日益突出。因此，寄生虫病仍然是我国目前一个不容忽视的公共卫生问题。掌握人体寄生虫的生物学特性、致病性、流行环节及流行因素，能有效预防和控制寄生虫病的发生。

第 1 节 寄生现象与生活史

一、寄生生活的演化

自然界中大多数生物是营自由生活方式，但某些生物为了生存需要，在生物与生物之间形成各种错综复杂的关系。根据生物间利害关系的不同可分为互利共生、共栖和寄生 3 种类型。

（一）互利共生

互利共生（mutualism）指两种生物共同生活，双方互相依赖，彼此受益的生活现象。如纤毛虫生活在牛、马等草食动物的胃内，牛、马为纤毛虫提供生存、繁殖的条件；而纤毛虫为牛、马分解植物纤维提供帮助，同时纤毛虫本身的大量繁殖死亡也为牛、马提供了蛋白质。

（二）共栖

共栖（commensalism）指两种生物共同生活，一方受益，另一方既不受益、也不受害的生活现象。如鲫鱼用其背鳍所形成的吸盘，吸附于大型鱼的体外，被带往各地觅食，对鲫鱼有益，而对大鱼也无害。

（三）寄生

寄生（parasitism）指两种生物共同生活，一方受益，另一方受害的生活现象。受益的一方称为寄生虫或寄生物，受害一方称为宿主。如蛔虫寄生在人体肠道内，对人体可导致多种疾病，而蛔虫本身靠吸取人体的营养得以生存。

二、寄生虫与宿主

（一）寄生虫的概念

寄生虫（parasite）是指营寄生生活的低等动物。寄生于人体的寄生虫称为人体寄生虫或医学寄生虫。

（二）寄生虫的分类

1. 按寄生部位分类　将寄生虫分为体内寄生虫和体外寄生虫。体内寄生虫是指寄生在宿主体内器官或组织细胞内的寄生虫，如蛔虫、钩虫、旋毛虫等。体外寄生虫主要是指一些在吸血时与宿主体表接触、吸血后便离开的寄生虫，如蚊、蜱、蚤等。

2. 按寄生性质分类　将寄生虫分为专性寄生虫、兼性寄生虫、偶然寄生虫和机会致病性寄生虫：①专性寄生虫是指整个生活史或生活史的某个阶段必须营寄生生活的寄生虫，如疟原虫；②兼性寄生虫是指主要营自生生活，但在某种情况下可以侵入宿主营寄生生活的寄生虫，如粪类圆线虫；③偶然寄生虫是指由于偶然的机会进入非正常宿主体内寄生的寄生虫，如蝇蛆；④机会致病性寄生虫是指在免疫功能正常的宿主体内表现为隐性感染状态，当宿主免疫功能低下时导致宿主出现明显临床症状的寄生虫，如刚地弓形虫。

知识链接 4-1

五大寄生虫

我国和世界卫生组织分别定义了五大寄生虫。我国五大寄生虫包括疟原虫、血吸虫、钩虫、丝虫、杜氏利什曼原虫。世界卫生组织五大寄生虫包括疟原虫、血吸虫、丝虫、杜氏利什曼原虫、锥虫。目前，我国血吸虫病与疟疾的发病人数已大幅减少，杜氏利什曼原虫引起的黑热病已于1958年得到全面控制，丝虫病也于1994年被基本消灭。但近年来，恶性疟仍未得到有效控制，血吸虫病在部分地区疫情有所回升，丝虫病、黑热病也面临外来感染者输入的风险。

（三）宿主的概念

被寄生虫寄生的生物称为宿主。如钩虫寄生在人体内，人就是宿主；如猪带绦虫寄生在猪体内，猪就是宿主。

（四）宿主的分类

1. 终宿主　寄生虫的成虫或有性繁殖阶段所寄生的宿主称为终宿主。

2. 中间宿主　寄生虫的幼虫或无性繁殖阶段所寄生的宿主称为中间宿主。如果寄生虫的生活史中有两个以上的中间宿主，则按照寄生的先后顺序分别称为第一中间宿主、第二中间宿主。

3. 保虫宿主　部分寄生虫除了在人体内寄生，也可在其他脊椎动物体内寄生，这些脊椎动物可作为该寄生虫病的传染源，称为保虫宿主或储存宿主。比如华支睾吸虫既可寄生在人体内，也可寄生在狗、猫的体内。狗、猫则为华支睾吸虫的保虫宿主，狗、猫也是传播华支睾吸虫的重要传染源。

4. 转续宿主　部分寄生虫的幼虫侵入非正常宿主，无法发育为成虫，当幼虫有机会侵入正常宿主体内时，仍可继续发育为成虫。这种含滞育状态寄生虫幼虫的非正常宿主称为转续宿主。例如，感染曼氏迭宫绦虫裂头蚴的蛙被非正常宿主蛇、鸟等食入，裂头蚴在其体内存活而不发育；当猫、狗等食入含裂头蚴的蛇、鸟肉后，裂头蚴则可在猫、狗体内继续发育为成虫。

三、寄生虫的生活史与感染阶段

生活史（life cycle）是指寄生虫在一定外界环境下，完成一代生长、发育、繁殖的全过程。包括寄生虫的感染阶段，侵入宿主的途径，虫体在宿主体内移行、定居、离开方式，以及发育过程中所需宿主或传播媒介和环境条件等，这一过程具有多样性。

寄生虫的生活史可分为多个阶段，其中具有感染人体能力的阶段称为感染阶段。例如在蛔虫的生活史中有虫卵（受精卵）、感染期虫卵、幼虫、成虫四个阶段，而感染期虫卵才是蛔虫的感染阶段。

第 2 节　寄生虫与宿主的关系

寄生虫与宿主之间的关系包括寄生虫对宿主的致病作用和宿主对寄生虫的影响两个方面。

一、寄生虫对宿主的致病作用

寄生虫在侵入宿主、移行、定居、发育和繁殖等过程中，对宿主的细胞、组织、器官等造成损害，主要表现在夺取营养、机械性损伤、毒性作用与免疫病理损伤 3 个方面。

（一）夺取营养

寄生虫在宿主体内的生长、发育和繁殖所需要的营养物质均从宿主体内获取。如钩虫以宿主的血液为食，引起贫血等疾病。

（二）机械性损伤

寄生虫在入侵、移行、定居和发育繁殖过程中对宿主机体造成阻塞、压迫及其他物理损伤。如蛔虫引起的肠梗阻或肠穿孔，钩虫的钩齿或板齿导致肠黏膜损伤等。

（三）毒性作用与免疫病理损伤

寄生虫的分泌物、排泄物、死亡虫体、虫卵死亡的分解物等均对宿主有毒性作用，引起组织损伤或免疫病理损伤。例如血吸虫虫卵沉积于肝脏导致细胞免疫损伤。

二、宿主对寄生虫的影响

宿主对寄生虫具有重要的影响作用，决定寄生虫在宿主体内的存亡及演化。当寄生虫侵入宿主，就受到宿主免疫功能状态、营养状况等的影响，两者相互作用的不同导致三种不同的结果，表现为：①宿主将寄生虫杀灭，无明显的临床症状；②引起寄生虫病，宿主不能有效清除寄生虫，寄生虫在体内生长繁殖，引起明显的临床症状；③宿主成为带虫者，即宿主不能清除体内的寄生虫，但无临床症状，成为寄生虫重要的传染源。

第 3 节　寄生虫病的流行与防治

寄生虫侵入人体并建立寄生的过程称为寄生虫感染。当寄生虫感染的过程中对人体造成病理损害，引发临床症状或体征，则称为寄生虫病。寄生虫病在人群中发生扩散或传播的过程称为寄生虫病的流行，是一种群体现象。

一、寄生虫病流行的基本环节

寄生虫病的流行与其他传染病的流行一样，其流行的基本环节包括传染源、传播途径和易感人群。当一个地区这三个环节同时具备时，寄生虫病的流行才能发生，缺少任何一个环节，流行传播过程即可中断。

（一）传染源

传染源指存在寄生虫感染，并能将寄生虫传入外界或另一新宿主的人或动物，包括寄生虫患者、带虫者和保虫宿主。

（二）传播途径

传播途径指寄生虫从传染源排出进入另一易感宿主所经历的途径。由于寄生虫的生活史类型不同，所以其传播途径也不一样，主要有经口、皮肤、接触、胎盘、输血、节肢动物媒介和自身重复感染等途径传播。

（三）易感人群

易感人群指对寄生虫缺乏免疫力的人群。一般而言，人群对寄生虫普遍易感。而一些特定人群如儿童、从非流行区进入流行区未曾接触过该病原体的人群尤其易被感染。

二、影响寄生虫病流行的因素

寄生虫病的流行并不是单纯的生物学现象，除具备流行的三个环节外，还受到自然因素、生物因素和社会因素的影响和制约，从而导致寄生虫病在流行过程中呈现不同的程度和性质。

（一）自然因素

自然因素主要是指影响寄生虫生长、发育、繁殖的自然条件，包括地理环境和气候环境，如温度、雨量、光照、湿度等。自然因素能通过影响流行过程的基本环节发挥作用，如含氧充分、潮湿疏松的土壤有利于蛔虫卵的发育和钩虫幼虫的活动。

（二）生物因素

有些寄生虫在完成生活史过程中需要中间宿主或媒介昆虫与植物，这些中间宿主或媒介昆虫与植物的存在，对寄生虫病能否流行起着重要作用。如日本血吸虫的中间宿主钉螺主要分布在我国长江以南地区，故长江以北地区无日本血吸虫病的流行。同时，寄生虫的天敌和致病微生物也构成了影响寄生虫病流行的复杂生态系统。

（三）社会因素

社会因素包括社会的经济水平、政治制度、文化教育、卫生水平、生产方式及生活习惯等。均能直接或间接影响寄生虫病的流行，如贫苦地区卫生条件差，寄生虫病更加流行；某些地区人们有生食肉类的习惯，因此猪带绦虫病或牛带绦虫病流行。

自然、生物与社会因素相互作用，共同影响着寄生虫病的流行情况，但自然、生物因素往往相对稳定，而社会因素往往是可变的。因此，在控制寄生虫病的流行方面做到提高医疗卫生水平，完善防疫保健制度，改善落后生产方式与不良生活习惯等尤为关键。

知识链接 4-2

食源性寄生虫病

食源性寄生虫病是指因生食或半生食含有感染期寄生虫的食物或水而感染的寄生虫病的总称。根据食物种类可分为六大类，包括肉源性、鱼源性、螺源性、淡水甲壳动物源性、植物源性与水源性寄生虫病。流行于我国且危害严重的食源性寄生虫病有包虫病、旋毛虫病、弓形虫病、带绦虫（囊尾蚴）病、广州管圆线虫病、肉孢子虫病、华支睾吸虫病、异尖线虫病、姜片吸虫病、贾第虫病等。

三、寄生虫病的流行特点

寄生虫病的流行具有地方性、季节性和自然疫源性的特点。

（一）地方性

某种疾病在某一地区经常发生，无需由外地输入，这种状况称为地方性。由于寄生虫的生长发育受地理环境、中间宿主、媒介昆虫等因素的影响，多数寄生虫病有明显的地域性。如钩虫多流行于热带、亚热带和温带地区。

（二）季节性

因温度、湿度、雨量、光照等气候条件的原因，对寄生虫及其中间宿主和媒介节肢动物种群数量的消长有直接或间接的影响，因此，大多数寄生虫病的流行与季节有密切的关系。如丝虫与疟原虫由蚊子传播，而每年 5～10 月是蚊子的繁殖季节，也是丝虫病与疟疾的高发季节。

（三）自然疫源性

某些寄生虫病可以在脊椎动物之间相互传播，当人偶然进入该地区后，这些寄生虫病则可从脊椎动物传播给人，这种现象称为自然疫源性，而这个地区称为自然疫源地。能在动物与人之间自然传播的寄生虫病，称为人兽共患寄生虫病，又称为自然疫源性疾病。

四、寄生虫病的防治原则

控制寄生虫病流行的三个环节是防治寄生虫病的基本措施。对不同的寄生虫病的防治要充分考虑寄生虫不同的生活史和当地环境条件，采取综合性防治措施。

（一）消灭或控制传染源

在寄生虫病传播过程中，传染源是主要环节。普查普治患者、带虫者和保虫宿主是控制和消灭传染源的主要措施，同时要做好流动人口的监测，控制传染源的输入和扩散。

（二）切断传播途径

不同寄生虫病的传播途径不尽相同。加强粪便和水源的管理，注意环境卫生和个人卫生，控制和消灭媒介节肢动物和中间宿主是切断寄生虫病传播的重要手段。

（三）保护易感人群

人类对寄生虫普遍易感，加强集体和个人防护，改变不良的饮食习惯，改进生产方式、生活条件，提高防护意识，开展预防性服药，均能达到保护易感人群的目的。

对 接 临 床

为什么近年来随着生活水平的提高，某些寄生虫病的发病率却有显著上升趋势？

寄生虫病的流行受自然因素、生物因素与社会因素的共同影响，且寄生虫可以通过口、皮肤、接触、胎盘、输血、节肢动物媒介等多种途径感染人体。近年来，随着卫生条件的改善与生活水平的提高，大部分寄生虫病的发病率呈下降趋势，但食源性寄生虫病的发病率却显著上升。这是因为人们生活水平提高后，开始过度追求食物的多样性与鲜美度而忽略其寄生虫的携带情况。长期以来养成的生食、半生食鱼、虾等水产品的饮食习惯仍在继续甚至愈演愈烈。有的地区甚至把生食生鲜肉类产品作为一种时尚。近年来我国多地发生的广州管圆线虫与肺吸虫多人感染事件，提醒寄生虫病仍是影响我国居民健康的重要公共卫生问题之一，其防治工作任重道远。

扫一扫，测一测

练习与思考

一、名词解释

1. 寄生　　2. 宿主　　3. 寄生虫的生活史

二、填空题

1. 部分生物随着自然界的不断演变和进化，为了生存需要，一种生物与另一种生物之间建立了不同的利害关系，可分为＿＿＿＿＿＿、＿＿＿＿＿＿、＿＿＿＿＿＿。

2. 按照寄生的性质可把寄生虫分为＿＿＿＿＿＿寄生虫、＿＿＿＿＿＿寄生虫、＿＿＿＿＿＿寄生虫和＿＿＿＿＿＿寄生虫。

3. 宿主可以分为＿＿＿＿＿＿、＿＿＿＿＿＿、＿＿＿＿＿＿、＿＿＿＿＿＿ 4 种。

三、思考题

1. 什么是寄生虫与宿主？宿主有哪些类型？

2. 寄生虫对宿主的致病作用主要有哪些？

3. 寄生虫病流行的基本环节有哪些？防治原则是什么？

（谢林峰）

第二部分　基础免疫

绪　　论

扫一扫，知重点

　　人类生存的环境中存在大量的病原生物，当病毒、细菌、真菌、寄生虫等病原生物侵入人体时，人体将会有什么样的反应？会造成什么样的结果？当人们漫步于花丛中时，有的人为什么会发生哮喘？当人们品尝美食时，有的人为什么会发生皮肤瘙痒、皮疹等表现？这些问题将在学习免疫学知识的过程中逐步得到解答。

一、免疫的概念与功能

（一）免疫的概念

　　免疫（immunity）一词源于拉丁文 *immunitas*，其原意是指免除赋税，为免疫学借用引申为免除瘟疫，即人类发现传染病（瘟疫）在流行过程中，患过某些传染病的患者在病愈后，机体对该病产生不同程度的抵抗力。因此传统免疫是指机体抵抗传染病的一种能力。随着免疫学研究的不断发展，人们对免疫有了新的认识，现代免疫是指机体识别和清除抗原性异物，以维持自身生理平衡和稳定的一种功能，即机体通过免疫系统识别"自己"和"非己"物质，对自身成分产生耐受，而对"非己"物质产生排除的一种生理反应。"非己"物质包括细菌、病毒等外源性物质，还包括机体的肿瘤细胞、衰老及损伤的细胞等内源性物质。免疫在正常情况下清除"非己"的抗原性异物，对机体产生保护作用；但在某些异常情况下则对机体产生有害作用，造成机体组织细胞损伤和（或）生理功能的紊乱。

（二）免疫的功能

　　人体的免疫功能是人类在长期种系进化和个体发育过程中逐步建立起来的防御能力，主要包括免疫防御、免疫自稳和免疫监视三大功能。

　　1. 免疫防御　免疫防御识别和清除的对象主要是病原生物及其毒性代谢产物等外源性异物，免疫防御即通常所指的机体抗感染免疫作用。若免疫防御功能表现过于强烈，可引起机体出现超敏反应；表现过低或缺失，则会发生免疫缺陷病，可导致机体出现反复的感染。

　　2. 免疫自稳　免疫自稳识别和清除的对象主要是机体内衰老、损伤、凋亡的细胞等，以维持机体自身内环境的稳定。若免疫自稳功能失调可导致自身免疫病。

　　3. 免疫监视　免疫监视识别和清除的对象主要是体内突变的肿瘤细胞和病毒感染细胞，对机体发挥生理性保护作用。若免疫监视功能低下，机体易发生肿瘤或病毒持续性感染。

二、免疫的类型

根据免疫力的获得方式、形成机制和效应机制的不同，免疫可分为固有免疫和适应性免疫两大类。

（一）固有免疫

固有免疫是生物在长期种系发育和进化过程中逐渐形成的天然防御功能。生来就有，无明显的个体差异，针对外来病原生物无选择性，反应迅速，作用无特异性，因此又称先天性免疫或非特异性免疫。参与固有免疫的组成主要有屏障结构（皮肤黏膜屏障、血－脑屏障等）、固有免疫细胞（主要是吞噬细胞）及固有免疫分子（溶菌酶、补体、细胞因子等）。

（二）适应性免疫

适应性免疫是机体在后天生活过程中受到病原生物等抗原性异物刺激后产生的，只针对相应的病原生物等抗原性异物发挥作用的特异性防御功能。是后天所获得的，有明显的个体差异，针对特定抗原性异物，作用具有特异性，因此，又称获得性免疫或特异性免疫。主要包括 B 淋巴细胞介导的体液免疫和 T 淋巴细胞介导的细胞免疫。

当病原生物等异物入侵机体时，固有免疫首先发挥作用，是机体抵御病原生物入侵的第一道防线，进而启动并参与适应性免疫，适应性免疫又能促进固有免疫的发生，两者相辅相成，紧密结合，共同完成机体的免疫功能。

三、医学免疫学及其发展简史

免疫学（immunology）早期主要是研究机体对病原微生物的免疫力，属于微生物学的一个分支学科。随着免疫学的发展，人们对免疫的本质有了更全面的认识，因此免疫学已发展成为一门独立的学科。将执行免疫功能的器官、组织、细胞和分子统称为免疫系统。而现代免疫学则是研究机体免疫系统的结构与功能的科学。其中将研究人体免疫系统的结构和功能、免疫相关疾病发生机制及免疫学诊断与防治手段的生物医学科学称为医学免疫学。

人类对免疫的认识是从与传染病做斗争开始的，医学免疫学的发展大致分为三个阶段，即经验免疫学时期、科学免疫学时期、现代免疫学时期。

（一）经验免疫学时期（16 世纪—19 世纪中期）

古代社会缺乏对传染病（瘟疫）的科学认识，但在与传染病长期做斗争的过程中提出"以毒攻毒"的预防和治疗思想，尤其是在抵抗天花疾病中所获得的经验总结。天花曾是人类历史上的一种烈性传染病，主要通过呼吸道传播，死亡率极高，但感染后的幸存者却不会再次患天花病。我国早在公元 11 世纪，就有关于吸入天花痂粉可预防天花的传说。公元 16 世纪我国就已经用人痘痂皮接种预防天花。公元 17 世纪 70 年代，人痘预防天花已有正式的史实记载，但人痘接种法存在患天花的危险性，因为"以毒攻毒"策略所用之"毒"含有活性天花病毒，在一定程度上限制了人痘接种法的广泛应用。公元 18 世纪末，英国医生爱德华·琴纳（Edward Jenner）用接种牛痘的方法有效地预防了天花，开创了人工自动免疫的先河。人类经过了近 180 年的努力，终于在 1980 年由世界卫生组织（WHO）庄严宣布全球已经消灭了天花疾病，这是一个具有划时代意义的人类医学史上的伟大胜利。

知识链接绪 -2

预防天花——人痘和牛痘

在公元 17 世纪 70 年代，人痘接种法是将沾有疱浆的患者衣服给正常儿童穿戴，或将天花愈合后的局部痂皮磨碎成细粉，经鼻腔给正常儿童吸入，可有效预防天花。这些人痘接种法在清代得以广泛应用。后经丝绸之路传至朝鲜、日本及东南亚国家和欧亚多国。由于种人痘预防天花具有一定的危险性，使这一方法未能广泛应用。公元 18 世纪末，英国医生爱德华·琴纳（Edward Jenner）观察到牛患有牛痘，其牛痘疹酷似人类天花，而挤牛奶的女工在为患有牛痘的牛挤奶时，虽在手臂上长出类似牛痘的疱疹，但却不会患天花疾病，他意识到牛痘可以预防天花。1796 年，他将牛痘接种于一个 8 岁男孩手臂，两个月后，再接种天花患者的脓液，该男孩未感染天花。爱德华·琴纳为了证实其效果，竟先后给这个男孩注射天花脓疱液达 20 次，均安然无恙。牛痘接种预防天花安全有效，为疫苗防治其他传染病提供了重要启示。

（二）科学免疫学时期（19 世纪中期—20 世纪中期）

1. 病原菌的发现与疫苗的推广　免疫学发展的初期主要是抗感染免疫。19 世纪中期，许多病原菌的发现和疫苗的研制推动了免疫学的发展。法国科学家路易斯·巴斯德（Louis Pasteur）发现炭疽杆菌经 40～43℃较高温度下培养后，可明显降低毒力，将其制成人工减毒活菌苗接种牲畜可预防炭疽病的发生。同样，将鸡霍乱弧菌经长期人工培养传代而减轻其毒性制成疫苗，将狂犬病病原体经兔脑传代而获减毒株，制成减毒狂犬病活疫苗，预防了牲畜的严重传染病，使畜牧业得到发展，同时也避免了人畜共患疾病的发生。在随后的 20 多年，越来越多的致病菌被确定，多种多样的疫苗相继问世用于传染病的防治。在此阶段，以科学实验方法发现并证实了感染与免疫的关系，即接种一种灭活或减毒病原体，可使机体获得对该病原体的保护性免疫。

2. 体液免疫及细胞免疫的形成　19 世纪后期，免疫学研究重点围绕体液免疫和细胞免疫开展。俄国学者梅契尼科夫（Metchnikoff）发现吞噬细胞可吞噬微生物，于 1883 年提出了细胞免疫假说即吞噬细胞理论，开创了固有免疫，并为细胞免疫奠定了基础。1890 年，德国学者埃米尔·阿道夫·冯·贝林（Emil Adolf Von Behring）等人进行白喉杆菌和破伤风杆菌致病机制的研究，提出了"抗毒素免疫"的新概念，用白喉抗毒素血清成功救治一名白喉患儿。抗毒素的发现为后继抗体发现奠定了重要的实验基础，也开创了免疫血清疗法（即人工被动免疫）的先河，兴起了体液免疫的研究。1903 年，随着免疫血清（含补体和抗体血清）具有调理吞噬作用的提出，将体液免疫和细胞免疫学说统一起来。1957 年，随着克隆选择学说的提出，全面总结了当时免疫学的成就，推动了细胞免疫学时期的到来，认识到体液免疫和细胞免疫的协同作用。

抗体的发现促进了对抗原的研究，以实验生物学为基础，研究宿主在受抗原刺激后所致的免疫应答，从而使免疫学发展至科学免疫学时期，成为一门独立的学科。在此期间，对抗原与抗体特性的详细研究，创立了免疫化学。

3. 免疫病理的建立　1902 年，Biohet 等人发现接受海葵提取液注射后幸免于难的狗，再次注射小剂量的海葵提取液则立即死亡，提出过敏反应，即免疫病理的建立。早在 20 世纪初，人们就发现应用动物来源的血清进行临床治疗时，可导致患者出现血清病，严重者会发生休克。Bicher 证明在结核病患者皮肤进行划痕试验，能导致皮肤局部出现明显的炎症病理改变，Bicher 把这类由于免疫应答所致的疾病称之为变态反应，从而揭示了异常免疫应答对机体的不利影响。

4. 血清学技术的建立　由于抗原、抗体的发现，科学家先后建立了凝集反应、沉淀反应等免疫诊断技术，为临床诊断疾病提供重要依据。

（三）现代免疫学时期（20 世纪中期至今）

20 世纪中期，随着分子生物学、分子遗传学等理论和技术的发展，将免疫学推向快速发展的新时代。从器官、细胞、分子方面探讨免疫系统的结构和功能。

1. 免疫器官的确立　1961 年，Miller 等人发现胸腺是骨髓未成熟淋巴细胞发育成熟的免疫器官，将胸腺中发育成熟的淋巴细胞称为 T 淋巴细胞。1962—1964 年，Warner 等人发现鸡腔上囊是骨髓未成熟淋巴细胞发育成熟的免疫器官，将腔上囊中发育成熟的淋巴细胞称为 B 淋巴细胞。对人和哺乳动物，骨髓是 B 淋巴细胞发育成熟的器官。Cooper 等人发现 T、B 淋巴细胞分布于脾脏和淋巴结等外周淋巴组织，提出外周免疫器官的概念。随后证实所有的免疫细胞均来自骨髓多能造血干细胞。

2. T、B 细胞生物学特征的研究　20 世纪 70 年代，发现了 B 细胞表面的 Ig 受体，证明辅助性 T 细胞和抑制性 T 细胞亚群的存在，对其表面标志、活化机制、分化过程及其在免疫调节和免疫效应中的作用进行深入研究。20 世纪 80 年代，从基因水平揭示了 T 细胞抗原识别受体（T cell antigen recognition receptor，TCR）的结构、功能及基因组成；发现巨噬细胞是参与机体免疫应答的重要细胞；揭示了 B 细胞的识别、活化、分化和效应机制等。更好地解释了免疫细胞的生命活动与功能，揭示出细胞生命活动的基本规律（如信号转导、程序性细胞死亡、细胞分化发育等）。

3. 分子免疫学的研究　从分子水平阐明抗体的本质、抗体的化学结构，抗体多样性和特异性的遗传学基础，T 细胞抗原受体的基因克隆；免疫应答的信号转导通路、信号类型，细胞因子对细胞增殖和分化的作用及效应机制；提出免疫调节网络学说，MHC（Major histocompatibility complex）的限制性等。这些研究使免疫学进展到以基因活化及分子作用为基础，更好地解释了免疫系统与机体整体间的作用。

4. 免疫技术的发展　随着现代免疫学等相关学科的发展，免疫学技术得到不断发展和完善。创建了杂交瘤技术、T 细胞克隆技术、分子杂交技术（分子探针）、DNA 芯片、聚合酶链反应及其衍生技术、蛋白质分析技术等，广泛用于免疫学研究，从而促进免疫学发展，并在医学和整个生命科学的发展中，发挥重要的作用。

扫一扫，测一测

练习与思考

一、名词解释

1. 免疫　　　2. 免疫防御

3. 免疫自稳　4. 免疫监视

二、填空题

1. 免疫的功能主要包括3个方面，即_____、_____、_____。

2. 根据免疫的获得方式、形成机制和效应机制的不同，将免疫的分为两类：_____和_____。

3. 医学免疫学的发展经历_____、_____和_____时期。

4. 发明牛痘苗的人物是_____，开创了人工自动免疫的先河。

三、思考题

比较免疫功能的生理表现与病理表现。

（刘　萍）

第 5 章

启动免疫的物质——抗原

学习目标

1. 掌握：抗原的概念、基本性质；医学上重要的抗原。
2. 熟悉：决定抗原免疫原性的因素；抗原的特异性；共同抗原与交叉反应。
3. 了解：抗原的分类。

扫一扫，知重点

　　免疫是机体免疫系统通过识别"自己"和"非己"物质，并对"非己"物质发挥免疫应答和予以清除的生物学效应的总和。而"非己"物质则是指抗原性物质，没有抗原的刺激，就不能产生免疫应答。因此，抗原是免疫的启动物质和必要条件。

第 1 节　抗原的概念和特性

一、抗原的概念

　　抗原（antigen，Ag）是指一类能刺激机体免疫系统发生（特异性）免疫应答，并与免疫应答产物（抗体或效应淋巴细胞）结合，发生免疫效应或免疫反应的物质。广义的抗原泛指所有能激活和诱导免疫应答（包括固有免疫和适应性免疫）的物质。

二、抗原的基本性能

　　抗原一般具有两个基本性能：免疫原性和免疫反应性。①免疫原性是指抗原刺激机体产生免疫应答，即激活 B 细胞产生抗体，T 细胞分化为效应淋巴细胞（或称致敏淋巴细胞）的能力；②免疫反应性又称抗原性，是指抗原能与相应的抗体或效应淋巴细胞发生特异性结合的能力（图 5-1）。

抗原的性能

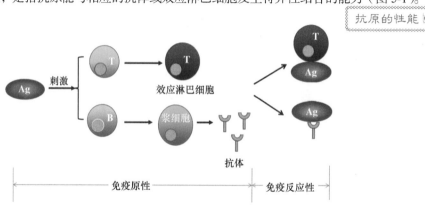

图 5-1　抗原的基本性能

三、抗原的特异性与交叉反应

特异性是指物质之间的相互吻合性、针对性和专一性。抗原的特异性是免疫应答中最重要的特性，也是免疫学诊断和防治的理论依据。

（一）抗原的特异性

抗原的特异性是指抗原刺激机体产生免疫应答及其与免疫应答产物发生反应所显示的专一性。它表现在免疫原性和免疫反应性两个方面，即某一特定抗原进入机体，只能刺激机体产生针对该抗原的特异性抗体和（或）效应淋巴细胞；该抗原只能与对应的特异性抗体和（或）效应淋巴细胞发生特异性结合。例如破伤风外毒素仅能刺激机体产生针对该毒素的抗体，且这种抗体仅与破伤风外毒素结合发生免疫反应，而不会与其他外毒素结合。决定抗原特异性的物质基础是抗原决定簇。

抗原决定簇是指抗原分子中决定抗原特异性的特殊化学基团，又称表位或抗原决定基。通常由5~15个氨基酸残基组成，也可由多糖残基或核苷酸组成。一个抗原分子可有一种或多种抗原决定簇。一种抗原决定簇只能刺激机体产生一种相应的抗体或效应淋巴细胞。一个抗原分子中能与抗体结合的抗原决定簇的总数称为抗原结合价，又称为功能价。天然抗原多为蛋白质抗原，含有多种、多个的抗原决定簇，可刺激机体产生多种或多个抗体，属于多价抗原（图5-2）。

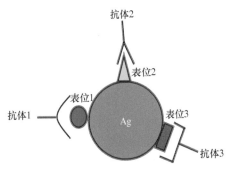

图 5-2　多价抗原

抗原是通过抗原决定簇与T、B淋巴细胞表面的抗原受体结合，从而激活淋巴细胞产生相应的效应淋巴细胞和抗体，而相应的效应淋巴细胞或抗体又通过抗原决定簇与抗原发生特异性结合发挥免疫效应。

将含有不同化学基团的苯胺衍生物制备成人工结合抗原，并分别免疫动物产生抗体，再将抗体与这些人工结合抗原分别进行反应。结果显示含有不同化学基团的人工结合抗原均只能与其相对应的抗体发生特异性结合，这就说明抗原决定簇的化学组成决定了抗原抗体反应的特异性（表5-1）。除了抗原决定簇的化学组成外，抗原决定簇的性质、数目、位置和空间结构都决定了抗原的特异性。

表 5-1　不同化学基团对抗原特异性的影响

各类抗体	含不同化学基团的抗原			
	苯胺 NH₂	对氨基苯甲酸 NH₂ ... COOH	对氨基苯磺酸 NH₂ ... SO₃H	对氨基苯砷酸 NH₂ ... AsO₃H₂
苯胺抗体	+	-	-	-
对氨基苯甲酸抗体	-	+	-	-
对氨基苯磺酸抗体	-	-	+	-
对氨基苯砷酸抗体	-	-	-	+

注：＋.阳性反应；－.阴性反应

（二）抗原的交叉反应

天然抗原为多价抗原，可刺激机体产生多种特异性抗体。当不同的抗原物质之间含有相同或相似的抗原决定簇，称为共同抗原决定簇；将含有相同或相似抗原决定簇的抗原物质称为共同抗原。由共同抗原刺激机体产生的抗体或效应淋巴细胞（即共同抗体或共同效应淋巴细胞）均能与共同抗原结合发生的反应，称为交叉反应（图5-3）。牛痘病毒与人天花病毒之间存在共同抗原，可刺激机体产生交叉反应，因此对人接种牛痘苗能预防天花。

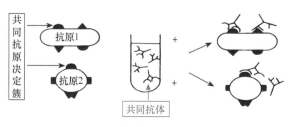

图 5-3　共同抗原与交叉反应

共同抗原与交叉反应

第 2 节　决定抗原免疫原性的因素

抗原诱导机体产生特异性免疫应答主要与抗原的免疫原性有关，抗原免疫原性的强弱受多种因素的影响，但主要取决于抗原自身的因素、宿主的因素、免疫途径和方法等。

一、抗原因素

（一）异物性

异物性是决定抗原免疫原性的首要条件。正常情况下，机体的免疫系统具有精确识别"自己"和"非己"物质的能力。凡与宿主自身正常组织成分有差异或在胚胎时期未与机体免疫活性细胞（即 T 细胞和 B 细胞）接触过的物质均为"非己"物质，也就是通常所指的"异物"。不同种属之间的异物性很强，各种病原体、动物蛋白制剂等对人是异物，免疫原性强；鸡卵蛋白对哺乳动物免疫原性强，而对鸭的免疫原性弱。通常抗原物种来源与人类亲缘关系越远，免疫原性越强；反之，与人类亲缘关系越近，则免疫原性越弱。根据亲缘关系不同，将异物性物质分为异种物质、同种异体物质、隐蔽或修饰的自身物质。

（二）理化因素

1. 大分子物质　抗原分子量的大小也与抗原免疫原性强弱有关。一般而言，抗原分子量越大，含抗原决定簇越多，结构越复杂，则免疫原性就越强。通常抗原分子量在 10kD 以上，低于 4kD 的一般无免疫原性。大于 100kD 的为强抗原，小于 10kD 的为弱抗原。

2. 化学组成和结构　抗原的免疫原性除了与抗原的分子量有关外，还与其化学组成和结构有关。如明胶的分子量虽高达 100kD，但其免疫原性弱，这是因为构成明胶的氨基酸主要为直链氨基酸，结构简单，在体内容易被水解。胰岛素分子量虽然仅为 5.7kD，但其结构中含有复杂的芳香族氨基酸，所以其免疫原性强。抗原的化学组成和结构的复杂性也决定免疫原性的强弱，抗原的化学组成和结构越复杂免疫原性越强。大多数蛋白质的免疫原性强，含有芳香族氨基酸，尤其是酪氨酸的蛋白质更强，多糖、多肽次之，核酸、脂类多无免疫原性。

3. 抗原的其他因素　①分子构象：抗原中一些特殊化学基团的立体结构是决定抗原分子能否与免疫活性细胞表面的受体结合，引起免疫应答的关键。如果抗原的分子构象发生改变，可使其免疫原性改变或丧失。②易接近性：是指抗原中某些特殊化学基团与免疫活性细胞表面相应的受体间相互接触的难易程度。如果相互接触越容易，免疫原性越强；反之，则免疫原性越弱。③物理状态：一般聚合状态的蛋白质较其单体免疫原性强；颗粒性抗原较可溶性抗原免疫原性强。因此，将免疫原性弱的物质吸附在颗粒物质表面或组装为颗粒性物质，可显著增强其免疫原性。

二、宿 主 因 素

宿主的遗传基因、年龄、性别、生理状态、健康状态和个体差异等因素也影响机体对抗原的免疫应答。

机体对抗原的免疫应答的能力受遗传基因的控制，由于个体间遗传基因不同，故对同一抗原的免疫应答的程度也有所差异。此外，一般情况下，青壮年个体比幼年和老年个体对抗原的免疫应答强；雌性动物（除怀孕期外）比雄性动物产生抗体的能力强；新生动物或婴儿对多糖类抗原不应答，容易引起细菌感染；身体虚弱、健康状态不佳的个体对抗原的免疫应答能力下降。

三、免疫的途径和方法

抗原进入机体的剂量、途径、次数及免疫佐剂的类型等均可影响机体对抗原免疫应答的强弱。适中的抗原剂量可诱导免疫应答，而过高或过低的抗原剂量可诱导免疫耐受；抗原进入机体的途径，以皮内注射的免疫应答效果最佳，其次是皮下注射，静脉和腹腔注射效果较差，口服途径易诱导免疫耐受。抗原接种的次数，初次接种抗原免疫应答强度低，同一抗原再次接种则免疫应答强度增高。不同佐剂可诱导机体产生不同的抗体，如明矾佐剂易诱导 IgE 类抗体产生，弗氏佐剂主要诱导 IgG 类抗体产生。

第 3 节　抗原的种类

一、抗原的分类

抗原的种类繁多，主要介绍以下几种分类方法。

（一）根据抗原的基本性质分类

1. 完全抗原　是指同时具有免疫原性和免疫反应性的抗原物质。如病原微生物（细菌、病毒等）、异种动物血清和大多数的蛋白质等。

2. 半抗原　是指只具有免疫反应性而不具有免疫原性的抗原物质，又称为不完全抗原。半抗原多为小分子的化学物质及药物，如青霉素、磺胺类药物、某些多糖等。半抗原单独作用于机体无免疫原性，当半抗原与蛋白质载体结合，可获得免疫原性而成为完全抗原。

（二）根据抗原诱导机体 B 细胞产生抗体是否需要 Th 细胞辅助分类

1. 胸腺依赖性抗原（thymus dependent antigen，TD-Ag）　是指在刺激机体 B 细胞产生抗体的过程中需要 Th 细胞辅助的抗原，又称 T 细胞依赖性抗原。主要为蛋白质类抗原，如病原微生物、血细胞、血清蛋白等。

2. 胸腺非依赖性抗原（thymus independent antigen，TI-Ag）　是指不需要 Th 细胞辅助可直接刺激机体 B 细胞产生抗体的抗原，又称非 T 细胞依赖性抗原。主要为多糖类抗原，如细菌脂多糖、荚膜多糖、多聚鞭毛素等。

（三）根据抗原与机体的亲缘关系分类

1. 异嗜性抗原　指一类与种属无关，存在于人、动物、植物和微生物等不同种属之间的共同抗原，最初在绵羊红细胞和豚鼠的肝、脾中被发现。

2. 异种抗原　指来自不同种属的抗原。对人而言，病原生物及其代谢产物、动物免疫血清、植物蛋白及异种器官移植物等均属异种抗原。

3. 同种异型抗原　指在同一种属中不同个体之间的特异性抗原，又称同种异体抗原。人类重要的同种异型抗原有组织相容性抗原、血型抗原等。

4. 自身抗原　指自身组织细胞所表达的抗原。正常情况下，机体对自身组织成分不作为抗原来对待，表现为自身耐受，但在某些特殊条件下自身成分也可成为抗原物质，发生免疫应答。如释放的隐蔽的自身抗原和被修饰出现新表位的自身抗原。

5. 独特型抗原　是一种特殊的自身抗原，将某种抗原刺激机体产生的抗体作为免疫原（抗原），刺激同种动物产生针对该抗体的抗体（即抗抗体），该抗体即具有免疫原性，将存于抗体分子上的独特的抗原表位称为独特型抗原。

（四）根据抗原是否在抗原提呈细胞内合成分类

1. 内源性抗原　指在抗原提呈细胞内新合成的抗原性物质。如病毒感染细胞合成的病毒蛋白、肿瘤细胞内合成的肿瘤抗原和某些细胞内的自身抗原等。

2. 外源性抗原　指抗原提呈细胞通过胞吞、胞饮等方式从细胞外部摄入到细胞内的抗原性物质。如细菌、被吞噬的细胞和蛋白质抗原等。

（五）其他分类方法

1. 根据抗原物理性状不同，分为颗粒性抗原和可溶性抗原。

2. 根据抗原的化学组成不同，分为蛋白质抗原、多糖抗原和核酸抗原。

3. 根据抗原产生方式不同，分为天然抗原和人工抗原。

4. 根据抗原来源及其疾病的相关性，分为肿瘤抗原、移植抗原、自身抗原、变应原、耐受原等。

二、医学上重要的抗原物质

（一）病原生物及其代谢产物

1. 病原生物　各种病原生物如细菌、病毒、真菌、寄生虫等都属于异种抗原。病原生物感染机体的同时，也会诱导机体产生特异性的免疫应答，使机体获得一定的免疫力。因此将病原微生物减毒或去除毒性制成疫苗（抗原）进行预防接种，可提高人群免疫力。此外，各种病原微生物都是由多种成分组成的抗原复合体，其抗原成分可作为细菌鉴定、分型的依据；也可用于感染性疾病的免疫学诊断；寄生虫抗原中的特异性组分和结构，可用于制备诊断试剂和人体寄生虫的分子疫苗。

2. 细菌的外毒素和类毒素　外毒素是某些细菌在生长过程中分泌到菌体外的一种毒性蛋白质，具有很强的免疫原性，但对机体特定组织细胞有极强的毒性作用。将外毒素用0.3%～0.4%甲醛处理后，失去毒性但保留其免疫原性，称为类毒素。类毒素和外毒素均能刺激机体产生特异性抗体（即抗毒素），该抗体能中和外毒素的毒性作用。因此，类毒素可作为疫苗进行人工预防接种，用于预防外毒素引起的疾病，如常用的白喉类毒素、破伤风类毒素等。

（二）动物的免疫血清

动物的免疫血清是指含有特异性抗体的动物血清制剂。一般是用类毒素多次免疫动物（如马）后，再取其含有特异性抗体（即抗毒素）的血清精制而成。这种免疫血清对人体具有两重性：一方面，作为特异性的抗体，注射到人体内可中和相应的外毒素，起到防治疾病的作用；另一方面，作为异种动物的血清，属于异种抗原，具有免疫原性，可诱导机体产生超敏反应。因此，在使用前必须做皮肤过敏试验，如临床常用的白喉抗毒素、破伤风抗毒素等。

（三）异嗜性抗原

指一类存在于不同种属之间的共同抗原。现已发现，如大肠埃希菌 O_{14} 型脂多糖与人结肠黏膜有共同抗原，可导致溃疡性结肠炎的发生；A 族溶血性链球菌的细胞膜与人肾小球基底膜和心肌组织存在着共同抗原，故链球菌感染机体产生的抗体可与具有共同抗原的心、肾组织发生交叉反应，导致肾小球肾炎或心肌炎。在临床上还常借助异嗜性抗原对某些疾病做出辅助诊断，如变形杆菌某些菌株的菌体抗原与某些立克次体存在着共同抗原，常用变形杆菌代替立克次体检测患者血清中的抗体水平，辅助诊断立克次体病，即外斐反应。

（四）同种异型抗原

人类重要的同种异型抗原有红细胞血型抗原和人类主要组织相容性抗原。

1. 红细胞血型抗原 是指存在于红细胞表面的同种异型抗原。迄今发现的血型抗原系统有40 多种，其中主要的有 ABO 血型抗原和 Rh 血型抗原。

（1）ABO 血型抗原：根据人类红细胞膜表面 A、B 抗原的不同，可将人类血型分为 A、B、AB 和 O 型。人类血清中含有 ABO 血型抗原的天然抗体（图 5-4）。ABO 血型不符的血液在体外混合可出现凝集现象，如输入体内则可引起溶血反应。临床上输血前均要进行交叉配血，以防止错误输血导致严重的输血反应。目前，在 A、B 血型抗原中均发现有亚型存在，在临床配血工作中应予以注意。

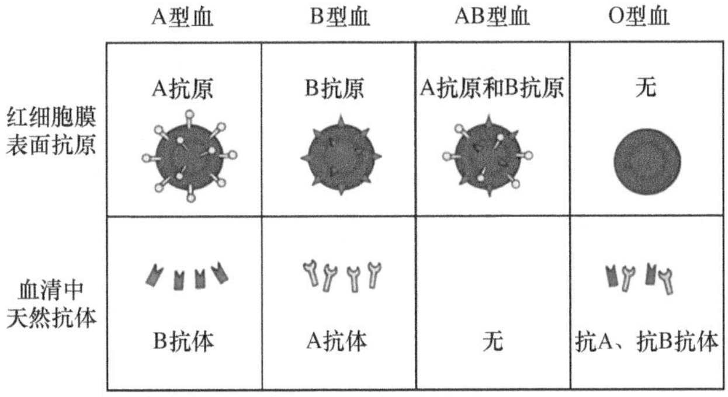

图 5-4 人类 ABO 血型系统的抗原与抗体

（2）Rh 血型抗原：多数人体内的红细胞膜上与恒河猴红细胞的膜上具有相同的抗原成分，即 D 抗原，此抗原成分又被称为 Rh 抗原。根据人类红细胞表面 D 抗原的存在与否，可将人类血型分为 Rh 阳性（Rh$^+$）和 Rh 阴性（Rh$^-$）两类。汉族人中约 99% 以上的为 Rh$^+$。正常情况下，人类血清中不存在抗 Rh 抗原的天然抗体，只有 Rh$^-$者接触 Rh$^+$的血液后，其内可产生 Rh 抗体。当存在有 Rh 抗体的妇女怀孕 Rh$^+$的胎儿时，体内的 Rh 抗体（IgG 类型）可通过胎盘进入胎儿体内，引起新生儿溶血症的发生。

2. 人类主要组织相容性抗原 又称为人类白细胞抗原（human leukocyte antigen，HLA），主要存在于白细胞、血小板、淋巴细胞等有核细胞表面，尤以淋巴细胞表面表达最高。HLA 是人体最为复杂的同种异型抗原，在人群中具有高度多态性，不同个体之间（除同卵双生外）均存在着差异。主要参与免疫应答、免疫调节，与组织器官移植排斥反应及某些疾病的发生有关。

（五）自身抗原

主要包括隐蔽的自身抗原和修饰的自身抗原。

1. 隐蔽的自身抗原　在正常情况下，某些自身组织成分与机体的免疫系统相隔绝，从未与T、B淋巴细胞接触过。在外伤、感染、药物、电离辐射、手术等情况下，这些隐蔽的自身抗原若进入血液，则可引起自身免疫病发生。如精子抗原可引起男性不育；眼葡萄膜色素抗原释放，可引起交感性眼炎；甲状腺球蛋白释放入血，可引起变态反应性甲状腺炎等。

2. 修饰的自身抗原　自身组织成分的结构在感染、电离辐射、烧伤或药物等作用下可发生改变，形成新的抗原决定簇而成为修饰的自身抗原，也可刺激机体引起自身免疫病。如有些患者在服用氨基比林后，引起白细胞结构改变，导致白细胞减少；有些患者服用甲基多巴后，可使红细胞发生改变，引起自身免疫性溶血性贫血等。

（六）肿瘤抗原

肿瘤抗原（tumor antigen）是指细胞在癌变过程中出现的新抗原及过度表达的抗原物质的总称。肿瘤抗原在肿瘤的发生、发展及诱导机体抗肿瘤免疫效应中起重要作用，是肿瘤免疫诊断和免疫防治的分子基础。根据肿瘤抗原的特异性不同可分为肿瘤特异性抗原和肿瘤相关抗原两类。

1. 肿瘤特异性抗原（tumor specific antigen，TSA）　是指肿瘤细胞所特有或只存在于某种肿瘤细胞，不存在于正常组织细胞的新抗原。物理、化学因素和病毒诱导的肿瘤抗原多为肿瘤特异性抗原。

2. 肿瘤相关抗原（tumor associated antigen，TAA）　是指肿瘤细胞和正常组织细胞均可表达的抗原物质，只是在细胞癌变时其含量明显增高。此类抗原非肿瘤细胞所特有，只表现出量的变化，无严格的肿瘤特异性。胚胎抗原和过度表达的癌基因产物等均为此类抗原。

与人类肿瘤有关的肿瘤抗原种类较多，常作为肿瘤的辅助诊断，临床上最有意义的是甲胎蛋白（alpha fetoprotein，AFP）检测，有助于原发性肝癌的诊断，癌胚抗原（carcinoembryonic antigen，CEA）检测有助于诊断直肠结肠癌，CA199检测有助于诊断胰腺癌。

知识链接 5-1

甲 胎 蛋 白

甲胎蛋白（AFP）是胎儿肝细胞合成的一种糖蛋白，在胚胎中含量高，出生后血清中AFP含量极微，低于20ng/ml，成年人中几乎检测不到。但在肝细胞癌变时，肝细胞恢复产生AFP的功能，且随着病情恶化在血清中的含量会急剧增加，患者血清中AFP含量可高达300ng/ml，故通过检测AFP有助于原发性肝癌的辅助诊断和普查。

此外，AFP在产妇羊水或母体血浆中可用于胎儿产前监测，如发生在神经管缺损、脊柱裂、无脑儿等时，AFP由开放的神经管进入羊水，羊水中AFP含量显著升高；胎儿在宫腔内死亡、畸胎瘤等先天缺陷羊水中AFP亦可增高。AFP可经羊水进入母体血循环，在85%脊柱裂及无脑儿的母体，血浆AFP在妊娠16~18周可见升高而有诊断价值，但必须与临床检查结合，以免出现假阳性的错误。

知识拓展 5-1

非特异性免疫刺激剂

非特异性免疫刺激剂是指某些不受抗原识别受体（TCR 或 BCR）特异性限制，也可非特异性激活 T 细胞和 B 细胞应答的物质。主要有超抗原、免疫佐剂及有丝分裂原等。①超抗原（super antigen，SAg）是一类只需极低浓度（1～10ng）即可非特异性激活体内大量 T 细胞（2%～20%）克隆，并产生极强的免疫应答的抗原。多为病原微生物的代谢产物或致病因子，如金黄色葡萄球菌肠毒素、金黄色葡萄球菌毒性休克综合征毒素 1、链球菌 M 蛋白等。②佐剂是非特异性免疫增强剂，能增强抗原表面面积，能延长抗原在体内保留时间，使抗原与淋巴系统细胞有充分接触时间。因此，它能把无抗原性的物质转变为有效的抗原，与抗原一起注射或预先注入机体时，可增强机体对抗原的免疫应答或改变免疫应答类型。佐剂有很多种，如氢氧化铝佐剂、短小棒状杆菌、脂多糖、细胞因子、明矾等，弗氏佐剂是目前最常用于动物实验的佐剂。③有丝分裂原也称丝裂原，可致细胞发生有丝分裂而得名，属非特异性淋巴细胞多克隆激活剂。当与淋巴细胞表面的丝裂原受体结合，刺激静止淋巴细胞转化为淋巴母细胞并进行有丝分裂，从而激活某一类淋巴细胞的全部克隆。T、B 细胞表面分别表达多种丝裂原受体，可接受相应丝裂原刺激产生强烈的增殖反应，此效应被广泛应用于体外试验确定免疫细胞的功能活性，以间接判断细胞免疫或体液免疫的功能。

对 接 临 床

1. 使用青霉素之前为什么一定要做皮试？

青霉素分子量小，无免疫原性，属于半抗原。当青霉素进入体内后，其降解产物可与机体组织蛋白结合成为具有免疫原性的完全抗原，能刺激机体免疫系统产生抗青霉素的抗体 IgE，IgE 吸附在肥大细胞和嗜碱性粒细胞的表面，使机体处于致敏状态。当青霉素再次进入体内后，抗青霉素的抗体 IgE 立即与青霉素结合，引发过敏反应，出现发热、皮疹、哮喘等症状，甚至出现过敏性休克危及生命。因此，在使用青霉素之前一定要进行皮肤过敏试验，皮试阴性者方可使用，阳性者禁止使用。

2. 为什么目前输血既要检测 ABO 血型又要检测 Rh 血型？

人类血清中含有 ABO 血型抗原的天然抗体，ABO 血型不符的血液输入体内，ABO 血型的天然抗体与红细胞表面的相应抗原结合，发生免疫反应，引起溶血现象（即输血反应），严重的输血反应可导致患者死亡。又因为 Rh^- 的人接触 Rh^+ 的血液后，其内可产生 Rh 抗体，当再次输入 Rh^+ 的血液，Rh 抗体就能与红细胞表面的 Rh 抗原结合，也可导致溶血反应。

扫一扫，测一测

练习与思考

一、名词解释

1. 抗原　　　　2. 抗原决定簇
3. 异嗜性抗原　4. 交叉反应
5. 类毒素

二、填空题

1. 完全抗原具有_____和_____两个基本性质；而半抗原只具有的基本性质是_____，不具有_____，当半抗原与蛋白质载体结合可获得_____而成为完全抗原。

2. 决定抗原免疫原性的首要条件是_____。

3. 决定抗原特异性的物质基础是_____。

4. 医学上重要的抗原物质主要有_____、_____、_____、_____、_____、_____等。

三、思考题

1. 动物的免疫血清为什么对人具有双重性？

2. 决定抗原免疫原性强弱的因素有哪些？

3. 列出医学上重要的抗原及其医学意义。

（刘　萍）

第**6**章

免疫的物质基础——免疫系统

学习目标

1. 掌握：免疫器官、免疫细胞的种类及其主要功能；抗体的概念、基本结构和生物学作用；补体的概念、组成和生物学作用；HLA 分子的结构、分布及功能。

2. 熟悉：免疫系统的组成，T、B 细胞的表面标志；抗体的水解片段、各类抗体的特性和功能；补体的来源与理化性质、3 条激活途径的区别；细胞因子的概念、种类及生物学作用；HLA 的医学意义。

3. 了解：人工制备的抗体；补体异常与疾病的关系；细胞因子的共同特点；HLA 复合体的结构、遗传特征。

扫一扫，知重点

免疫系统（immune system）是机体执行免疫功能的组织系统，是产生免疫应答的物质基础。免疫系统由免疫器官、免疫细胞和免疫分子组成（图 6-1）。

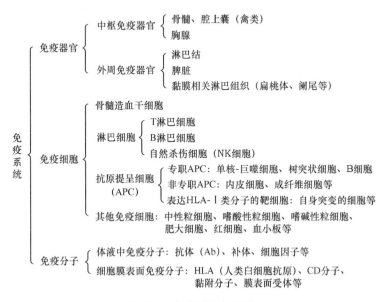

图 6-1　免疫系统的组成

第 1 节　免 疫 器 官

免疫器官根据其功能的不同，分为中枢免疫器官及外周免疫器官。中枢免疫器官是免疫细胞尤其是淋巴细胞分化发育的场所，发育成熟的淋巴细胞迁移到外周免疫器官组织内执行免疫功能。通过血液循环和淋巴循环将中枢免疫器官与外周免疫器官相互联系，并构成完整的免疫系统网络（图 6-2）。

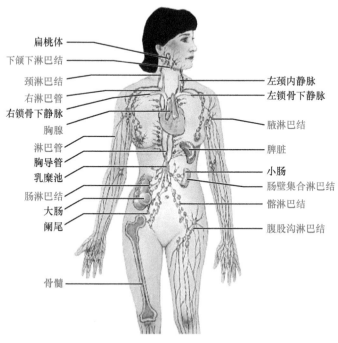

扁桃体
下颌下淋巴结
颈淋巴结
右淋巴管
右锁骨下静脉
胸腺
淋巴管
胸导管
乳糜池
肠淋巴结
大肠
阑尾
骨髓

左颈内静脉
左锁骨下静脉
腋淋巴结
脾脏
小肠
肠壁集合淋巴结
髂淋巴结
腹股沟淋巴结

图 6-2　人体免疫器官及组织

一、中枢免疫器官

中枢免疫器官是免疫细胞发生、分化、发育和成熟的主要场所。骨髓和胸腺是人类和哺乳动物的中枢免疫器官；腔上囊（法氏囊）是禽类特有的中枢免疫器官（B 细胞发育成熟的主要场所）。

（一）骨髓

骨髓（bone marrow）位于骨髓腔中，分为红骨髓和黄骨髓。红骨髓具有活跃的造血功能，含有多能造血干细胞。骨髓是各类血细胞和免疫细胞发生的场所，是人体的重要中枢免疫器官；是 B 细胞分化、发育和成熟的场所；是再次体液免疫应答抗体产生的主要部位。

（二）胸腺

胸腺（thymus）位于胸骨后、心脏的上方。它是 T 细胞分化、成熟的场所；具有调节外周免疫器官和免疫细胞的作用；参与自身免疫耐受的建立与维持。正常人胸腺的大小和结构随年龄的不同具有明显的差异，胚胎 20 周胸腺发育成熟，是发生最早的免疫器官，出生后逐渐增大，至青春期达高峰（30～40g），此后随年龄增长而逐渐萎缩退化，到老年时基本被脂肪组织所取代，功能衰退。

二、外周免疫器官

外周免疫器官是成熟 T 淋巴细胞和 B 淋巴细胞定居的场所，也是接受抗原刺激后产生免疫应答的主要场所，主要包括淋巴结、脾脏和黏膜相关淋巴组织等。

（一）淋巴结

淋巴结（lymphoid node）是结构最完备的外周免疫器官，广泛存在于全身非黏膜部位的淋巴通道上，多成群分布在身体浅表的颈部、腋窝、腹股沟以及深部的纵隔和腹腔内，内脏的淋巴结多成群存在于器官附近，沿着血管干排列。人体内有500～600个淋巴结，其内T细胞占75%，B细胞占25%。淋巴结是淋巴系统的主要组成部分，可截获来自组织液和淋巴液中的抗原，其功能主要是T细胞和B细胞定居的场所；是免疫应答发生的场所，主要针对由淋巴液引流而来的抗原产生免疫应答；参与淋巴细胞再循环；过滤淋巴液，清除淋巴液中的病原微生物、毒素及其他有害异物，起到净化的作用。

（二）脾脏

脾脏（spleen）是胚胎时期的造血器官，自骨髓开始造血后，脾脏演变为人体最大的外周免疫器官。成人的脾脏约13cm×8cm大小，重180～250g。其内T细胞占40%，B细胞占60%。脾脏的功能：主要是T细胞和B细胞的定居场所；是免疫应答发生的场所，主要针对血源性抗原产生免疫应答；合成某些生物活性物质，如细胞因子、补体等；过滤血液，体内90%的循环血液流经脾脏，可清除血液中的病原微生物、衰老死亡的自身细胞及其他异物，起到净化血液作用。

（三）黏膜相关淋巴组织

黏膜相关淋巴组织（mucosal-associated lymphoid tissue，MALT）亦称黏膜免疫系统（mucosal immune system，MIS），主要是指呼吸道、消化道、泌尿生殖道黏膜上皮中的淋巴细胞和黏膜固有层中散在的无被膜淋巴组织，以及某些含有生发中心的器官化的淋巴组织，如扁桃体、小肠的派氏集合淋巴结（PP）及阑尾等。这些淋巴组织含有B细胞、巨噬细胞、树突状细胞和少量的T细胞等，主要针对经黏膜表面入侵机体的病原微生物产生免疫应答，在局部免疫中发挥重要作用。

第2节 免疫细胞

免疫细胞是指参与免疫应答或与免疫应答相关的细胞。绝大多数免疫细胞由造血干细胞分化而来，根据功能的不同将免疫细胞分为固有免疫细胞和适应性免疫细胞：①固有免疫细胞包括单核-巨噬细胞、中性粒细胞、嗜酸性粒细胞、嗜碱性粒细胞、树突状细胞、NK细胞、肥大细胞、红细胞、血小板等；②适应性免疫细胞包括T淋巴细胞和B淋巴细胞。T淋巴细胞和B淋巴细胞可接受抗原刺激而活化、增殖、分化，发生特异性免疫应答，又称为抗原特异性淋巴细胞或免疫活性细胞。

一、淋巴细胞

淋巴细胞来源于骨髓的淋巴干细胞，是一群形态相似而功能不同的细胞群体。可分为T细胞、B细胞及自然杀伤性细胞（NK细胞）等。

（一）T淋巴细胞

T淋巴细胞简称T细胞，是来自骨髓的淋巴样祖细胞在胸腺内分化、发育、成熟，故又称为胸腺依赖性淋巴细胞。成熟的T细胞转移到外周免疫器官定居，并发挥免疫应答。在外周血中占淋巴细胞总数的65%～80%，执行特异性细胞免疫应答，并在TD-Ag诱导的体液免疫应答中发挥重要作用。

1. T 细胞表面分子及其作用　T 细胞表面具有许多重要的膜分子，它们是 T 细胞与其他细胞和分子间的相互识别和作用的物质基础，参与 T 细胞识别抗原，T 细胞的活化、增殖和分化，发挥效应功能及作为区分 T 细胞及 T 细胞亚群的重要标志等。T 细胞表面分子包括表面受体和表面抗原（表 6-1）。

表 6-1　T 细胞重要的表面分子及作用

表面分子	构成及主要作用
TCR	由 α、β 链或 γ、δ 链组成，表达在所有 T 细胞表面，特异性识别抗原
丝裂原受体	丝裂原受体存在 T 细胞表面，能接受促有丝分裂物质［如植物血凝素（PHA）、刀豆蛋白 A（Con-A）等］的刺激，使 T 细胞发生有丝分裂，转化为淋巴母细胞，该试验称为淋巴细胞转化试验，主要用于检测机体细胞免疫功能
CD3	表达于 T 细胞表面，通过非共价键与 TCR 形成 TCR-CD3 复合物，CD3 的作用是向细胞内转导抗原活化信号
CD2	表达于成熟 T 细胞、胸腺细胞和部分 NK 细胞表面。是 T 细胞表面的黏附分子，参与活化 T 细胞；又称绵羊红细胞受体（E 受体），与绵羊红细胞结合可形成 E 花环（图 6-3），该试验为 E 花环试验，常用于检查外周血 T 细胞的数量，可反映机体的细胞免疫功能
CD4 或 CD8	成熟的 T 细胞一般只表达 CD4 或 CD8 分子，故 CD4 和 CD8 分子可作为 T 细胞分亚群的重要标志，即 CD4$^+$T 细胞和 CD8$^+$T 细胞。主要辅助 TCR 识别抗原和参与 T 细胞活化信号的转导作用
CD28	是 T 细胞表面重要的协同刺激分子受体，与配体是 CD80（B7-1）分子和 CD86（B7-2）分子结合产生协同刺激信号，诱导 T 细胞的活化
CD40L	主要表达于活化的 CD4$^+$T 细胞和部分 CD8$^+$T 细胞，与 B 细胞表面的 CD40 结合，可调节 B 细胞活化，诱导记忆性 B 细胞的产生

（1）表面受体：主要有 T 细胞的抗原识别受体（Tcell receptor，TCR）（图 6-4）、丝裂原受体、细胞因子受体和补体受体等，其中 TCR 是 T 细胞最重要的表面受体。

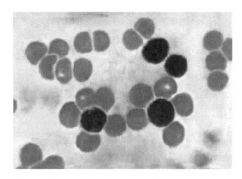

图 6-3　显微镜下 E 花环形态

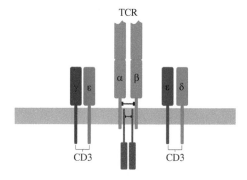

图 6-4　T 细胞抗原识别受体

（2）表面抗原：主要有白细胞分化抗原（CD 分子）和人类主要组织相容性抗原（HLA）。其中白细胞分化抗原是指不同谱系白细胞在正常分化成熟的不同阶段，以及细胞活化过程中出现或消失的表面分子，具有广泛的生物学效应，以分化群（cluster of differentiation，CD）统一命名。白细胞分化抗原除表达在白细胞外，还可表达在其他血细胞的表面，T 细胞表面重要的 CD 分子有 CD3、CD2、CD4/CD8、CD28、CD40L（CD40 配体）等。

2. T细胞的亚群　根据T细胞的表型及功能特征，可将T细胞分成许多不同的类别及亚群。

（1）根据T细胞是否表达CD4或CD8分子，分为CD4$^+$T细胞和CD8$^+$T细胞两个亚群。① CD4$^+$T细胞：主要是辅助性T细胞（helper T cell，Th），能促进B细胞、T细胞和其他免疫细胞的增殖和分化，协调免疫细胞间的相互作用。② CD8$^+$T细胞：主要是细胞毒T细胞（Tc或cytotoxic T lymphocyte，CTL），具有细胞毒作用，可特异性杀伤靶细胞，如肿瘤细胞和感染了病毒的组织细胞。

（2）根据T细胞的分化状态及功能的不同，分为初始T细胞、效应T细胞和记忆性T细胞3类：初始T细胞是没有接受过抗原刺激的成熟T细胞；效应T细胞是执行免疫效应功能的T细胞，由初始T细胞接受抗原刺激分化发育而来；记忆性T细胞维持机体免疫记忆功能，介导再次免疫应答，再次接受抗原刺激后迅速活化，分化为效应T细胞和新生记忆性T细胞。

（二）B淋巴细胞

B淋巴细胞简称B细胞，人类的B细胞主要在骨髓中分化、发育成熟，又称为骨髓依赖性淋巴细胞。成熟的B细胞转移到外周免疫器官定居，在外周血中占淋巴细胞总数的20%。B细胞通过产生抗体发挥特异性体液免疫应答，同时也是重要的抗原提呈细胞，并参与免疫调节。

1. B细胞表面分子及其作用　B细胞表面也有众多重要的膜分子，它们参与抗原识别、B细胞的活化增殖以及抗体的产生等。B细胞表面分子包括表面受体和表面抗原（表6-2）。

表6-2　B细胞重要的表面分子及主要作用

表面分子	主要作用
BCR	化学本质是膜表面免疫球蛋白（mIg），是B细胞的特征性表面标志。mIg有单体mIgM和mIgD两种。未成熟B细胞只表达mIgM，成熟B细胞同时表达mIgM和mIgD为。BCR主要特异性识别抗原，通过Igα和Igβ转导抗原信号
丝裂原受体	丝裂原受体存在B细胞表面，能接受促有丝分裂物质（如脂多糖、葡萄球菌A蛋白等）的刺激，使B细胞发生转化和增殖，可用于检测机体体液免疫功能
CD40	表达在成熟B细胞表面，与活化T细胞表面的CD40L结合，在B细胞活化中起协同刺激作用，促进B细胞增殖分化为浆细胞
CD80和CD86	CD80（B7-1）和D86（B7-2）在活化B细胞表面高表达，与T细胞表面的CD28结合，为T细胞活化提供协同刺激信号

（1）表面受体：主要有B细胞的抗原识别受体（B cell receptor，BCR）（图6-5）、丝裂原受体、细胞因子受体和补体受体等，其中BCR是B细胞表面最重要的表面受体。

（2）表面抗原：主要有白细胞分化抗原（CD分子）和人类主要组织相容性抗原（HLA）。B细胞表面重要的CD分子有CD40、CD80/CD86等。

2. B细胞的亚群　根据B细胞发生、分布、表面标志和功能特征的不同，将B细胞分为B1细胞和B2细胞。① B1细胞仅占B细胞总数的5%～10%，主要分布腹膜腔、胸膜腔和肠道固有层中，主要识别细菌多糖类TI-Ag及某些变性的自身抗原，B1细胞产生抗体无需Th细胞辅助，参与固有免疫应答；② B2细胞主要分布在脾脏、淋巴结及黏膜

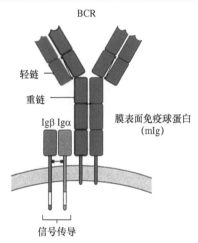

图6-5　B细胞抗原识别受体

相关的淋巴组织，主要识别蛋白质类 TD-Ag，B2 细胞产生抗体需要 Th 细胞辅助，主要参与适应性免疫应答。即通常所说的 B 细胞均指 B2 细胞。此外，B2 细胞可作为抗原提呈细胞，将抗原信号提呈给 CD4$^+$T 细胞，还参与机体的免疫调节功能。

（三）自然杀伤细胞

自然杀伤细胞（natural killer cell，NK cell）是机体重要的免疫细胞，来源于骨髓的淋巴样干细胞，主要分布在外周血和脾脏，在外周血中占淋巴细胞总数的 5%～10%。NK 细胞是一类具有杀伤作用的淋巴细胞，不需要抗原预先刺激就能直接杀伤靶细胞，与抗肿瘤、抗病毒感染和免疫调节有关，而且在某些情况下参与超敏反应和自身免疫性疾病的发生。

当靶细胞膜上的抗原与抗体 IgG 特异性结合时，NK 细胞通过其 Fc 受体与 IgG 的 Fc 段结合，触发对靶细胞的杀伤作用。由于这种杀伤作用必须依赖抗体 IgG，故称抗体依赖性细胞介导的细胞毒性作用（antibody-dependent cell-mediated cytotoxicity，ADCC）（图 6-6）。

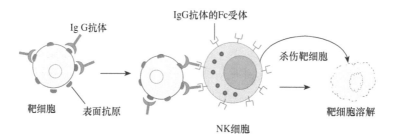

图 6-6　NK 细胞的 ADCC 作用

二、抗原呈递细胞

抗原呈递细胞（antigen presenting cell，APC）是指能摄取、加工、处理抗原并将抗原信息呈递给 T 淋巴细胞的一类细胞。APC 主要分为专职 APC、非专职 APC 和表达 HLA- I 类分子的靶细胞，专职 APC 主要包括单核 - 巨噬细胞、树突状细胞、B 细胞等；非专职 APC 主要包括内皮细胞、成纤维细胞等；表达 HLA- I 类分子的靶细胞通常是指被病毒或胞内寄生菌感染的细胞以及自身突变的细胞。APC 在机体的免疫识别、免疫应答与免疫调节中起重要作用。这里主要介绍专职 APC。

（一）单核 - 巨噬细胞

单核 - 巨噬细胞主要包括血液中的单核细胞和组织中的巨噬细胞（macrophage，Mφ）。Mφ来源于血液中的单核细胞，而单核细胞又来源于骨髓中的前体细胞。单核 - 巨噬细胞是机体重要的免疫细胞，具有多种生物学作用。

1. 提呈抗原作用　单核 - 巨噬细胞作为抗原提呈细胞，将抗原信号提呈给 T 细胞，启动适应性免疫应答。

2. 抗感染　巨噬细胞具有很强的吞噬、消化和杀伤作用，能非特异性吞噬杀伤多种病原微生物，是机体非特异性免疫防御中的重要细胞。

3. 抗肿瘤　巨噬细胞被某些细胞因子如 IFN-γ 激活后能有效地杀伤肿瘤细胞，是参与免疫监视的重要效应细胞。

4. 免疫调节　在特异性免疫应答中，巨噬细胞可分泌释放多种细胞因子，参与免疫调节。

5. 介导炎症反应　巨噬细胞在吞噬、杀伤和清除病原生物等异物的同时，可发生溶酶体酶的外漏或分泌多种炎症介质，导致炎症反应发生。

（二）树突状细胞

树突状细胞（dendritic cell，DC）是机体内功能最强的专职 APC。DC 可由骨髓中髓样干细胞和淋巴样干细胞分化而来，因此分别称为髓系 DC 和淋巴系 DC。DC 广泛分布在除脑以外的全身各组织器官，但数量少，仅占人外周血单个核细胞的 1% 以下。其生物学作用主要是摄取、加工与提呈抗原，能够直接激活初始 T 细胞，是免疫应答的始动者；参与免疫调节作用；参与中枢和外周免疫耐受的诱导等。

（三）B 细胞

B 细胞不仅是体液免疫的主要细胞，也是一类重要的专职抗原提呈细胞。B 细胞表面的 BCR 能特异性识别并结合抗原，将抗原摄入细胞内进行加工、处理，并将抗原信号提呈给 $CD4^+T$ 细胞。

三、其他免疫细胞

在机体的免疫应答中，嗜酸性粒细胞、嗜碱性粒细胞、中性粒细胞、肥大细胞、红细胞和血小板等均可作为免疫细胞发挥作用。

第 3 节 免疫分子

免疫分子是指与免疫有关的各类分子的总称，主要是一些蛋白质分子或多肽。其种类很多，主要包括体液中抗体、补体、细胞因子和细胞膜表面的主要组织相容性抗原、白细胞分化抗原、黏附分子和各类细胞表面膜受体等，它们在免疫应答中发挥重要的作用。

一、抗　体

抗体（antibody，Ab）是 B 细胞受相应抗原刺激后，活化、增殖、分化为浆细胞所产生的一种能与相应抗原发生特异性结合的糖蛋白。主要存在血清和体液中，能与相应抗原特异性结合，是介导体液免疫的重要效应分子。

1968 年和 1972 年，世界卫生组织和国际免疫学会联合会的专业委员会先后决定，将具有抗体活性或化学结构与抗体相似的球蛋白统称为免疫球蛋白（immunoglobulin，Ig）。Ig 是化学结构上的概念，而 Ab 是功能上的概念；所有的 Ab 都属于 Ig，但 Ig 不一定都是 Ab。

免疫球蛋白有分泌型和膜型两类类型：分泌型免疫球蛋白（主要是抗体），存在于血液和组织液中，具有多种生物学作用；膜型免疫球蛋白（membrane immunoglobulin，mIg）是 B 细胞膜上的抗原识别受体，能特异性识别抗原，启动 B 细胞活化。

（一）免疫球蛋白的结构（即抗体的结构）

抗体的结构

1. 免疫球蛋白的基本结构　是由两条相同的重链（heavy chain，H 链）和两条相同的轻链（light chain，L 链）通过二硫键连接形成的"Y"型的四条肽链分子，即免疫球蛋白的单体（图 6-7）。

（1）重链和轻链：①重链较长，由 450～550 个氨基酸残基组成。根据重链结构和抗原性不同，将 Ig 分为 5 类，即 IgM、IgG、IgA、IgD 和 IgE（图 6-8）。②轻链较短，约由 210 个氨基酸残基组成，根据轻链结构和抗原性的不同，可将其分为两种，即 κ 链和 λ 链。

（2）可变区和恒定区：①可变区（variable region，V 区）是指 Ig 的轻链和重链中氨基酸

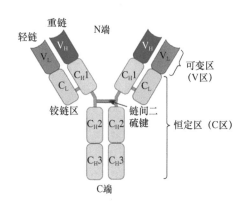

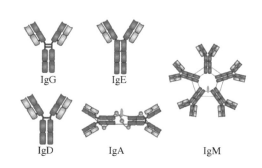

图 6-7　免疫球蛋白基本结构　　　　图 6-8　五类免疫球蛋白

序列变化较大的区域，即靠近氨基端（N 端），轻链的 1/2 和重链的 1/4 或 1/5 区域；②恒定区（Constant region，C 区）是指 Ig 的轻链和重链中氨基酸序列相对稳定的区域，即靠近羧基端（C 端），1/2 轻链和重链的 3/4 或 4/5 区域。

（3）功能区：免疫球蛋白的 H 链和 L 链均借其链内二硫键折叠成若干球形结构，称为功能区。①轻链有 2 个功能区，即 V_L 和 C_L；②重链有 V_H 和若干个 C_H 功能区（即 $C_H1 \sim C_H3$ 或 $C_H1 \sim C_H4$）。

各功能区的功能不同：① V_L 和 V_H 是与相应抗原特异性结合的部位；② C_L 和 C_H1 具有遗传学标志；③ C_H2（IgG）和 C_H3（IgM）是补体结合位点，可激活补体的经典途径；④ C_H2（IgG）可通过胎盘进入胎儿体内；⑤ C_H2（IgG）和 C_H2、C_H3（IgE）可与某些细胞表面相应受体结合，发挥不同的生物学效应。

在重链和轻链的可变区（V_L 和 V_H）中各有 3 个区域的氨基酸组成和排列顺序高度可变，称为超变区，该部位能与相应抗原表位互补结合，又称互补决定区，决定抗体的特异性。

（4）铰链区：Ig 的铰链区位于 C_H1 和 C_H2 功能区之间。该区含有大量脯氨酸，富有弹性，在抗体与相应抗原结合时，该区可通过伸展或弯曲，使"Y"形结构的两臂上的抗原结合部位能同时与不同距离的抗原表位结合。

2. 免疫球蛋白的辅助成分　除基本结构外，某些类型免疫球蛋白还有一些辅助成分。

①J 链（连接链）是由浆细胞产生和分泌的一种富含半胱氨酸的多肽链，它能将免疫球蛋白的单体连接成多聚体，如 IgA 二聚体和 IgM 五聚体均是由一条 J 链连接而成的（图 6-9）；②分泌片（secretory piece，SP）是由黏膜上皮细胞产生和分泌的一种含糖肽链，是分泌型 IgA（SIgA）分子上的一种辅助成分。分泌片可保护 SIgA 避免消化液中蛋白水解酶的降解作用，并介导 SIgA 从黏膜下转运至黏膜表面。

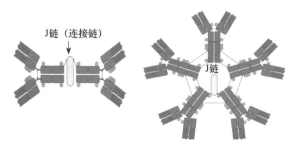

图 6-9　免疫球蛋白的连接链

（二）免疫球蛋白的水解片段

免疫球蛋白的铰链区对木瓜蛋白酶和胃蛋白酶敏感，借此可将免疫球蛋白水解产生不同片段（图6-10），用以分析免疫球蛋白的结构和功能。

1. 木瓜蛋白酶水解片段　木瓜蛋白酶可在IgG重链的铰链区链间二硫键近N端将其断裂，水解为3个片段：即2个完全相同的抗原结合片段（fragment of antigen binding，Fab）和1个可结晶片段（fragment of crystallizable，Fc）。①Fab段：能与抗原特异性结合，该片段含一条完整的轻链和一条重链的V_H、C_H1结构域，具有单价抗体活性，只能与1个相应抗原表位结合；②Fc段：相当于IgG的C_H2和C_H3结构域，因其

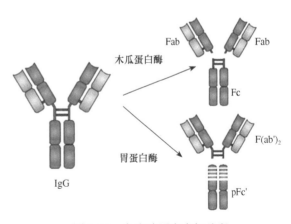

图6-10　免疫球蛋白水解片段

在低温和低离子强度下可结晶。Fc段无抗原结合活性，但其能与某些细胞表面的Fc受体结合，发挥一定的生物学作用，如激活补体，结合Fc受体的细胞，通过胎盘和黏膜等。

2. 胃蛋白酶水解片段　胃蛋白酶可在IgG重链铰链区链间二硫键近C端将其断裂，水解为1个F（ab'）$_2$段和若干小分子碎片即pFc'。①F（ab'）$_2$段包括两条完整轻链和两条重链的V_H1、C_H1结构域和铰链区，具有双价抗体活性，能与2个相应抗原表位结合。②pFc'不具任何生物学活性。如某些精制抗毒素（即抗体）提纯制品，经过胃蛋白酶处理后，因其去除了Fc段，既保留了免疫球蛋白单体双价结合抗原的活性，又减少或避免了Fc段抗原性可能引起的副作用和超敏反应。

（三）抗体的生物学作用

1. 特异性识别结合抗原　是抗体的主要功能，由抗体的可变区（V区）执行该功能。抗体在体内与病原微生物及代谢产物结合，发挥中和毒素、阻止病原体入侵，发挥免疫防御功能，但抗体本身不能清除病原微生物；B细胞表面的膜免疫球蛋白（mIg），能特异性识别和结合抗原，介导特异性体液免疫应答。在体外，抗体与抗原结合后可发生凝集、沉淀等现象，有利于抗原或抗体的检测，有助于某些感染性疾病和免疫性疾病的诊断。

2. 激活补体　IgM、IgG（IgG1～IgG3）与相应抗原结合形成的免疫复合物，可通过激活补体经典途径，发挥补体的多种生物学效应，协助抗体清除抗原；IgA和IgG4本身难于激活补体，但形成聚合物后可通过旁路途径激活补体。

3. 结合Fc受体的细胞　多种细胞表面存在抗体Fc受体（Fc receptor，FcR），通过抗体Fc段与具有Fc受体的细胞结合，产生不同的生物学功能。①调理作用：IgG类抗体的Fab段与细菌等颗粒性抗原结合后，以其Fc段与中性粒细胞、巨噬细胞表面的IgG Fc受体结合，通过IgG的"桥梁"作用，能促进吞噬细胞的吞噬功能，称为抗体的调理作用；②抗体依赖性细胞介导的细胞毒作用（ADCC）：IgG类抗体的Fab段与肿瘤细胞或病毒感染细胞等靶细胞表面的抗原表位结合，其Fc段与杀伤细胞（NK细胞、巨噬细胞等）表面的Fc受体结合，增强或触发杀伤细胞对靶细胞的杀伤作用，即抗体依赖性细胞介导的细胞毒作用；③介导I型超敏反应：IgE通过其Fc段与肥大细胞和嗜碱性粒细胞表面的IgE Fc受体结合，形成致敏细胞。当相同抗原再次进入机体后，可与致敏细胞上的IgE的Fab段结合，使致敏细胞释放生物活性物质，引起I型超敏反应。

抗体的调理作用
抗体的ADCC作用

4. **穿过胎盘和黏膜** 在人类，IgG 是唯一能穿过胎盘的抗体。母体中的 IgG 穿过胎盘转移至胎儿血液循环中，是一种重要的自然被动免疫机制，对新生儿抗感染具有重要意义。分泌型 IgA 可被转运到呼吸道和消化道黏膜表面，发挥黏膜局部免疫的作用。

（四）各类抗体的特性与功能

1. **IgG** IgG 是血清和组织液中含量最高的 Ig，人出生后 3 个月开始合成，3～5 岁时达成人水平，占血清抗体总量的 75%～80%。IgG 半衰期 20～23 天，是体内半衰期最长的 Ig。

IgG 对抗原的亲和力强，具有活化补体及很强的调理吞噬作用，是机体抗感染的主要抗体。IgG 是唯一能够通过胎盘的抗体，在新生儿抗感染中发挥重要作用。临床使用的人丙种球蛋白多属于 IgG 类抗体，可用于人工被动免疫，增强机体的免疫力；某些自身抗体如 Rh 抗体、抗甲状腺球蛋白抗体、抗核抗体也属于 IgG，参与 Ⅱ、Ⅲ型超敏反应。

2. **IgM** IgM 是分子量最大的 Ig，故又称巨球蛋白。在个体发育中，是最早出现的 Ig，半衰期较短，约 10 天。IgM 有膜结合型（mIgM）和血清型两种：膜结合型 IgM 为单体，表达于未成熟 B 细胞表面，构成 B 细胞抗原受体；血清型 IgM 是五聚体，一般不能通过血管壁，主要存在于血清中。

IgM 的抗原结合价和补体的激活能力高于 IgG，具有高效抗感染的作用，尤其在抗败血症方面发挥重要作用。在胚胎发育晚期已具备产生 IgM 的能力，因此脐带血中 IgM 增高，提示胎儿有宫内感染；B 细胞受抗原刺激后，机体最早产生的抗体也是 IgM，测定血清中 IgM 含量，提示近期感染，有助于感染性疾病的早期诊断。天然血型抗体属于 IgM，血型不符的输血可致严重的溶血反应。在病理免疫应答中，参与 Ⅱ、Ⅲ型超敏反应。

3. **IgA** IgA 有血清型和分泌型两种。血清型 IgA 主要为单体，存在于血清中，占血清 Ig 总量的 10%～15%；分泌型 IgA（secretory immunoglubulin A，SIgA）为二聚体，半衰期仅有 6 天，存在于黏膜表面和胃肠液、支气管分泌液、初乳、唾液和泪液等外分泌液中。

SIgA 是外分泌液中主要的抗体，参与黏膜局部免疫，阻止病原微生物吸附到黏膜细胞表面，也可中和毒素，发挥局部抗感染作用，因此又称为局部抗体。新生儿因 SIgA 合成不足易患呼吸道、胃肠道感染。婴儿可通过母乳被动获得 SIgA，因此，提倡母乳喂养对防止婴儿呼吸道、胃肠道感染具有重要意义。

4. **IgD** 正常人血清中 IgD 浓度很低，30～40μg/ml，占血清 Ig 总量的 0.3%，在个体发育中合成较晚，半衰期短，约 3 天。IgD 有膜结合型（mIgD）和血清型（IgD）两种：mIgD 是 B 细胞分化发育成熟的标志，是 B 细胞抗原受体（BCR）的重要成分，未成熟 B 细胞只表达 mIgM，成熟 B 细胞可同时表达 mIgM 和 mIgD；血清型 IgD 其功能尚不清除。

5. **IgE** IgE 是正常人血清中含量最低的 Ig，血清浓度约 0.3μg/ml，仅占血清免疫球蛋白总量的 0.02%，但在过敏患者的体内，IgE 含量可升高数倍。在个体发育中 IgE 合成较晚，为单体，半衰期约 2.5 天，与细胞结合的 IgE 半衰期可延长至数周。

IgE 为亲细胞抗体，其 Fc 段能与肥大细胞和嗜碱性粒细胞膜上的 IgE Fc 受体结合，介导 Ⅰ型超敏反应（即过敏反应）。此外，IgE 还参与抗寄生虫感染。

（五）人工制备抗体

抗体针对特定病原体的特异性和治疗的有效性使人们对抗体的需求日益增加，对临床疾病的诊断、防治及基础研究具有重要作用，人工制备抗体成为大量获得特异性抗体的重要途径。因此，人工制备抗体及其技术受到重视和发展。根据制备抗体的方法不同，将人工制备抗体分为多克隆抗体、单克隆抗体和基因工程抗体 3 类。

1. 多克隆抗体（polyclonal antibody，PcAb）　用抗原免疫动物后获得免疫血清（抗血清）为多克隆抗体。是用含有多种抗原表位的抗原性物质，刺激机体产生多种针对不同抗原表位的抗体，故所获得的抗血清中存在多种抗体，称之为多克隆抗体。多克隆抗体是人工制备的第一代抗体，由于其特异性差、易导致超敏反应等，因而在临床应用中受到很大限制。

2. 单克隆抗体（monoclonal antibody，McAb）　单克隆抗体是由单一克隆杂交细胞瘤产生的，只针对单一抗原表位的特异性抗体。每个杂交瘤细胞由一个 B 细胞与一个骨髓瘤细胞融合而成，而每个 B 细胞仅识别一种抗原表位。这种杂交瘤细胞既保留了骨髓瘤细胞大量无限繁殖的特性，又具有 B 细胞可合成和分泌特异性抗体的能力，其产生的单克隆抗体具有高度均一、特异性高、易于大量制备和纯化等优点。

单克隆抗体可与放射性物质、毒素或药物偶联制成"靶向制剂"，为临床疾病的诊断、预防和治疗开辟了广阔前景。但目前，国内外所用的单克隆抗体多为鼠源性，可诱导人抗鼠的免疫应答，使其在人体内应用受到了限制。用杂交瘤技术制备的单克隆抗体可视为人工制备的第二代抗体。

3. 基因工程抗体　为了降低鼠源性单克隆抗体的免疫原性，在 20 世纪 80 年代早期，人们开始利用基因工程技术制备抗体，通过用人抗体的部分氨基酸序列代替某些鼠源性抗体的序列，经修饰制备成基因工程抗体，为人工制备的第三代抗体。目前所制备的基因工程抗体主要有嵌合抗体、人源化抗体、双特异性抗体及小分子抗体等。

知识拓展 6-1

靶向药物与肿瘤

靶向药物（targeted medicine）是目前用于肿瘤治疗的先进药物，是根据肿瘤细胞中分子的生物学特征与正常细胞中分子生物学特征的区别而研发的药物，统称为分子靶向药物。通过与肿瘤的发生及肿瘤生长所必需的特定分子作为靶点来阻止肿瘤细胞的生长。

靶向药物与常规化疗药物最大的不同在于：常规化疗药物通过对细胞的毒害发挥作用，由于不能准确识别肿瘤细胞，因此在杀灭肿瘤细胞的同时也会殃及正常细胞，所以产生较大的不良反应。靶向药物是针对肿瘤基因研发的，能够准确识别并结合肿瘤细胞表面的肿瘤细胞特有基因所决定的特征性位点，阻断肿瘤细胞内控制细胞生长、增殖的信号传导通路，从而杀灭肿瘤细胞、阻止其增殖。因此，靶向药物不仅效果好，而且不良反应要比常规的化疗方法小得多。

目前靶向药物主要有两类：单克隆抗体和小分子药物。单克隆抗体是通过抗原与抗体的特异性结合来识别肿瘤细胞，从而发挥抗肿瘤作用；小分子药物通常是信号传导抑制剂，它能够特异性地阻断肿瘤生长、增殖过程中所必需的信号传导通路，从而达到治疗的目的。

二、补　体

补体（complement，C）是存在于人和脊椎动物血清、组织液和细胞膜表面的一组不耐热、经活化后具有酶活性的蛋白质。19 世纪末，Jules Bordet 通过实验证实在新鲜血清中存在一种具有辅助抗体介导溶菌及溶细胞作用的物质，取名补体。现知补体约有 30 多种成分，故称为补体系统。补体系统在机体免疫防御、免疫调节和介导免疫应答和炎症反应中发挥重要的生物学作用。

（一）补体系统的概述

1. 补体系统的命名　补体通常以符号"C"表示，参与经典激活途径的补体固有成分按其发现先后分别命名为C1～C9，其中C1由C1q、C1r、C1s 3个亚单位组成；补体系统的其他成分以英文大写字母表示，如B因子、D因子、P因子；补体调节蛋白多以其功能命名如C1抑制物、C4结合蛋白、促衰变因子等。补体激活的裂解片断，是在该补体成分符号后附加小写英文字母表示，如C3a、C3b等，其中小的裂解片段一般为a，大片段一般为b；具有酶活性的补体成分或复合物，一般在其符号上划一横线表示，如C3bBb；灭活的补体成分在其符号前加i表示，如iC3b。

2. 补体系统的组成　补体系统按其生物学功能不同可分为3部分。

（1）补体固有成分：是指存在于血清和体液中直接参与补体激活途径的成分，包括：①参与经典途径的C1（C1q、C1r、C1s）、C2、C4；②参与凝集素途径（MBL途径）的甘露聚糖结合凝集素（mannose-binding lection，MBL）和MBL相关丝氨酸蛋白酶（MBL-associated serine protease，MASP）；③参与旁路途径的B因子、D因子和备解素（P因子）；④参与补体3条激活途径的共同成分C3、C5、C6、C7、C8、C9。

（2）补体调节蛋白：是存在于血浆或某些细胞膜表面，能够调控补体活性的蛋白质。存在于体液中的调节蛋白，如C1抑制因子（C1INH）、I因子、H因子、C4结合蛋白（C4bp）、S蛋白（攻膜复合体抑制物）等。细胞膜表面的调节蛋白，如衰变加速因子（DAF）、膜辅助蛋白（MCP）、膜反应性溶解抑制因子（MIRL）等。

（3）补体受体（complement receptor，CR）：是指存在于某些细胞表面，能与补体活化裂解片段结合，介导多种生物学效应的受体分子。包括CR1～CR5、C3aR、C5aR、C1qR、H因子受体（HF-R）等。

3. 补体的来源与理化性质　机体多种组织细胞能合成补体成分，肝细胞和巨噬细胞是产生补体的主要来源，大部分血浆补体组由肝细胞分泌，在炎症发生的局部，补体主要由巨噬细胞产生。肠道上皮细胞、内皮细胞、角质细胞和肾小球细胞等也可合成某些补体成分。血清补体的含量相对稳定，占血清总蛋白的5%～6%，在某些疾病情况下可有波动。各组分中以C3含量最高，D因子含量最低。

补体各成分均为糖蛋白，大多数为β球蛋白，少数属α或γ球蛋白。补体性质不稳定，在56℃持续30分钟可使补体丧失活性，称为补体灭活。在0～10℃条件下，补体活性仅能保持3～4天，故补体通常在-20℃以下或冷冻干燥保存。此外，紫外线、机械震荡、酸、碱、乙醇等理化因素均可破坏补体。

（二）补体的激活

在生理情况下，血清中的多数补体组分以无活性的酶原形式存在。在特定条件下，某些补体成分被激活物作用时，补体各成分依次被激活，进而发挥生物学作用，此过程称为补体的激活。补体的激活过程是一种酶促级联反应，即前一组分被激活，其产物可以作为后一种组分的酶分子，由此形成扩大的连锁反应。补体激活途径主要有3条，即经典途径、MBL途径和旁路途径。

1. 经典途径　是由抗原-抗体复合物结合C1q所启动的补体激活途经，最早被人们认识，故称为经典途径。

（1）激活物：主要是抗原-抗体复合物即免疫复合物（immune complex，IC）。当抗体（IgG、IgM）与抗原结合形成免疫复合物后，抗体构象发生改变，使C1q得以与抗体的补体结合位点结合，从而启动经典途径，又称C1激活途径。

（2）激活过程：参与的补体成分包括C1～C9，激活过程可分为识别、活化、攻膜3个阶段（图6-11）。

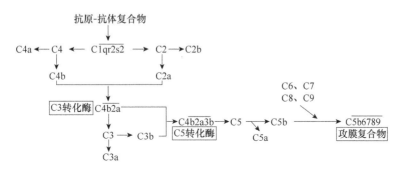

图 6-11 补体经典途径

1）识别阶段：是指 IC 与 C1q 结合，使 C1 活化，形成活化的 C$\overline{1s}$ 的阶段。C1 是由 1 分子 C1q，2 分子 C1r 和 2 分子 C1s 相连而成的复合物。C1q 为六聚体，每一亚单位的头部是 C1q 与免疫球蛋白 Fc 段结合的部位。当 2 个以上 C1q 头部与 IgG 或 IgM 的 Fc 段结合后，其 C1q 构象发生改变，激活 C1r，活化的 C1r 作用于 C1s 形成具有蛋白酶活性的 C$\overline{1s}$（即活化的 C$\overline{1s}$）（图6-12）。

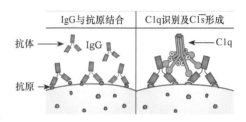

图 6-12 补体经典途径的识别阶段

2）活化阶段：是指 C3 转化酶和 C5 转化酶的形成阶段。活化的 C1s 先作用于 C4，将其裂解为 C4a 和 C4b 两个片段，其中 C4a 释放至液相，C4b 可结合于 IC 或抗体结合的细胞表面；在 Mg^{2+} 存在下，C2 附着于结合有 C4b 的细胞表面，继而被 C1s 裂解为 C2a 和 C2b。C2a 与 C4b 结合成 C$\overline{4b2a}$ 复合物，即 C3 转化酶。此酶将 C3 裂解为 C3a 和 C3b，C3a 释入液相，C3b 与 C$\overline{4b2a}$ 结合为 C$\overline{4b2a3b}$ 复合物，即 C5 转化酶（图6-13）。

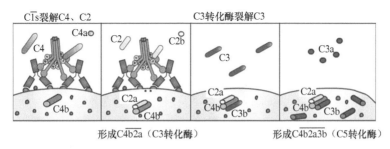

图 6-13 补体经典途径的活化阶段

3）攻膜阶段：是指攻膜复合物（membrane attack complex，MAC）形成的阶段，可导致某些病原体和靶细胞裂解破坏，是补体激活过程中最后的反应阶段。C5 转化酶裂解 C5 为 C5a 和 C5b。C5b 可吸附于结合有 IC 的细胞表面，依次与 C6、C7 结合形成 C$\overline{5b67}$ 复合物，插入细胞膜脂质双层中，然后与 C8 结合，形成 C$\overline{5b678}$，继而与 12～15 个 C9 分子结合为 C$\overline{5b6789n}$ 大分子复合物，即攻膜复合物（MAC）。MAC 在靶细胞膜上形成跨膜孔道，使水、离子及可溶性小分子通过，但胞质中蛋白质等大分子则难以逸出，导致细胞内渗透压降低，细胞发生溶解死亡（图 6-14）。

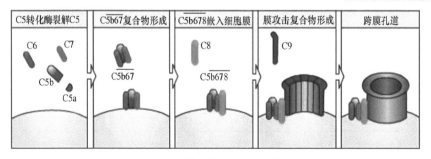

图 6-14　补体经典途径的攻膜阶段

2. MBL 途径　又称为凝集素途径，不依赖于抗体。是指由血浆中的 MBL 直接识别病原体表面的糖结构，通过激活 MBL 相关的丝氨酸蛋白酶（MASP）所启动的补体激活途径，故称为 MBL 激活途径。

（1）激活物：主要是病原微生物表面的糖结构。正常情况下，体内 MBL 含量极低，病原微生物感染机体后，诱导机体产生 MBL，MBL 识别并结合微生物表面的糖结构，启动补体的活化。

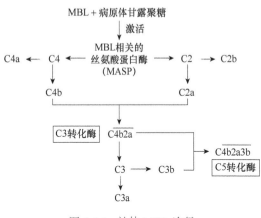

图 6-15　补体 MBL 途径

（2）激活过程：参与 MBL 途径的补体组分包括 C2～C9、MBL 和 MASP。当 MBL 与病原微生物表面的相应糖结构结合，发生构象改变，激活与之相连的 MBL 相关的丝氨酸蛋白酶（MASP）。MASP 有 MASP-1 和 MASP-2 两类，MASP-1 可直接裂解 C3 生成 C3b，参与并加强旁路途径正反馈；MASP-2 类似于活化 C1s，依次裂解 C4、C2、C3，形成与经典途径相同的 C3 转化酶和 C5 转化酶，继而活化其他相关补体成分的途径，此后激活过程与经典途径相同，最终形成 MAC，发挥溶细胞生物学作用（图 6-15）。

3. 旁路途径　又称替代途径或 C3 激活途径，不依赖于抗体。是指病原微生物或外源异物直接激活 C3，在 B 因子、D 因子、P 因子参与下，启动的补体激活途经。

（1）激活物：主要是病原微生物，也可是脂多糖（内毒素）、酵母多糖等。激活物实际上是为补体提供了激活的接触表面和保护性环境。

（2）激活过程：参与旁路途径激活的补体成分包括 B 因子，D 因子、备解素（P 因子）、C3、C5～C9。

在正常情况下，C3 可被血清中某些蛋白酶持续地、低水平裂解，产生 C3b。在生理状态下，由于缺乏 C3b 可结合的表面，存在液相中的 C3b 则快速被水解灭活；当有病原微生物感染或异物进入机体，出现 C3b 相关的接触表面，使 C3b 不被灭活。自发产生的 C3b 在 Mg^{2+} 存在下，大量结合在这些病原微生物或异物表面，并与 B 因子结合形成 C3bB，血清中 D 因子可将结合状态的 B 因子裂解为 Ba 和 Bb,形成 C3bBb 复合物(即 C3 转化酶)。C3bBb 复合物极不稳定,易被迅速降解,血清 P 因子可与 C3bBb 结合使之稳定。旁路途径的 C3 转化酶将水解更多的 C3 生成 C3a 和 C3b,多个 C3b 与 C3bBb 结合为 C3bBb3b 或 C3bnBb,即 C5 转化酶,其功能与经典途径 C5 转化酶类似,可裂解 C5 为 C5a 和 C5b,最终形成 MAC,发挥溶细胞生物学作用(图 6-16)。

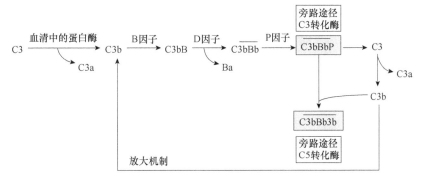

图 6-16 补体旁路途径

此外,经典途径及 MBL 途径形成的 C3b 也可加入该过程,即旁路途径的正反馈放大效应,简称 C3b 正反馈途径。

补体 3 条激活途径全过程,见图 6-17。在机体感染早期,尚未产生抗体之前,旁路途径和 MBL 途径发挥固有免疫的抗感染作用;经典途径则是机体产生抗体后发挥适应性免疫的抗感染作用。3 条激活途径之间彼此联系,互相促进,从而使补体系统成为体内具有重要生物学作用的功能系统。补体 3 条激活途径比较,见表 6-3。

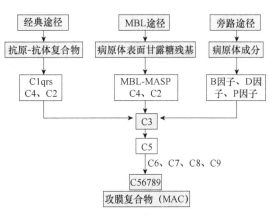

图 6-17 补体 3 条激活途径全过程

表 6-3 补体 3 条激活途径的比较

	经典途径	MBL 途径	旁路途径
激活物	免疫复合物(IC)	病原微生物表面的糖结构	病原微生物
参与补体的成分	C1~C9	C2~C9,MBL 和 MASP	C3、C5~C9,B 因子、D 因子、P 因子等
C3 转化酶	C4b2a	C4b2a	C3bBb
C5 转化酶	C4b2a3b	C4b2a3b	C3bBb3b、C3bnBb
作用	参与适应性免疫	参与固有免疫	参与固有免疫

(三)补体的生物学作用

1. 溶细胞(细胞毒)作用 补体的 3 条激活途径,均形成的 MAC 介导靶细胞溶解。补体的溶细胞效果因靶细胞种类不同而异,发挥抗细菌(主要是革兰阴性菌)、抗病毒(病毒感染的细胞）及抗寄生虫效应，是机体抵抗病原生物感染的重要机制；参与抗肿瘤作用；某些病理情况下，可引起机体自身细胞溶解，引起自身免疫病。

2. 调理作用　补体激活过程中产生的 C3b、C4b 等，可结合于细菌、细胞及其他颗粒性物质表面，可通过与吞噬细胞表面的 C3b 受体或 C4b 受体结合，促进吞噬细胞的吞噬作用，称为补体的调理作用。因补体和抗体均有调理作用，故将此二类分子又称为调理素。

3. 免疫黏附与清除免疫复合物作用　血液循环中可形成免疫复合物，通过激活补体，产生的 C3b 可结合于免疫复合物上。一方面通过调理作用，促进吞噬细胞吞噬清除免疫复合物；另一方面可与表达 C3b 受体的红细胞、血小板结合（补体的免疫黏附作用），通过血流将免疫复合物运送到肝脏和脾脏内，被局部的吞噬细胞清除，这是体内清除循环免疫复合物的主要途径。

4. 炎症介质作用　补体在激活过程中产生的多种具有炎性介质作用的活性片段，引起局部炎症反应。①过敏毒素作用：C3a、C4a、C5a 可与肥大细胞、嗜碱性粒细胞表面的相应受体结合，触发细胞脱颗粒，释放组胺等生物活性物质，引起血管扩张、通透性增高、平滑肌收缩，从而导致局部水肿等炎症反应；②趋化作用：C5a 对中性粒细胞具有很强的趋化作用，可诱导中性粒细胞向炎症部位聚集，有利于发挥其吞噬功能，同时增强炎症反应；③激肽样作用：C2b 具有激肽样活性，使血管扩张，毛细血管通透性增高，使局部皮肤黏膜水肿。

（四）补体异常与疾病

补体成分的缺损、补体功能障碍及补体过度活化均与某些疾病的发生、发展有一定关系。

1. 补体成分先天缺陷与疾病　补体各种固有成分均可出现遗传性缺陷，由于补体成分缺陷，使补体激活受阻，补体生物学作用不能正常发挥，导致患者对病原体易感，同时由于体内免疫复合物清除障碍而易患相关的自身免疫病。如 C3 缺陷，机体防御功能低下，易反复发生感染；C1 抑制因子（C1INH）缺陷，导致 C1 活化失控，C4 与 C2 裂解增多，产生多种活性片段，还可使凝血、激肽和纤溶系统过度激活，产生多种血管活性物质，导致遗传性血管神经性水肿。

2. 补体与感染性疾病　在某些情况下，多种病原体（如病毒、细菌、寄生虫）可利用补体受体或补体调节蛋白作为受体或辅受体而感染靶细胞，使病原体被吞入细胞内增殖，导致感染扩散。如 CR2 为 EB 病毒的受体，膜辅助蛋白（MCP）是麻疹病毒的受体。

3. 补体与炎症性疾病　补体的异常激活参与炎症性疾病的发生和发展。如肾炎、严重创伤、烧伤、某些自身免疫性疾病、心肌梗死等，均可激活补体，产生 C3a、C5a 等活性片段，可激活单核细胞、内皮细胞和血小板等，使其释放炎性介质和细胞因子，使炎症反应进一步扩大，从而导致组织损伤。另外，补体系统与凝血系统、激肽系统和纤溶系统间的相互作用，形成复杂的炎性介质网络，可扩大并加剧炎症反应，从而参与多种感染和非感染性炎症疾病。

三、细　胞　因　子

细胞因子（cytokine，CK）是由免疫细胞和其他细胞所产生并分泌的一类小分子可溶性蛋白质，具有调节免疫系统发育、诱发炎症反应、调节免疫应答及促进造血等生物学作用。在肿瘤、感染、自身免疫病、造血功能障碍等疾病的诊断和治疗中发挥重要作用。

（一）细胞因子的共同特点

1. 理化性质　细胞因子属于生物小分子，大多为低分子量单链糖蛋白，少数为二聚体或三聚体。

2. 作用方式　细胞因子主要以自分泌、旁分泌或内分泌的形式发挥作用。细胞因子通常以自分泌方式作用于自身细胞，或以旁分泌方式作用于邻近的靶细胞，某些细胞因子在特定条件下通过血液作用于远处的靶细胞，呈现内分泌效应。

3. 作用特点　细胞因子通过其相应受体发挥生物学作用，但半衰期短，作用发生快、消失也快。微量的细胞因子作用于相应细胞可发挥明显的生物学效应（即高效性），一种细胞因子能作用于多种细胞产生多种生物学效应（即多效性），几种不同细胞因子之间作用可具有重叠性、协同性或拮抗性等。细胞因子的作用极为复杂，相互调节、相互制约、相互影响，构成一个组成丰富、关系复杂、效应综合的调控网络。

（二）细胞因子的分类

细胞因子有多种分类方法。根据来源不同分为淋巴因子和单核因子，前者由淋巴细胞产生，后者由单核－巨噬细胞产生，目前这两种名称很少使用。主要根据结构和功能进行分类，包括干扰素、白细胞介素、肿瘤坏死因子、集落刺激因子、趋化因子和生长因子。

1. 干扰素（interferon，IFN）　主要与抗感染免疫和免疫调节有关，是最早发现的细胞因子，因其具有干扰病毒的感染和复制的功能而得名。根据其来源和理化性质不同分为 α、β 和 γ 三种类型：其中 IFN-α 和 IFN-β 主要由白细胞、成纤维细胞和病毒感染的细胞产生，又称 Ⅰ 型干扰素，主要以抗病毒作用为主；IFN-γ 主要由活化的 T 细胞和 NK 细胞产生，又称为 Ⅱ 型干扰素，主要以免疫调节作用为主。

2. 白细胞介素（interleukin，IL）　主要调节免疫细胞功能，在 1979 年的第二届淋巴因子国际会议上，人们将由白细胞分泌并介导白细胞间相互作用的一些细胞因子命名为白细胞介素，并按照发现顺序以阿拉伯数字排列。后来发现除了白细胞外，其他细胞如淋巴细胞、单核－巨噬细胞、内皮细胞等多种细胞也可产生 IL，目前已命名达 38 种（IL-1～IL-38）。IL 也可作用于除白细胞外的其他细胞，如淋巴细胞、内皮细胞、成纤维细胞、神经细胞等，主要参与细胞间的相互作用、促进免疫应答、介导炎症反应、刺激骨髓造血干细胞分化及不同谱系不同阶段血细胞的增殖与分化等。

3. 肿瘤坏死因子（tumor necrosis factor，TNF）　主要参与免疫调节和杀伤靶细胞，是在 1975 年发现的一种能使肿瘤组织发生出血、坏死的细胞因子。根据来源和结构不同将其分为 TNF-α 和 TNF-β 两种：TNF-α 主要由活化的单核－巨噬细胞产生；TNF-β 又称淋巴毒素（lymphotoxin，LT），主要由活化的 T 细胞产生。两者具有相同的结合受体，生物学活性相似，主要具有杀瘤或抑瘤作用、免疫调节作用、抗病毒作用、促进炎症反应、致热作用及引发恶病质等，在调节免疫应答、杀伤靶细胞和诱导细胞凋亡等过程中发挥重要作用。

4. 集落刺激因子（colony stimulating factor，CSF）　主要参与调控造血过程，是指一类能够选择性刺激多能造血干细胞和不同发育分化阶段的造血祖细胞增殖、分化的细胞因子。根据 CSF 主要功能和作用细胞的不同，可分为粒细胞集落刺激因子（G-CSF）、巨噬细胞集落刺激因子（M-CSF）、粒细胞－巨噬细胞集落刺激因子（GM-CSF）、红细胞生成素（erythropoietin，EPO）、血小板生成素（thrombopoietin，TPO）、干细胞因子（stem cell factor，SCF）等。

5. 趋化因子（chemokine）　主要可使免疫细胞发生定向迁移，是一类对不同靶细胞具有趋化和活化作用的细胞因子。目前发现的趋化因子达 50 余种，分为 CC、CXC、C 和 CXXXC（C 表示半胱氨酸，X 表示其他任意一种氨基酸）四个亚家族：①CC 亚家族主要针对单核细胞、巨噬细胞、淋巴细胞、嗜碱性粒细胞和嗜酸性粒细胞等产生趋化和活化作用；②CXC 亚家族主要针对中性粒细胞和淋巴细胞产生趋化作用，到达急性炎症部位；③C 亚家族主要作用于成熟的 T 细胞，尤其是

CD8$^+$T 细胞；④ CXXXC 亚家族主要对单核细胞、NK 细胞和 T 淋巴细胞具有趋化作用。

6. 生长因子（growth factor，GF） 是一类能刺激不同类型细胞生长和分化的细胞因子。根据其功能和作用靶细胞的不同而进行命名，如转化生长因子 -β（TGF-β）、表皮细胞生长因子（EGF）、成纤维细胞生长因子（FGF）、神经生长因子（NGF）、血管内皮细胞生长因子（VEGF）和血小板衍生的生长因子（PDGF）等。

（三）细胞因子的生物学作用

1. 调节免疫应答　在免疫应答的过程中，细胞因子参与免疫细胞的发育、成熟、分化、效应过程及调节免疫应答的进程等。如 IL-4、IL-5、IL-6 和 IL-13 等可促进 B 细胞活化、增殖和分化为浆细胞；IL-4 促进 CD4$^+$T 细胞分化成 Th2 细胞，IL-12 和 IFN-γ 促进 CD4$^+$T 细胞分化成 Th1 细胞；IL-10 和 IL-13 可抑制巨噬细胞的功能，发挥负反馈作用。此外，多种细胞因子刺激免疫细胞对抗原性异物进行杀伤、清除，如 IFN-γ 能激活单核巨噬细胞杀灭微生物，IL-5 能刺激嗜酸性粒细胞产生杀伤蠕虫的效应等。

2. 调控炎症反应　炎症反应是机体最常见的疾病表现形式，除由病原体感染导致炎症发生以外，与自身免疫病、心血管疾病、神经退行性疾病、恶性肿瘤等疾病密切相关。1988 年提出炎性介质学说，认为白细胞释放大量的细胞因子，形成复杂的炎症级联反应过程，导致炎症反应的发生，把细胞因子和炎症反应联系起来。将参与炎症反应的细胞因子从功能上分为两大类：促炎症性细胞因子（包括 IL-1、IL-6、IL-17、IL-23、TNF-α 等）和抗炎症性细胞因子（包括 IL-10、IL-13、IL-37、TNF-β 等）。

知识链接 6-1

细胞因子风暴

　　细胞因子风暴是指机体感染微生物后引起体液中多种细胞因子（如 TNF-α、IL-1、IL-12、IFN-α、IFN-β、IFN-γ 和 MCP-1 等）迅速大量产生的现象。细胞因子风暴有可能会对身体组织和器官产生严重的损伤，是引起急性呼吸窘迫综合征和多器官衰竭的重要原因。

　　细胞因子风暴的发生，是源自人体的免疫系统对于入侵的"病毒"反应过于激烈，从而合成了高水平的细胞因子。这些细胞因子是重要的信号化合物，可以帮助调动免疫细胞，从而将微生物从体内清除出去。正常情况下，机体通过一定调控机制，使促炎症性细胞因子和抗炎症性细胞因子之间处于平衡状态；但在异常情况下，机体的调控失常，体液中的抗炎症性细胞因子不足以抵御迅速产生的大量促炎症性细胞因子，当过多的细胞因子产生后，导致全身炎症反应综合征的发生。细胞因子风暴可发生在 SARS、流感、脓毒血症和急性呼吸窘迫综合征等疾病中，若不及时采取正确的处理措施，会严重危及人的生命。

3. 参与机体造血功能　骨髓和胸腺微环境中产生的细胞因子，尤其是集落刺激因子（CSF），对调控造血细胞的增殖和分化方面及成熟造血细胞功能活化方面均发挥关键作用。不同类型的 CSF 作用于造血的不同阶段，如 IL-3 和 SCF 等作用于多能造血干细胞以及多种定向的祖细胞增生；GM-CSF、G-CSF、M-CSF 可以促进粒细胞和巨噬细胞的增殖分化；EPO 可促进红细胞的生成；IL-11 和 TPO 可促进骨髓巨核细胞分化、成熟和血小板的生成。

4. 抗病毒和抗肿瘤　某些细胞因子还能直接杀伤靶细胞或诱导靶细胞凋亡，发挥抗病毒和抗肿瘤作用，如 TNF 能直接杀伤肿瘤细胞或病毒感染细胞，INF 可发挥抗病毒作用，IFN-γ 和 IL-4 可抑制肿瘤细胞生长。还有些细胞因子通过活化免疫细胞发挥作用，如 IL-2、IL-15、IFN-γ

等可诱导 NK 细胞、CTL 细胞活化，增强其对靶细胞的杀伤作用。

5. 其他生物学活性　细胞因子还具有促进血管生成、促进组织创伤修复等作用。如血管内皮细胞生长因子可促进血管和淋巴管的生成，TNF-β 可通过刺激成纤维细胞和成骨细胞促进损伤组织的修复，表皮生长因子能促进上皮细胞、内皮细胞的生长，促进伤口的愈合。

知识拓展 6-2

细胞因子在临床的应用

　　细胞因子通过与靶细胞表面相应高亲和力受体结合发挥其生物学活性，临床广泛用于促进造血与免疫功能重建、恶性肿瘤的治疗等方面。大多数细胞因子除了参与免疫应答的调节外，还具有促进骨髓造血干细胞增殖、分化及促进 T 细胞在胸腺内发育的作用。如在放射性骨髓损伤、肿瘤放疗及化疗后及骨髓移植后，机体免疫功能十分低下，应用 CSF、EPO、IL-3、IL-6、IL-7、IL-9、干细胞因子（SCF）等都可刺激不同的造血干细胞的增殖分化，不同细胞因子之间可协同促进造血与免疫功能的重建。此外，TNF 本身就具有杀肿瘤细胞作用；IL-2、IL-4、IL-6、IFN-γ 等大多数细胞因子本身并不能杀伤肿瘤细胞，但可通过增强免疫系统的功能来抑制肿瘤的生长，用于肿瘤的治疗。细胞因子单独应用，需大剂量，不良反应强，因此目前认为细胞因子联合应用或细胞因子与抗肿瘤药物联合应用，可以提高肿瘤的治疗效果，减少不良反应。

　　目前，根据肿瘤、自身免疫病等疾病的发病机制，采用现代生物技术研发的细胞因子受体拮抗蛋白、细胞因子抗体和重组细胞因子在临床上也已广泛应用于肿瘤、自身免疫性疾病、免疫缺陷病、造血功能障碍和感染性疾病等的治疗。

四、人类主要组织相容性抗原

　　组织相容性抗原这一术语来源于移植免疫学，是指在同种异体间进行组织或器官移植后引起移植排斥反应的抗原，又称为移植抗原。如果供者与受者之间存在于细胞膜表面的组织相容性抗原相同，组织器官移植成功，否则移植失败。在移植排斥反应中起决定作用的组织相容性抗原称为主要组织相容性抗原（major histocompatibility antigen，MHA），可引起强烈而迅速的排斥反应。而 MHA 是受基因的控制，故将编码 MHA 的基因群统称为主要组织相容性复合体（major histocompatibility complex，MHC），MHC 是一组定位于人或动物某对染色体上的一组紧密连锁的基因群，主要通过其编码产物 MHA 在机体的移植排斥反应、免疫应答和免疫调节中发挥重要作用。

　　不同物种的主要组织相容性复合体及其编码的主要组织相容性抗原的名称各异，比如小鼠的 MHC 称为 H-2 复合体，所编码的 MHA 称为 H-2 抗原；人类的 MHC 称为人类白细胞抗原复合体，即 HLA 复合体，所编码的 MHA 因在白细胞表面最先发现，故称为人类白细胞抗原（human leukocyte antigen，HLA）。

（一）HLA 复合体

1. HLA 复合体的结构　HLA 复合体位于人第 6 号染色体的短臂 6p21.31，长约 3600kb，共有 224 个基因座位，其中 128 个为功能性基因的座位，96 个为假基因座位。HLA 复合体基因座位的定位和特点不同分为 HLA-Ⅰ类基因区、HLA-Ⅱ类基因区和 HLA-Ⅲ类基因区 3 类（图 6-18）。① HLA-1 类基因区编码产物主要是 HLA-Ⅰ类分子的重链；② HLA-Ⅱ类基因区编码产物主要是 HLA-Ⅱ类分子；③ HLA-Ⅲ类基因区具有多个免疫功能相关基因，主要编码补体（C4、C2、Bf）、TNF 和热休克蛋白 70（HSP70）等产物。

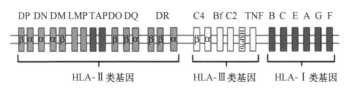

图 6-18　HLA 复合体的结构

2. HLA 复合体的遗传特征　HLA 复合体是最复杂的人类基因群，其遗传特征具有单倍型遗传、多态性和连锁不平衡等。

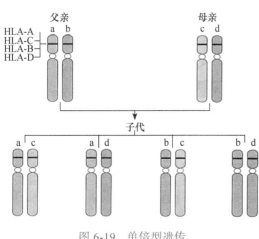

图 6-19　单倍型遗传

（1）单倍型遗传：在同一条染色体上紧密连锁的 HLA 众多基因座位上等位基因的组合称为 HLA 单倍型。连锁在同一条染色体上的等位基因很少发生同源染色体间的交换，通常作为一个完整的遗传单位由亲代传给子代，此即单元型遗传。人体细胞是二倍体型，每个细胞均有两个同源染色体组，分别来自父亲和母亲（图 6-19）。根据遗传法则，父母的 HLA 以单倍型为单位将遗传信息传给子代，亲代和子代之间必然有一个 HLA 单倍型相同，一个单倍型相同的概率为 50%；而在两个同胞之间有完全相同或完全不同的 HLA 单倍型概率均为 25%，这一遗传特征已应用于器官移植供者的选择和法医中亲子鉴定。

（2）多态性：是指正常人群中，在染色体上某一个基因位点上存在着两种以上不同等位基因的现象，可编码两种以上的基因产物。HLA 复合体是迄今已知人体最复杂的基因复合体，具有高度多态性。截至 2014 年 7 月已发现的人类 HLA 复合体等位基因的数量达 12 000 个以上，HLA 等位基因的复杂性和随机婚配造成人群中在同一等位基因位点上出现相同等位基因的概率非常小，在器官移植中为寻找合适的供体带来很大的困难。

（3）连锁不平衡：HLA 复合体在实际生活中，HLA 各基因并非完全随机组成单倍型，某些基因总是较多地连锁在一起出现，而另一些则较少地连锁在一起出现。这种在某一群体中不同基因座位上两个等位基因在同一单元型上的频率高于或低于随机组成单倍型出现的频率的现象称为连锁不平衡。这种连锁不平衡现象因人种和地理族群的不同而出现差异，提示人们在研究免疫应答调控或疾病易感性时，可根据连锁分析找出与疾病关联的因素。

（二）人类 MHC 产物——HLA 分子

1. HLA 分子的结构　包括 HLA- I 类分子和 HLA- II 类分子的结构。

（1）HLA- I 类分子的结构：HLA- I 类分子是由一条重链（α 链）和一条轻链（β 链）以非共价键连接成的异二聚体。α 链是由第 6 号染色体上 HLA 复合体的 HLA- I 类基因区编码，α 链根据在细胞上的分布可分为胞外区、跨膜区和胞内区，其中胞外区含有 α₁、α₂ 和 α₃ 这 3 个结构域；β 链由第 15 号染色体上的基因编码。

HLA- I 类分子可分为 4 个区，即抗原肽结合区、免疫球蛋白样区、跨膜区和胞浆区

（图 6-20）。①抗原肽结合区：是由 α_1 和 α_2 结构域组成凹槽状结构，是 HLA- I 类分子与内源性抗原肽结合的区域，也是 TCR 识别结合的部位；②免疫球蛋白样区：包括重链 α_3 结构域和 β_2 微球蛋白。α_3 结构域是 CD8$^+$T 细胞表面 CD8 分子识别和结合的部位，β_2 微球蛋白无种属特异性，不插入细胞膜，其与 α_3 以非共价键结合，有助于 HLA- I 类分子的表达和结构稳定性的维持；③跨膜区：是 α 链跨越细胞膜脂质双层疏水区，将 HLA- I 类分子锚定在细胞膜上；④胞浆区：是 α 链位于胞浆中的区域，可能与细胞内外信号传递有关。

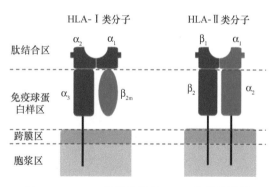

图 6-20 HLA- I 类分子和 HLA- II 类分子的结构示意图

（2）HLA- II 类分子的结构：HLA- II 类分子是由一条 α 链和一条 β 链以非共价键结合组成的异二聚体，均由第 6 号染色体上 HLA- II 类基因编码。α 链和 β 链均为跨膜蛋白，其胞外区各有两个结构域，分别为 α_1、α_2 结构域和 β_1、β_2 结构域。

HLA- II 类分子也可分为 4 个区，即抗原肽结合区、免疫球蛋白样区、跨膜区和胞质区（图 6-20）。①抗原肽结合区：是由 α_1 和 β_1 结构域组成的凹槽状结构，是 HLA- II 类分子与外源性抗原肽结合的部位，也是 TCR 识别结合的部位；②免疫球蛋白样区：由 α_2 和 β_2 结构域组成，其中 β_2 结构域是 CD4$^+$T 细胞表面 CD4 分子识别和结合的部位；③跨膜区：是将 HLA- II 类分子锚定在细胞膜上；④胞质区：是 α 链和 β 链位于胞浆中的区域，可能与细胞内外信号传递有关。

2. HLA 分子的分布　　HLA- I 类分子广泛分布于人体各种有核细胞的表面，包括血小板和网织红细胞，但在神经细胞、成熟红细胞和滋养层细胞表面尚未检出。HLA- II 类分子分布比较局限，主要表达于树突状细胞、单核 - 巨噬细胞和 B 细胞等专职抗原提呈细胞表面，也可表达于胸腺上皮细胞和某些活化的 T 细胞表面。

此外，HLA- I 类分子和 HLA- II 类分子也可分布在血清、尿液、乳汁和精液等体液中，分别被称为可溶性 HLA- I 类分子和可溶性 HLA- II 类分子。

3. HLA 分子的生物学功能　　HLA 的最主要功能是将抗原提呈给 T 淋巴细胞，参与免疫应答、免疫调节和 T 淋巴细胞发育等生物学功能，并与器官移植、某些疾病的发生发展密切相关。这里主要介绍其抗原提呈作用，即 APC 将抗原加工处理成一定大小的多肽片段（即抗原肽），再将抗原肽与 HLA 分子结合成抗原肽 -HLA 复合物，表达于 APC 表面，供 T 细胞表面的 TCR 识别的过程，从而激活 T 细胞启动适应性免疫应答。

（1）HLA- I 类分子的抗原提呈作用：HLA- I 类分子主要提呈内源性抗原，基本过程见（图 6-21）。内源性抗原在 APC 胞质中被蛋白酶体降解为抗原肽（8～10 个氨基酸残基），并将抗原肽转移至内质网腔内，在内质网中组装形成抗原肽 -HLA- I 类分子复合物，经高尔基体将抗原肽 -HLA- I 类分子复合物转运至细胞膜上，供 CD8$^+$T 细胞识别。

（2）HLA- II 类分子的抗原提呈作用：HLA- II 类分子主要提呈外源性抗原，基本过程见（图 6-21）。外源性抗原被 APC 识别并摄入形成吞噬体，在吞噬体内将抗原蛋白降解成抗原肽（6～30 个氨基酸残基），与 HLA- II 类分子结合形成抗原肽 -HLA- II 类分子复合物，通过胞吐作

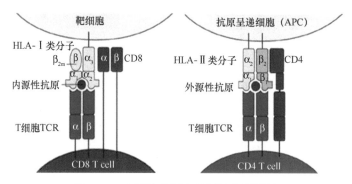

图 6-21　内源性抗原和外源性抗原提呈

用与细胞膜融合，表达于 APC 表面，供 CD4⁺T 细胞识别。

由此可见，内源性抗原主要通过 HLA-Ⅰ类分子提呈，供 CD8⁺T 细胞的识别；外源性抗原主要通过 HLA-Ⅱ类分子提呈，供 CD4⁺T 细胞识别，形成了 T 细胞在抗原识别和发挥效应中的 MHC 限制性。

> HLA-Ⅰ类分子的双识别机制 ▤
> HLA-Ⅱ类分子的双识别机制 ▤

（三）HLA 的医学意义

1. HLA 与疾病的关联　不同个体对疾病易感性的差异在很大程度上由遗传因素所决定。通过在群体中调查发现，某些疾病与个体携带某些特定 HLA 等位基因相关，目前已发现与 HLA 相关的疾病有 500 多种，大部分为自身免疫病。最典型的例子是强直性脊柱炎（AS），患者人群中 HLA-B27 抗原阳性率达 58%～97%，而正常人群中 HLA-B27 阳性率仅为 1%～8%，由此可见，带有 HLA-B27 等位基因的个体易患强直性脊柱炎。与 HLA 分子相关的主要疾病，见表 6-4。

表 6-4　HLA 与某些疾病的相关性

疾病	HLA 抗原	相对危险性
强直性脊柱炎	B27	87.4
急性虹膜睫状体炎	B27	10.4
亚急性甲状腺炎	B35	13.7
疱疹性皮炎	DR3	15.4
乳糜泻	DR3	10.8
系统性红斑狼疮	DR3	5.8
胰岛素依赖性糖尿病	DR3/DR4	3.3/6.4
类风湿关节炎	DR4	4.2
重症肌无力	DR3/B8	2.5/2.7

2. HLA 表达异常与疾病关系　许多肿瘤细胞因其表面 HLA-Ⅰ类分子表达减少或缺失，不能被 CTL 细胞识别和攻击，从而得以逃逸不被杀灭。在许多自身免疫病中，一些原本不表达 HLA-Ⅱ分子的细胞诱导表达 HLA-Ⅱ类分子，如 Graves 病的甲状腺上皮细胞、胰岛素依赖性糖

尿病中的胰岛 B 细胞、乳糜泻中的肠道细胞、萎缩性胃炎中的胃壁细胞等均可出现异常表达。

3. HLA 与器官移植排斥反应 同种异体器官移植后，移植物的存活率主要取决于供者和受者之间 HLA 型别的相符程度，即组织相容性。供者与受者之间的 HLA 相似性越高，移植成功的可能性越大，在单卵双生个体间进行器官和骨髓移植，因两者 HLA 完全相同，所以移植物可以长期存活；若两个 HLA 不同的个体间进行组织器官移植，就会出现移植排斥反应。因此，在器官移植前必须要进行组织 HLA 配型。根据 HLA 复合体的单倍型遗传特征，在同胞中出现 HLA 基因完全相同的概率为 25%，在器官移植时应首先从兄弟姐妹中寻找相同的配型，通常选择器官移植物的供者顺序是：单卵双生＞同胞＞亲属＞无亲缘关系。

4. HLA 与输血反应 临床发现多次接受输血的患者可产生抗供者 HLA 分子的抗体，从而引起白细胞和血小板破坏的非溶血性输血反应，主要表现为发热、白细胞或血小板减少和荨麻疹等。因而对反复输血的患者应避免反复选择同一供血者的血液，避免发生非溶血性输血反应。

5. HLA 与亲子鉴定和法医的关系 HLA 具有高度的多态性，在无血缘关系的个体间 HLA 表型完全相同的概率几乎为零，且 HLA 终身不变，故 HLA 型别被认为是代表个体特异性并伴随个体终身的遗传标志；此外 HLA 还具有单倍型遗传特征，即亲代与子代之间必然有一个单倍型相同，这些遗传特征可用于法医学和亲子鉴定的一个重要工具。

知识拓展 6-3

同种异体移植排斥反应的类型

同种异体器官移植引起的移植排斥反应通常分为宿主抗移植物反应和移植物抗宿主反应 2 种类型。

1. 宿主抗移植物反应（host versus graft reaction，HVGR） 是宿主（受者）免疫系统对移植物抗原发生免疫应答，引起排斥反应。根据排斥反应发生的时间、强度、机制和病理表现，临床将其分为 3 种类型。①超急性排斥反应：指移植器官与受者血管接通后数分钟至 24 小时内发生的排斥反应，由体液免疫应答所致。见于反复输血、多次妊娠、长期血液透析或再次移植的个体。其原因是受者体内预先存在抗供者同种异型抗原（如 HLA、ABO 血型抗原、血小板抗原及血管内皮细胞抗原等）的抗体。②急性排斥反应：一般在移植术后数天至数周内发生，主要由细胞免疫应答所致，是同种异型器官移植中最常见的一类排斥反应。受者 T 细胞识别同种异型 MHA，活化增殖，通过效应 $CD8^+CTL$、$CD4^+Th1$ 细胞引起的移植物组织细胞损伤。③慢性排斥反应：发生于移植后数月至数年，通常在急性排斥反应基础上产生，病程缓慢，移植器官功能出现进行性衰退，甚至完全丧失。其发生机制尚不完全清楚，细胞免疫和体液免疫应答均参与慢性排斥反应。

2. 移植物抗宿主反应（graft versus host reaction，GVHR） 常见于同种异体骨髓或胸腺移植时，供者移植物中存在的淋巴细胞被宿主同种异型抗原激活后，通过免疫应答对宿主细胞产生的排斥反应。此反应发生后一般均难以逆转，不仅导致移植失败，还可能危及受者生命。

对 接 临 床

1. 某患者牙龈发炎，红肿疼痛，为什么出现颌下淋巴结肿大？

是由于牙龈发炎多为病原菌感染，病原菌突破机体黏膜屏障侵入淋巴液，通过淋巴管到达颌下淋巴结。而淋巴结是外周免疫器官，是 T 细胞和 B 细胞定居的场所，也是针对由淋巴液引流而来的抗原产生免疫应答的场所。因此，引起牙龈发炎的病原菌到达淋巴结，淋巴结内的淋巴细胞对病原菌发生免疫应答，引起局部的炎症反应，导致淋巴细胞反应性增生，引起颌下淋巴结肿大。

2．ABO血型中，如果某孕妇为A型血，胎儿血型为B型血，试问孕妇体内B抗体可否通过胎盘进入到胎儿的体内，对胎儿红细胞发挥免疫反应？

不会，因为ABO血型中的天然血型抗体是IgM型，主要存在于血清中，不能通过胎盘，只有IgG型抗体才能通过胎盘。

3．临床工作中发现，6个月以内婴幼儿与6个月以上婴幼儿比较，不易发生病原菌感染，为什么？

因为6个月以内婴幼儿在母体内通过胎盘获得IgG型抗体，出生后通过母乳（尤其是初乳）喂养获得SIgA类抗体，这些抗体在婴幼儿体内可维持半年时间，发挥抗感染作用。半岁后，这些抗体减少，而婴幼儿体内的免疫系统发育尚未完善，自身合成的抗体较少，相对免疫力更低，反而易发生病原菌感染。

扫一扫，测一测

练习与思考

一、名词解释

1．免疫活性细胞　　2．APC　3．抗体
4．补体　　　　　5．Ig　　　6．ADCC作用
7．细胞因子　　8．MHC　　9．HLA
10．调理作用　　11．MHC限制性

二、填空题

1．免疫系统由_____、_____、_____3个部分组成。

2．人的中枢免疫器官包括_____和_____；外周免疫器官主要包括_____、_____和_____等。

3．E花环试验用于检测外周血_____细胞的数量，间接反映机体的细胞免疫功能。

4．专职APC主要包括_____、_____和_____等。

5．木瓜蛋白酶水解IgG，可得到2个完全相同的片段，1个_____片段；其中能特异性结合抗原的片段是_____。

6．抗体的生物学作用有_____、_____、_____和_____。

7．补体系统是由_____、_____和_____组成。

8．补体的三条激活途径是_____、_____和_____。

9．补体的生物学作用有_____、_____、_____和_____。

10．细胞因子主要根据结构和功能不同分为_____、_____、_____、_____、_____和_____6类。

11．人类主要组织相容性复合体位于第_____号染色体的短臂，主要编码分子是_____。

12．HLA-Ⅰ类分子主要提呈_____抗原，供_____T细胞的识别；HLA-Ⅱ类分子主要提呈_____抗原，供_____T细胞识别。

三、思考题

1．简述免疫系统的组成。
2．简述T、B细胞的表面分子和亚群。
3．简述抗体的基本结构。
4．五类免疫球蛋白各有何特点和功能？
5．比较补体的三条激活途径有何区别？
6．HLA在医学上有何意义？

（刘　萍）

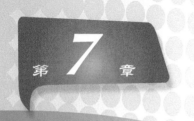

第 7 章

免疫系统对抗原的反应过程——免疫应答

扫一扫，知重点

免疫应答（immunogenic response）是指机体受抗原性异物刺激后，免疫系统对抗原性异物识别和清除的全过程。根据免疫应答获得的方式及效应机制的不同分为固有免疫应答（即固有免疫）和适应性免疫应答（适应性免疫）。固有免疫是适应性免疫的基础，参与适应性免疫的启动和效应；而适应性免疫又可加强固有免疫的功能，它们相互配合，共同发挥作用。通常所说的免疫应答指的是适应性免疫应答。

第1节 固 有 免 疫

固有免疫是机体在长期种系发育和进化过程中逐渐形成的抵抗病原生物侵袭、清除体内抗原性异物的一系列的天然防御功能，又称先天性免疫或非特异性免疫，是机体抵御病原生物入侵的第一道防线。其特点是：经遗传获得，生来就有，无明显个体差异；对病原生物及异物的入侵反应迅速；作用无特异性，对各种病原生物均有一定的防御能力；无免疫记忆性。

固有免疫由机体的固有免疫屏障、固有免疫细胞和固有免疫分子组成。

一、固有免疫屏障

（一）皮肤和黏膜屏障

皮肤和黏膜屏障是机体阻挡和防御病原生物进入机体的第一道天然防线。

1. 物理屏障作用　人体皮肤和黏膜组织具有机械阻挡和排除病原生物的作用，构成防御病原生物的物理屏障，如表皮细胞排列紧密能有效阻止外源性有害物质的入侵；体表及黏膜的上皮细胞脱落与更新，可清除大量黏附于其上的细菌；呼吸道黏膜的纤毛不停向上摆动及黏膜分泌液的冲洗作用均有助于病原生物排出体外。

2. 化学屏障作用　皮肤和黏膜分泌物中含有多种杀菌、抑菌物质，构成抵抗病原生物的化学屏障，如汗腺分泌的乳酸，皮脂腺分泌的脂肪酸，胃黏膜分泌的胃酸，唾液腺和泪腺分泌的溶菌酶、抗菌肽等均有一定的杀菌或抑菌作用。

3　微生物屏障作用　正常人体的皮肤和黏膜表面存在的正常菌群，可通过与病原生物竞争结合上皮细胞、竞争营养物质和分泌杀菌、抑菌物质等方式抵抗病原生物的感染，从而发挥微生物屏障作用。

（二）血－脑屏障

血－脑屏障是位于血液与脑组织、脑脊液之间的屏障，是由软脑膜、脉络丛毛细血管壁和毛细血管壁外覆盖的星形胶质细胞组成。其结构致密，能阻止血液中病原生物、毒素或其他大分子物质进入脑组织和脑脊液，从而保护中枢神经系统。婴幼儿血－脑屏障发育不完善，易发生中枢神经系统感染，如脑炎、脑膜炎等。

（三）胎盘屏障

胎盘屏障又称血－胎屏障，由母体子宫内膜的基蜕膜和胎儿的绒毛膜滋养层细胞组成，是胎儿血和母体血在胎盘内进行物质交换的重要结构，可阻止母体内病原生物和有害物质进入胎儿体内，从而保护胎儿。但妊娠早期（3个月内），胎盘屏障发育尚不成熟，母体内感染的某些病毒（风疹病毒、巨细胞病毒等）易通过胎盘屏障感染胎儿，导致畸形、流产或死亡。

临床 案例 7-1　　患者，女，28岁，妊娠8周。因全身出现粟粒大小红色丘疹，伴耳后淋巴结肿大，检测风疹病毒抗体IgM效价高，初步诊断为风疹，1周后痊愈。妊娠38周（足月）入院分娩，顺利产下一名男婴，对新生儿检查发现其患有先天性心脏病。

思考题：1. 该新生儿患先天性心脏病的病因可能是什么？
　　　　2. 在妊娠的哪个时期胎儿易发生感染？为什么？

二、固有免疫细胞

人体的固有免疫细胞主要包括吞噬细胞、NK细胞、树突状细胞、肥大细胞、嗜酸性粒细胞和嗜碱性粒细胞等。固有免疫细胞不表达特异性抗原识别受体，对病原生物及其感染细胞、衰老损伤细胞、突变细胞直接产生非特异性杀伤作用。其中吞噬细胞在固有免疫中发挥重要作用。

（一）吞噬细胞的种类

吞噬细胞分两大类：一类是小吞噬细胞，主要是血液中的中性粒细胞；另一类是大吞噬细胞，主要是血液中的单核细胞和组织中的巨噬细胞，两者构成单核－吞噬细胞系统。

（二）吞噬细胞的吞噬作用

两类吞噬细胞的吞噬作用基本相似，但中性粒细胞主要吞噬存在于细胞外的细菌，而单核细胞、巨噬细胞主要吞噬细胞内寄生的病原体和衰老损伤细胞、突变细胞。

吞噬细胞对入侵的病原体或其他异物的吞噬作用主要包括识别、吞噬和消化3个阶段，即吞噬细胞与病原体或衰老损伤细胞、突变细胞的接触，通过吞噬作用或吞饮作用将其吞入细胞内形成吞噬体或吞饮体，吞噬细胞内的溶酶体与之靠近接触融合形成吞噬溶酶体，溶酶体内的各种水解酶、防御素发挥杀伤作用，并进行消化分解，最后将不能消化的残渣排出吞噬细胞外（图7-1）。

（三）吞噬结果

吞噬细胞吞的噬结果与所吞噬病原体的种类、毒力及机体的免疫状态有关。其吞噬的结果分为完全吞噬和不完全吞噬。①完全吞噬：是指多数病原菌被吞噬细胞吞噬后可完全被杀死和消化；②不完全吞噬：是指某些病原菌如伤寒沙门菌、结核分枝杆菌和麻风分枝杆菌等细胞内寄生菌被吞噬细胞吞噬后，不能被杀死，反而在吞噬细胞内生长、繁殖或随吞噬细胞的游走而扩散，甚至导致吞噬细胞的死亡。

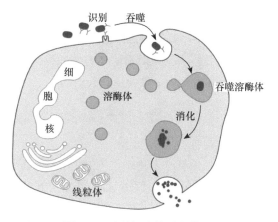

图 7-1　吞噬细胞的吞噬作用

三、固有免疫分子

正常人的血液、各种分泌液与组织液中含有补体、细胞因子、溶菌酶、抗菌肽、乙型溶素等多种抗病原生物的物质，组成了机体的固有免疫分子，在抗感染中发挥一定作用。

1. 溶菌酶　主要存在于各种体液、外分泌液和吞噬细胞溶酶体中的一种不耐热的碱性蛋白质，因具有溶菌活性而得名。主要由巨噬细胞和小肠肠腺嗜酸细胞产生，破坏 G^+ 菌细胞壁肽聚糖的 β-1，4 糖苷键，使细菌裂解死亡。溶菌酶还可激活补体和促进吞噬作用。

知识链接 7-1

溶菌酶的应用

目前，由于溶菌酶对没有细胞壁的人体细胞不会产生不利影响，具有多种作用而被广泛应用：①溶菌酶是一种无毒、无副作用的蛋白质，因具有一定的溶菌作用，可用作天然的食品防腐剂。现已广泛应用于水产品、肉食品、蛋糕、清酒、料酒及饮料中的防腐；还可以添入乳粉中，使牛乳人乳化，以抑制肠道中腐败微生物的生存，同时直接或间接地促进肠道中双歧杆菌的增殖。②溶菌酶作为一种存在于人体正常体液及组织中的非特异性免疫因素，具有多种药理作用，它具有抗菌、抗病毒、抗肿瘤的功效，医用溶菌酶其适应证为出血、血尿、血痰和鼻炎等。③溶菌酶具有破坏细菌细胞壁的作用，以此酶处理 G^+ 菌可得到原生质体。因此，溶菌酶是基因工程、细胞工程中细胞融合操作必不可少的工具酶。

2. 抗菌肽　是具有抗菌活性短肽的总称。目前已发现 400 余种，具有广谱杀菌作用，在机体抵抗病原微生物的入侵发挥重要作用。重要的抗菌肽家族分别是防御素、组织杀菌素和组织素 3 类，最重要的是防御素，其作用是当吞噬细胞摄取病原微生物后，释放高浓度防御素，破坏 G^- 菌和 G^+ 菌的细胞壁导致细菌死亡；组织杀菌素是由中性粒细胞、巨噬细胞、表皮角质形成细胞、肺及小肠上皮细胞产生，当中性粒细胞吞噬细菌后，在酶的作用释放出有活性的分子，从而杀伤细菌。

3. 乙型溶素　是存在于血浆中的一种对热较稳定的碱性多肽，主要作用于 G^+ 菌细胞膜，产生破坏效应，但对 G^- 菌无效。

第 2 节　适应性免疫

适应性免疫是指个体在后天生活过程中，受到抗原刺激，T、B 细胞识别抗原后活化、增殖、分化并产生免疫效应，清除抗原的过程，又称获得性免疫或特异性免疫。其特点是：后天获得，不能遗传；有明显的个体差异；对抗原的反应较慢，通常在抗原刺激后的 96 小时发生；对抗原识别受到 MHC 限制性，作用具有特异性；能产生记忆细胞，具有免疫记忆性。在正常情况下，适应性免疫应答能及时清除体内抗原维持机体生理平衡；但在异常情况下，也可对机体造成损伤引起超敏反应或其他免疫相关疾病。

一、适应性免疫的类型及基本过程

（一）适应性免疫的类型

适应性免疫有多种分类方法，主要有以下几种。

1. 根据在免疫应答中起主导作用的免疫细胞不同，将其分为 B 细胞介导的体液免疫应答和 T 细胞介导的细胞免疫应答。

2. 根据抗原进入体内的时间和次数不同，分为初次应答和再次应答。

3. 根据免疫应答是否表现出效应，分为正免疫应答和负免疫应答。正免疫应答是抗原刺激机体后，产生抗体或效应 T 细胞，发挥特异性免疫效应。负免疫应答又称免疫耐受，是抗原刺激机体后，对该抗原不发生特异性免疫效应。

（二）适应性免疫的基本过程

当抗原性异物侵入机体后，首先发挥作用的是固有免疫，再启动适应性免疫，触发 T、B 细胞对抗原的应答。适应性免疫应答的基本过程人为地分为 3 个阶段：感应阶段、反应阶段和效应阶段（图 7-2）。

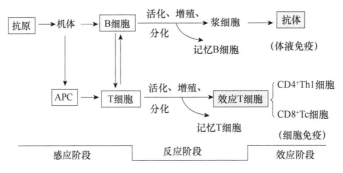

图 7-2　适应性免疫应答基本过程

1. 感应阶段（抗原提呈与识别阶段）　是指抗原提呈细胞（APC）摄取、加工、处理、提呈抗原和 T、B 细胞识别抗原的阶段。T 细胞对抗原的识别需要 APC 提呈，而 B 细胞本身就是APC，可直接识别抗原。

2. 反应阶段（免疫细胞活化、增殖与分化阶段）　是指 T、B 细胞识别抗原后，活化、增殖与分化，产生效应细胞（效应 T 细胞或浆细胞）的阶段。在此阶段，T、B 细胞的活化都需要"双信号"即抗原信号和共刺激信号（又称协同刺激信号），并在细胞因子的作用下，活化 T 细胞增殖、分化为效应 T 细胞（CD4[+]效应 Th1 细胞和 CD8[+]效应 Tc 细胞），活化 B 细胞增殖、分化为浆细胞，其中部分 T、B 细胞中途停止分化形成记忆细胞（Tm 或 Bm），当再次接触相同抗原时，记忆细胞可迅速增殖分化为效应细胞，发挥特异性免疫效应。

3. 效应阶段（清除抗原阶段）　是指浆细胞分泌抗体发挥体液免疫效应和效应 T 细胞直接杀伤或通过分泌细胞因子发挥细胞免疫效应，最终特异性清除抗原的阶段。

二、T 淋巴细胞介导的细胞免疫应答

细胞免疫是指 T 细胞受抗原刺激后，活化、增殖并分化为效应 T 细胞而发挥免疫效应的过程，即由 T 细胞介导的效应 T 细胞参与的免疫应答。诱导细胞免疫应答的抗原只能由 TD-Ag（又可分为外源性抗原和内源性抗原）（图 7-3），TI-Ag 则不能诱导。参与的细胞主要包括 APC、$CD4^+$Th1 细胞和 $CD8^+$Tc 细胞。

> 细胞免疫应答的过程

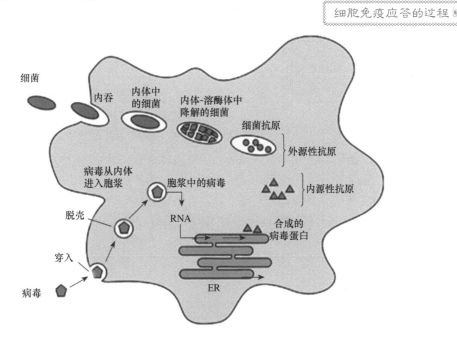

图 7-3 外源性抗原和内源性抗原

（一）外源性抗原诱导的细胞免疫应答

1. 感应阶段（抗原提呈与识别阶段） 包括 APC 对抗原的提呈及 $CD4^+$T 细胞（Th 细胞）对抗原识别。APC 将外源性抗原提呈给 $CD4^+$T 细胞的过程受到 HLA-Ⅱ类分子的限制。

（1）APC 对抗原的提呈：外源性抗原（如细菌、异种蛋白等）被 APC 摄取、加工和处理为抗原肽，与 HLA-Ⅱ类分子结合形成稳定的抗原肽 -HLA-Ⅱ类分子复合物，表达在 APC 的表面，提呈给 $CD4^+$T 细胞（Th 细胞）识别。

（2）Th 细胞对抗原的识别：$CD4^+$T 细胞通过 TCR 识别 APC 表面的抗原肽 -HLA-Ⅱ类分子复合物中的抗原肽，且 CD4 分子识别 HLA-Ⅱ类分子的 β_2 结构域，即 T 细胞的"双识别现象"。T 细胞与 APC 之间的"双识别"过程称为抗原识别。

2. 反应阶段（T 细胞的活化、增殖和分化阶段） $CD4^+$T 细胞识别抗原后，活化、增殖和分化为的 $CD4^+$效应 Th1 细胞阶段，部分活化的 T 细胞停止分化成为记忆细胞。

$CD4^+$T 细胞的活化需要"双信号"的共同刺激，即抗原刺激信号和共刺激信号（图 7-4）。①第一信号来自抗原，是 $CD4^+$T 细胞通过"双识别现象"特异性识别 APC 表面的抗原肽，由 CD3 传入细胞内获得 T 细胞活化的第一信号，即抗原刺激信号；②第二信号是 APC 表面的共刺激分子与 T 细胞表面相应配体的相互作用获得第二信号，即共刺激信号，主要的共刺激分子是 T 细胞表面的 CD28 和 APC 表面的 B7（CD80/CD86）。

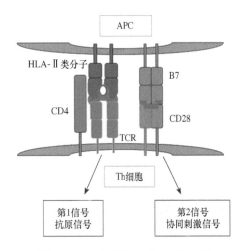

图 7-4　Th 细胞活化的"双信号"

在双信号的作用下，CD4$^+$T 细胞完全活化，活化的 CD4$^+$T 细胞（Th 细胞）表达多种细胞因子和细胞因子受体，促进 Th 细胞增殖和分化。其中，以 IL-12、IFN-γ 为主的细胞因子作用下，Th 细胞分化为 Th1 细胞，Th1 细胞在 IL-2 等多种细胞因子作用下，增殖分化为 CD4$^+$效应 Th1 细胞。在 Th 细胞增殖分化过程中，有部分 Th 细胞停止分化，成为 CD4$^+$记忆 T 细胞。

3. 效应阶段　CD4$^+$效应 Th1 细胞介导的免疫效应阶段。即 CD4$^+$效应 Th1 细胞接受特异性抗原刺激后，通过释放多种细胞因子（如 IFN-γ、IL-2、TNF-β 等）清除或杀伤带有抗原的靶细胞发挥细胞免疫效应，使局部组织产生以单核细胞、巨噬细胞及淋巴细胞浸润为主的慢性炎症反应。其免疫效应在抗胞内病原体感染和肿瘤免疫中发挥重要作用。

（二）内源性抗原诱导的细胞免疫应答

1. 感应阶段（抗原提呈与识别阶段）　包括 APC 对抗原的提呈及 CD8$^+$T 细胞（Tc 细胞）对抗原识别。APC 将内源性抗原提呈给 CD8$^+$T 细胞的过程受到 HLA- Ⅰ 类分子的限制。

（1）APC 对抗原的提呈：内源性抗原（如病毒感染细胞、肿瘤细胞等）被 APC 加工处理为抗原肽，与 HLA- Ⅰ 类分子结合形成抗原肽 -HLA- Ⅰ 类分子复合物，表达在 APC 的表面，提呈给 CD8$^+$T 细胞（Tc 细胞）识别。

（2）Tc 细胞对抗原的识别：CD8$^+$T 细胞通过 TCR 识别 APC 表面的抗原肽 -HLA- Ⅰ 类分子复合物中的抗原肽，通过 CD8 分子识别 HLA- Ⅰ 类分子的 α$_3$ 结构域，即 T 细胞的"双识别现象"。CD8$^+$T 细胞与 APC 之间的"双识别"过程即抗原识别。

2. 反应阶段（T 细胞的活化、增殖和分化阶段）　CD8$^+$T 细胞识别抗原后，活化、增殖和分化为 CD8$^+$效应 Tc 细胞阶段，部分活化的 T 细胞停止分化成为记忆细胞。

CD8$^+$T 细胞的活化也需要双信号的刺激。CD8$^+$T 细胞通过"双识别现象"特异性识别 APC 表面的抗原肽，由 CD3 传入细胞内获得第一信号，即抗原刺激信号；再通过 CD8$^+$T 细胞与 APC 表面的协同刺激分子（主要是 CD28 与 B7 的结合）相互作用产生活化的第二信号即共刺激信号。在双信号刺激下，CD8$^+$T 细胞活化。活化的 CD8$^+$T 细胞（Tc 细胞）在 IL-2、IFN-γ 等细胞因子作用下，增殖分化为 CD8$^+$效应 Tc 细胞。在 CD8$^+$T 细胞的增殖分化过程中，有部分的 CD8$^+$T 停止分化，成为 CD8$^+$记忆 T 细胞。

此外，不表达或低表达共刺激分子的非专职 APC，活化 CD8$^+$T 细胞需要 CD4$^+$Th1 细胞协助，诱导非专职 APC 表达 B7 等共刺激分子，从而获得 CD8$^+$T 细胞活化的第二信号，使 CD8$^+$T 细胞活化。

3. 效应阶段　是 CD8$^+$效应 Tc 细胞介导的免疫效应阶段。CD8$^+$效应 Tc 细胞与表达相应抗原的靶细胞接触，主要通过两条途经直接杀伤靶细胞。其杀伤作用具有抗原特异性，受 HLA- Ⅰ 类分子限制；也具有高效性，可连续杀伤多个靶细胞（图 7-5）。

（1）穿孔素 / 颗粒酶途经：CD8$^+$效应 Tc 细胞向靶细胞释放细胞毒性蛋白（穿孔素和颗粒酶），穿孔素可导致靶细胞形成跨膜通道，使细胞外水和电解质进入胞内，使靶细胞裂解死亡。

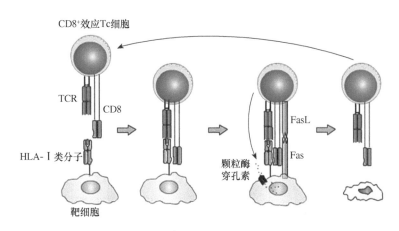

图 7-5 CD8$^+$效应 Tc 细胞的杀伤作用

颗粒酶可沿穿孔素在靶细胞膜上形成的孔道进入靶细胞，激活凋亡相关的酶系统，导致靶细胞凋亡。

（2）Fas/FasL 途径：CD8$^+$效应 Tc 细胞可高效表达 FasL（凋亡蛋白 1 受体），能与靶细胞表面的 Fas 分子（凋亡蛋白 1）结合，从而启动细胞死亡信号，导致靶细胞凋亡。

（三）细胞免疫应答的生物学效应

1. 抗感染作用　细胞免疫主要针对胞内寄生菌（如结核杆菌、伤寒沙门菌、麻风杆菌等）、病毒、真菌及某些寄生虫（如原虫）发挥抗感染作用。

2. 抗肿瘤作用　CD8$^+$效应 Tc 细胞可特异性杀伤肿瘤细胞，CD4$^+$效应 Th1 细胞通过释放细胞因子发挥直接或间接杀瘤效应。

3. 免疫损伤作用　细胞免疫应答参与Ⅳ型超敏反应、移植排斥反应和某些自身免疫病的发生等异常免疫应答的过程。

三、B 淋巴细胞介导的体液免疫应答

体液免疫是指 B 细胞在抗原的刺激下活化、增殖并分化为浆细胞，产生特异性抗体，发挥免疫效应的过程，因抗体主要分布在体液中而得名。即 B 细胞介导的抗体参与的免疫应答。

根据 B 细胞在抗原的刺激下产生抗体是否需要 Th 细胞辅助，抗原分为 TD-Ag 和 TI-Ag。TD-Ag 能诱导机体发生体液免疫和细胞免疫；TI-Ag 只能诱导机体发生体液免疫。

体液免疫应答的过程

（一）TD-Ag 诱导的体液免疫应答

TD-Ag 诱导的体液免疫应答必须有 APC、CD4$^+$T 细胞（Th2 细胞）和 B 细胞的参与，其基本过程如下。

1.感应阶段（抗原提呈与识别阶段）　包括 APC 对抗原的提呈及 CD4$^+$T 细胞、B 细胞对抗原识别。

（1）B 细胞对抗原的识别：B 细胞表面的 BCR 可直接识别并结合抗原，不受 MHC 的限制。但 B 细胞识别抗原后只能在活化的 Th 细胞的辅助后才能被活化。

（2）CD4$^+$T 细胞对抗原的识别：TD-Ag 进入机体，需要 APC 将抗原提呈给 CD4$^+$T 细胞，供 CD4$^+$T 细胞识别，CD4$^+$T 细胞对抗原的识别受到 HLA-Ⅱ类分子的限制。由于 B 细胞本身

就是抗原提呈细胞（APC），故在识别抗原的同时可作为 APC，将抗原进行加工处理形成稳定的抗原肽 -HLA- Ⅱ类分子复合物，表达在 B 细胞的表面，供 CD4⁺T 细胞识别，即 T 细胞的"双识别现象"。

2. 反应阶段（B 细胞的活化、增殖和分化阶段） 指 B 细胞识别抗原后活化、增殖和分化为浆细胞的阶段。B 细胞的活化、增殖分化依赖 CD4⁺T 细胞的辅助，因此，该阶段包括 CD4⁺T 细胞和 B 细胞的活化、增殖和分化过程。B 细胞在分化过程中，部分 B 细胞停止分化，成为记忆细胞。

（1）CD4⁺T 细胞的活化、增殖和分化：CD4⁺T 细胞的活化需要"双信号"的共同刺激，即抗原刺激信号和共刺激信号。CD4⁺T 细胞与 APC（B 细胞）之间通过"双识别现象"，获得活化的第一信号即抗原刺激信号；主要通过 CD4⁺T 细胞表面的 CD28 与 APC（B 细胞）表面的共刺激分子 B7（CD80/CD86）相互作用获得第二信号即共刺激信号。在双信号的作用下 CD4⁺T 细胞活化，活化的 CD4⁺T 细胞（Th 细胞）表达多种细胞因子和细胞因子受体，促进 Th 细胞增殖和分化。在 IL-4 为主的细胞因子作用下，分化为 Th2 细胞，Th2 细胞则辅助 B 细胞进行增殖分化。

（2）B 细胞的活化、增殖和分化：B 细胞的活化也需要"双信号"刺激（图 7-6）。B 细胞通过 BCR 直接识别并结合抗原肽，产生活化的第一信号即抗原刺激信号，该信号由 Igα/Igβ 转导入细胞内；与此同时，B 细胞与 Th2 细胞间多个共刺激分子对的相互作用，主要为 B 细胞表面的 CD40 与活化的 Th2 细胞表面的 CD40L（CD40 配体）结合，产生 B 细胞活化的第二信号即共刺激信号。在双信号刺激下，B 细胞活化。活化的 B 细胞在 Th2 细胞产生的多种细胞因子作用下增殖、分化为浆细胞。在此过程中，部分 B 细胞中途停止分化形成记忆细胞。

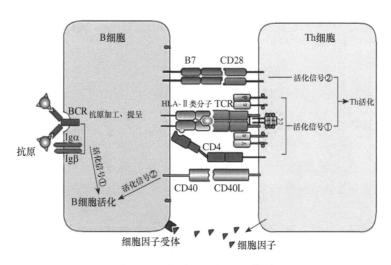

图 7-6 B 细胞活化的"双信号"

3. 效应阶段 是指浆细胞分泌抗体发挥免疫效应的阶段。浆细胞接受不同的细胞因子作用产生不同类型的抗体（IgG、IgM、IgA 等），抗体主要通过以下几种方式发挥生物学效应：①抗体与相应抗原特异性结合发挥中和作用，阻止病原体或毒素侵入易感细胞；②激活补体的经典途径发挥溶菌或溶细胞作用；③发挥抗体的调理作用，促进吞噬细胞对抗原性异物的吞噬作用；④发挥 ADCC 作用，通过 NK 细胞、巨噬细胞等杀伤带有抗原的靶细胞，达到清除特异性抗原的目的。

（二）TI-Ag 诱导的体液免疫应答

TI-Ag 不需要 Th 细胞的辅助，也不需要 APC 参与，直接与 B 细胞结合后，产生较强的刺激信号，使 B 细胞活化、增殖和分化为浆细胞，产生抗体发挥免疫效应。

TI-Ag 诱导的体液免疫应答只能产生 IgM 类抗体，不形成记忆细胞，因此，TI-Ag 诱导的体液免疫应答没有再次应答，但其在机体抵抗某些胞外病原体感染中发挥重要作用。

（三）抗体产生的一般规律及其意义

1. 初次应答　是指抗原初次进入机体引发的免疫应答。抗原的性质、注射途径、剂量等都能影响初次应答。初次应答抗体产生的特点主要是：①抗体产生所需的潜伏期长，一般 1～2 周才在血液中出现；②产生抗体浓度低；③在体内维持时间短（数天或数周）；④最初出现 IgM，随后出现 IgG，但以低亲和力的 IgM 为主的抗体。

2. 再次应答　是指当机体再次接受相同抗原刺激产生的免疫应答。由于初次应答中可形成记忆细胞，再次接受相同抗原刺激后可迅速、高效、持久地产生应答。再次应答抗体产生的特点主要是：①潜伏期短，一般为初次应答潜伏期的一半；②产生抗体浓度高；③在体内维持时间长（数月或数年）；④再次应答中 IgM 的含量与初次应答相似，增多的主要是 IgG，因此以高亲和力的 IgG 为主的抗体（图 7-7）。

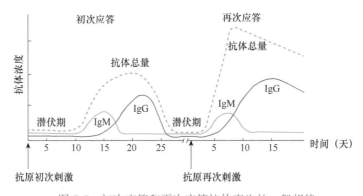

图 7-7　初次应答和再次应答抗体产生的一般规律

在医学实践中，了解抗体产生的一般规律有重要的指导意义。①指导预防接种：免疫原性较弱的疫苗应接种 2 次或 2 次以上加强免疫，产生高亲和力、高浓度的抗体，获得更好的免疫效果。②指导传染病的诊断：在免疫应答中，IgM 出现早，消失快，因此检测特异性 IgM 可作为早期感染的诊断依据或胎儿宫内感染的指标；IgG 出现较晚，维持时间长，检测特异性 IgG 可作为曾经感染的诊断依据，判断机体产生特异性免疫力的指标。此外，在疾病的早期和恢复期抽取患者的双份血清作抗体的检测，一般抗体效价增长 4 倍及以上具有诊断意义。③指导传染病病情的评估：检测患者血液中抗体含量的变化，有助于评估患者的病情及转归。

（四）体液免疫应答的生物学效应

1. 抗感染作用　体液免疫通过特异性抗体发挥免疫效应，抗体存在体液中，不能进入细胞内，因此体液免疫主要针对细胞外的病原体发挥抗感染作用。

2. 中和作用　抗体与游离的外毒素结合，阻止毒素进入细胞发挥其毒性作用，发挥中和毒素作用；抗体还能与病毒结合，阻止病毒吸附或穿入细胞，降低病毒的感染性。

3. 免疫损伤作用　某些特定情况下，抗体可参与Ⅰ、Ⅱ、Ⅲ型超敏反应、某些自身免疫病、移植排斥反应等，造成机体免疫损伤。肿瘤患者产生的某些抗体如 IgG 亚类可作为封闭因子，特异性阻碍效应 T 细胞对肿瘤细胞识别和杀伤作用，从而促进肿瘤生长。

细胞免疫和体液免疫的主要区别，见表 7-1。

表 7-1　细胞免疫和体液免疫的主要区别

	细胞免疫	体液免疫
介导的细胞	T 细胞	B 细胞
参与的效应物质	效应 T 细胞（CD4$^+$效应 Th1 和 CD8$^+$效应 Tc 细胞）和细胞因子	抗体
免疫应答中的双信号	①抗原信号：需 APC 提呈 ②共刺激信号：主要是 CD28 与 B7（CD80/CD86）结合产生	①抗原信号：直接识别 ②共刺激信号：主要是 CD40 和 CD40L 结合产生
生物学效应	①抗胞内病原体感染 ②抗肿瘤 ③参与Ⅳ型超敏反应、移植排斥反应和某些自身免疫病	①抗胞外病原体感染 ②中和作用 ③参与Ⅰ、Ⅱ、Ⅲ型超敏反应，某些自身免疫病，移植排斥反应等

四、免疫调节

免疫调节是指机体在免疫应答过程中免疫细胞与免疫分子间及免疫系统与机体其他系统间构成一个相互促进与相互制约的调节网络，使机体对抗原产生最适的应答。

免疫调节贯穿整个免疫应答过程，由多种免疫细胞（T 细胞、B 细胞、NK 细胞和巨噬细胞等）、多种免疫分子（抗体、补体、细胞因子和膜表面分子等）和机体多个系统（神经系统、内分泌系统和免疫系统等）共同参与。

免疫调节功能正常对维持机体内环境的稳定有重要作用。若免疫调节功能异常，可能导致自身免疫性疾病、超敏反应、严重感染或肿瘤的发生。因此，利用免疫调节机制采取免疫干预手段，可用于临床对某些疾病的预防与治疗。

五、免疫耐受

免疫耐受是指在一定条件下，机体免疫系统接受某种抗原刺激后，产生的对该抗原的特异性无应答状态，又称负免疫应答。其特征是仅对诱发免疫耐受的抗原无免疫应答，具有高度特异性和记忆性，而对其他抗原仍保持正常的产生免疫应答能力。诱导免疫耐受的抗原称为耐受原。

免疫耐受不同于免疫缺陷和免疫抑制，前者表现为机体对某种抗原的特异性无应答状态，后两者表现为机体对任何抗原均不反应或反应减弱的非特异性无应答状态。

（一）免疫耐受的分类

免疫耐受分为天然免疫耐受和人工诱导的免疫耐受两种。

1. 天然免疫耐受　是由自身抗原诱导产生的免疫耐受，又称自身耐受。1945 年，Owen 发现异卵双生小牛由于在胚胎期胎盘血管相互融合导致血液自由交流，出生后双方形成含有两种不同血型抗原的红细胞，构成红细胞嵌合体，相互间进行皮肤移植不发生移植排斥反应；但将其他无关小牛的皮肤移植给此异卵双生小牛，则发生排斥反应。Owen 称这一现象为天然耐受。

2．人工诱导的免疫耐受　是由外来抗原诱导产生的免疫耐受，又称获得性的免疫耐受。1954年，Medawar等人成功复制了胚胎时期诱导免疫耐受的动物模型。首先将B品系（H-2^K）小鼠的骨髓输给新生期的A品系（H-2^a）的小鼠，在A品系小鼠出生后的6周，把B品系小鼠的皮肤移植给A品系小鼠，结果皮肤移植成功，长期存活；而将C品系小鼠的皮肤移植给A品系小鼠，则出现明显的排斥反应，移植失败。该实验不仅证实Owen的现象，并证实免疫细胞处于早期发育阶段，可人工诱导对抗原的免疫耐受。

（二）诱导免疫耐受的条件

免疫耐受的形成和维持取决于抗原本身和机体两方面因素。

1．抗原因素　免疫耐受因抗原刺激而诱导，因此与抗原的理化性质、剂量、接种途径和方法及持续的时间等均有关。

（1）抗原的性质：一般而言，分子量较小、可溶性、非聚合单体物质（如人丙种球蛋白和脂多糖）及与机体遗传背景接近的抗原易成为耐受原，诱发免疫耐受；抗原的异源性近，分子结构差异小，也易诱发免疫耐受。

（2）抗原的剂量：抗原剂量过低或过高均可诱导免疫耐受的发生。过低不足以使T细胞活化；过高则诱导应答细胞凋亡或可能诱导T抑制细胞活化，抑制免疫应答，不能形成免疫耐受。

（3）抗原免疫的途径：通常经口服和静脉注射最容易诱导全身免疫耐受，肌内或皮下注射最难诱导免疫耐受。

（4）抗原的持续存在：抗原持续存在于体内易导致免疫耐受，并可维持较长时间。在实验动物模型中，对免疫耐受的模型停止给予耐受原可使耐受逐渐消失；持续存在的耐受原则可使免疫耐受得以维持和加强。

2．机体因素　免疫功能状态、免疫系统发育成熟程度、遗传背景等均影响免疫耐受的形成和维持。

（1）机体的免疫系统成熟程度：机体免疫系统发育愈成熟，诱导发生免疫耐受难度愈大。一般而言，胚胎期最易诱导免疫耐受，新生儿次之。

（2）动物的种属和品系：不同种属或同种不同品系的动物诱发免疫耐受的难易有差异。通常家兔、有蹄类和灵长类动物一般只在胚胎期较易诱导免疫耐受；而小鼠和大鼠在胚胎期和新生期均能诱导耐受。

（3）机体的免疫状态：单独应用抗原一般不易诱导健康成人免疫耐受，但与免疫抑制措施联合应用，破坏已成熟的免疫淋巴系统，造成机体免疫类似新生期的不成熟状态，则可能诱导耐受。

（三）研究免疫耐受的临床意义

免疫耐受的诱导、维持和破坏，影响着许多疾病的发生、发展和转归。建立或加强生理性免疫耐受可维持机体免疫系统的稳态，有助于防止自身免疫病、器官移植排斥反应和超敏反应等的发生；因病理性免疫耐受可导致肿瘤和慢性持续性感染的发生，设法打破这种耐受，使机体恢复正常免疫应答，可提高机体抗肿瘤和抗感染能力。因此，临床上常采取人工方法诱导建立或破坏免疫耐受。

对 接 临 床

1．接种乙肝疫苗为何需注射 3 次？

根据我国儿童计划免疫的要求，接种乙肝疫苗是按 0、1、6 个月程序进行 3 次免疫接种。出生后 24 小时内注射第 1 针，1 个月和 6 个月后分别注射第 2、第 3 针。第 1 次接种后，疫苗进入人体刺激免疫系统发生初次应答，30%～50% 的人会出现抗体，产生的抗体以 IgM 为主，抗体含量低，维持时间短，亲和力低。第 2 次接种后，机体受到同种抗原的再次刺激产生再次应答，迅速产生抗体，含量高、亲和力强。第 3 次接种后进入加强阶段，90%～95% 的被接种者可出现抗体。通常 3 次注射完成后，抗体可维持 3～5 年。目前，国内多数学者建议免疫后 3～5 年内再加强 1 次为好。

2．为什么胸腺发育不全或胸腺功能下降的人群易患肿瘤性疾病？

因为胸腺是 T 细胞分化、发育成熟的场所，而 T 细胞是人体重要的淋巴细胞，介导细胞免疫功能，主要参与清除细胞内病原体及抗肿瘤作用。胸腺发育不全或胸腺功能下降，导致 T 细胞不能发育成熟，细胞免疫功能下降，因此易患肿瘤性疾病。

3．临床使用抗体类制剂时，为什么要早期、足量的使用？

由于抗体不能进入细胞，只能与细胞外的病原体或体液中游离外毒素结合，发挥中和作用，阻止病原体或外毒素侵入细胞，降低病原体感染或减轻外毒素对细胞的损伤；当病原体一旦进入细胞或外毒素与细胞结合，抗体就不能发挥作用。因此，使用抗体类制剂要早期、足量的使用。

扫一扫，测一测

练习与思考

一、名词解释

1．免疫应答　　2．细胞免疫　　3．体液免疫
4．免疫耐受

二、填空题

1．固有免疫主要由_____、_____、_____组成，适应性免疫根据介导细胞不同分为_____、_____。

2．适应性免疫应答基本过程包括_____、_____和_____3 个阶段。

3．适应性免疫应答中的双信号是指_____和_____。

4．细胞免疫应答生物学效应有_____、_____和_____，体液免疫应答的生物学效应有_____、_____和_____。

5．介导细胞免疫的细胞是_____，参与的效应细胞是_____、_____；介导体液免疫的细胞是_____，参与的效应分子是_____。

三、思考题

1．为什么免疫原性较弱的疫苗需要接种应采用 2 次或 2 次以上效果更好？

2．体液免疫与细胞免疫的生物学效应有何区别？

3．简述适应性免疫应答的基本过程。

4．比较固有免疫与适应性免疫的特点。

（刘　萍）

第三部分 临床免疫

第 **8** 章

抗感染免疫

学习目标

1. 掌握：抗感染免疫的概念、类型及各类型的特点。
2. 熟悉：干扰素的分类、抗病毒的机制及特点。
3. 了解：抗寄生虫的适应性免疫类型及特点。

扫一扫，知重点

　　抗感染免疫是机体抵抗病原生物及其有害产物以维持生理稳定的功能。抗感染免疫包括固有免疫和适应性免疫。固有免疫是人类在长期种系发育和进化过程中逐渐建立起来的，是机体抵御病原生物入侵的第一道防线，是抗感染免疫的基础。适应性免疫是机体在生活过程中与病原生物等抗原性异物接触后产生的，包括体液免疫和细胞免疫。生理条件下，固有免疫与适应性免疫相互依存，密切配合，共同完成宿主免疫防御、免疫监视和免疫自稳功能，产生对机体有益的免疫保护作用。针对不同的病原生物，抗感染免疫又可分为抗细菌免疫、抗病毒免疫、抗真菌免疫和抗寄生虫免疫等。

第 1 节　抗细菌免疫

一、固 有 免 疫

　　固有免疫是通过机体的屏障结构、固有免疫细胞和体液中的固有免疫分子等实现的。人体对抗细菌的外部屏障包括皮肤、黏膜及其附属纤毛、腺体，以及寄居的正常菌群等。机体除有外部屏障，尚有内部屏障即血 - 脑屏障和血 - 胎屏障，血脑屏障阻止细菌及其有害物质进入中枢神经系统，血 - 胎屏障阻挡细菌及其有害物质从母体进入胎儿。固有免疫细胞主要包括吞噬细胞、NK 细胞、树突状细胞等，能非特异吞噬杀伤病原菌及病原菌感染的细胞，在抗细菌感染中发挥重要作用。参与抗细菌免疫的固有免疫分子很多，如补体、溶菌酶、乙型溶素等均具有杀灭或抑制病原菌的作用。

二、适应性免疫

　　1. **体液免疫**　在抗细胞外病原菌感染中发挥主要作用，其机制是通过激活补体溶菌、调理吞噬等来完成。参与的抗体主要是 IgG、IgM 和 SIgA。IgG 和 IgM 通过其 Fab 段与病原菌表面的抗原结合后，并通过其 Fc 段与吞噬细胞表面的 Fc 受体结合，从而促进吞噬细胞对病原菌的吞噬作用；也可激活补体系统，从而发挥溶菌作用；SIgA 能抑制病原菌对宿主细胞的黏附，使病原菌失去致病作用。某些病原菌（如破伤风梭菌、白喉棒状杆菌等）能分泌外毒素，机体抗毒素免疫以体液免疫为主。抗体（抗毒素）能与相应外毒素结合，并中和外毒素的毒性作用。

2. 细胞免疫　少数病原菌属于细胞内寄生菌（如结核分枝杆菌、麻风分枝杆菌、伤寒沙门菌、布鲁菌和军团菌等）。而抗体难以对细胞内寄生的病原体产生作用，消灭细胞内细菌和病毒主要依靠细胞免疫。细胞内寄生菌刺激 T 细胞，导致 T 细胞活化、增殖、分化为效应 T 细胞（CD4$^+$Th1 和 CD8$^+$CTL）。效应 CD4$^+$Th1 细胞能分泌多种细胞因子，介导单核细胞、淋巴细胞浸润性炎症和 IV 型超敏反应，增强巨噬细胞的吞噬和杀菌能力；效应 CD8$^+$CTL 能直接杀伤胞内菌寄居的靶细胞，使病菌散出，再由抗体、吞噬细胞将其杀灭。因此，细胞免疫功能缺陷者容易感染细胞内寄生的病原微生物。

第 2 节　抗病毒免疫

一、固　有　免　疫

机体的屏障结构、吞噬细胞、补体系统等在抗病毒感染中均发挥一定作用，但干扰素（IFN）和自然杀伤细胞（即 NK 细胞）在固有免疫中发挥主要作用，尤其在病毒感染的早期发挥重要作用。

1. 干扰素　是由病毒或干扰素诱生剂刺激宿主细胞产生的一类糖蛋白，具有抗病毒、抗肿瘤和免疫调节等多种生物学活性。干扰素发挥抗病毒作用具有以下特点。①间接性：干扰素不直接作用于病毒，而是通过诱导宿主细胞产生抗病毒蛋白，抗病毒蛋白能抑制病毒蛋白在易感细胞内的合成，从而间接实现对病毒的抑制作用（图 8-1）。②广谱性：干扰素合成后很快释放到细胞外，扩散至临近细胞发挥抗病毒作用，因此干扰素既能中断受染细胞的病毒感染，又能限制病毒扩散。干扰素诱导细胞产生的抗病毒蛋白对所有病毒均有一定的抑制作用，具有广谱抗病毒作用。③种属性：由于干扰素发挥作用与细胞膜干扰素受体有关，所以抗病毒作用具有相对的种属特异性，如人细胞产生的干扰素只能对人体细胞发挥抗病毒作用，而对动物细胞无作用。基因工程产生的干扰素称重组干扰素。重组干扰素具有与自然干扰素相同的抗病毒、抑制肿瘤细胞生长和免疫调节活性，目前已用于临床防治病毒性疾病等。

干扰素抗病毒的作用机制

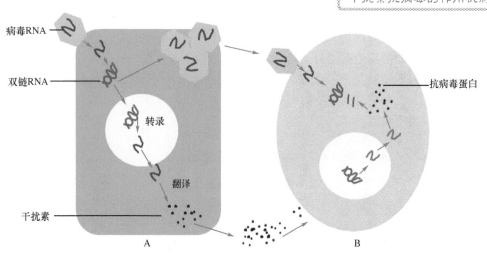

图 8-1　干扰素的产生及其作用机制
A. 干扰素的诱生细胞；B. 干扰素的效应细胞

2. NK 细胞　在固有免疫中，NK 细胞能够非特异性杀伤受病毒感染的细胞。对靶细胞的杀伤过程不受 MHC 限制，也可不依赖抗体，通过释放穿孔素、丝氨酸蛋白酶、肿瘤坏死因子等细胞毒性物质直接杀伤靶细胞。

二、适应性免疫

病毒感染如果不能被固有免疫所抑制，机体适应性免疫则随之发挥作用。通过细胞免疫和体液免疫相互协作，共同清除病毒，维护机体内环境的稳定。

1. 体液免疫　机体受病毒感染或接种疫苗后，能产生中和抗体、血凝抑制抗体、补体结合抗体等特异性抗体。其中，中和抗体 IgG、IgM、SIgA 在抗病毒免疫中起主要作用，能与病毒表面的抗原结合，阻止病毒吸附和穿入易感细胞，保护细胞免受病毒感染，并可有效防止病毒通过血流播散；还可以通过调理吞噬、抗体依赖性细胞介导的细胞毒作用、激活补体等途径裂解和破坏病毒感染的细胞。

2. 细胞免疫　病毒是严格细胞内寄生的非细胞型微生物，因此清除细胞内的病毒以细胞免疫为主。$CD8^+CTL$ 细胞通过细胞裂解和细胞凋亡两种机制，直接杀伤病毒感染的靶细胞；$CD4^+Th1$ 细胞释放多种细胞因子，激活巨噬细胞和 NK 细胞等发挥抗病毒作用。

第 3 节　抗真菌免疫

一、固有免疫

固有免疫在阻止真菌感染中起重要作用，如皮肤黏膜对皮肤癣菌具有一定屏障作用，一旦破损、受伤或放置导管，真菌即可入侵。皮脂腺分泌的不饱和脂肪酸有杀真菌作用。儿童头皮脂肪酸分泌量比成人少，故易患头癣。成人因手、足出汗较多，且掌、跖部缺乏皮脂腺，故易患手足癣。另外，吞噬细胞对真菌也具有一定的吞噬杀伤作用。

二、适应性免疫

适应性免疫与真菌感染的恢复密切相关。真菌刺激机体产生的特异性抗体可以阻止菌丝转为菌丝体提高吞噬率，并抑制真菌吸附于体表。真菌感染的恢复主要以细胞免疫为主。真菌抗原刺激机体免疫系统后，特异性淋巴细胞增殖，释放 IFN-γ 和 IL-2 等细胞因子激活巨噬细胞、NK 细胞和 $CD8^+T$ 细胞等，参与对真菌的杀伤。细胞免疫功能低下或缺陷者易患真菌感染。播散性真菌感染患者常伴有 T 淋巴细胞功能的抑制，如获得性免疫缺陷综合征（AIDS）、淋巴瘤和使用免疫抑制剂等患者。

第 4 节　抗寄生虫免疫

一、固有免疫

机体的屏障结构、吞噬细胞、免疫分子等在抗寄生虫感染中都发挥一定作用，但无特异性。固有免疫是宿主对某种寄生虫具有先天的不感受性，如人类对鸟疟原虫有先天的不感染性。

二、适应性免疫

适应性免疫是宿主抗寄生虫感染的主要方式。由于寄生虫虫体抗原成分复杂、宿主对寄生虫的适应性免疫相对复杂，可概括为消除性免疫和非消除性免疫两种类型。

1. 消除性免疫 是指宿主感染某种寄生虫后产生完全的保护性免疫力，不仅能清除体内的寄生虫，而且还能完全抵御再感染。例如：人体感染热带利什曼原虫引起的皮肤利什曼病，产生适应性免疫，原虫被完全消除，临床症状消失，并对再感染有长期的免疫力，但这类免疫在寄生虫感染中较为少见。

2. 非消除性免疫 是指宿主感染寄生虫后产生部分保护性免疫力，不足以清除体内的寄生虫，但却具有一定的抵御再感染的能力。寄生虫感染的免疫多属此类型，可分为带虫免疫和伴随免疫。①带虫免疫：是指体内有活的寄生虫存在时，宿主对同类寄生虫的再感染有一定的免疫力，但当活的寄生虫被消灭后，宿主对该虫的免疫力也随之消失。如人体感染疟原虫的免疫属于带虫免疫。②伴随免疫：是指宿主感染寄生虫后产生的免疫力对体内活的成虫无明显杀伤效果，仅对童虫感染有一定的抵抗力。如人体感染血吸虫后，人体对血吸虫童虫的再次侵袭有一定抵御作用，但对体内的成虫没有消除作用。

对 接 临 床

体液免疫或细胞免疫功能缺陷者容易发生哪些感染？

答：（1）体液免疫的效应物质是抗体，而抗体是浆细胞所产生的一类具有免疫功能的球蛋白。主要存在血清和体液中，不能进入细胞内。因此，抗体只能在细胞外与相应的细菌毒素或病原体特异结合，阻止细菌毒素或病原体对易感细胞的侵入或感染。在中和毒素和抗细胞外病原体感染方面发挥重要作用。体液免疫功能缺陷者易发生胞外菌的感染，尤其是化脓性细菌的感染，中和毒素能力减弱。

（2）细胞免疫的效应物质是效应 T 细胞（$CD4^+Th1$ 和 $CD8^+CTL$）、细胞因子。效应 $CD4^+$ Th1 细胞能分泌多种细胞因子，介导单核细胞、淋巴细胞发挥吞噬和杀菌能力；效应 $CD8^+CTL$ 能直接杀伤带有特异性抗原的靶细胞。因此，在抗细胞内病原体感染、抗肿瘤等方面发挥重要作用。细胞免疫功能缺陷者易发生胞内寄生的病原生物感染，如病毒、胞内寄生菌、原虫感染，还易发生肿瘤、真菌感染。

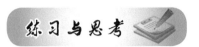
扫一扫，测一测

练习与思考

一、名词解释

1. 抗感染免疫 2. 固有免疫 3. 适应性免疫

二、填空题

1. 组成固有免疫的成分主要包括＿＿＿＿＿、＿＿＿＿＿和＿＿＿＿＿。

2. 固有免疫的屏障组织主要有＿＿＿＿＿、＿＿＿＿＿和＿＿＿＿＿。

3. 宿主对寄生虫的适应性免疫包括＿＿＿＿＿和＿＿＿＿＿。

三、思考题

什么是抗感染免疫？简述有哪些类型？

（张　婕）

第 9 章

超 敏 反 应

学习目标

1. 掌握：超敏反应的概念和分型；Ⅰ型超敏反应的特点、发生机制、临床常见疾病及防治原则。
2. 熟悉：Ⅱ、Ⅲ、Ⅳ型超敏反应的发生机制及临床常见疾病。
3. 了解：Ⅱ、Ⅲ、Ⅳ型超敏反应的特点。

扫一扫，知重点 ▶

超敏反应（hypersensitivity）是指机体对某些抗原初次应答后，再次接受相同抗原刺激时引起的以生理功能紊乱或组织细胞损伤为主的异常适应性免疫应答。超敏反应常常也被称为变态反应，其实质是病理性的免疫应答。根据超敏反应发生机制和临床特点的不同，分为Ⅰ、Ⅱ、Ⅲ、Ⅳ共4型。Ⅰ、Ⅱ、Ⅲ型超敏反应是由B细胞介导，属于病理性体液免疫；Ⅳ型超敏反应是由T细胞介导，属于病理性细胞免疫。目前超敏反应引起的疾病的发病率明显上升。

第 1 节　Ⅰ型超敏反应

临床 案例 9-1　　患者，女，18岁。因发热咳嗽来院就诊。经医生检查后，诊断为感冒、急性支气管炎，给予抗感冒药和青霉素治疗。然而注射青霉素后数分钟内出现了胸闷、口唇发绀、呼吸困难、血压下降、脉搏细弱，意识障碍等症状。

思考题：患者发生了什么现象？其发生机制是什么？如何预防？

Ⅰ型超敏反应又称速发型超敏反应或过敏反应，是临床上最常见的超敏反应，可以发生于局部或全身。其特点是：①发生快，消退也快，一般在再次接触相同抗原后几分钟至几十分钟发生，有的甚至几秒钟内就发生反应；②主要参与的抗体是IgE，补体不参与，效应细胞主要是肥大细胞和嗜碱性粒细胞；③主要引起生理功能紊乱，一般不发生明显的组织细胞损伤；④具有明显的个体差异和遗传倾向。

一、参与Ⅰ型超敏反应的主要成分

（一）变应原

变应原（allergen）是指能够诱导机体产生特异性IgE，引起Ⅰ型超敏反应的抗原，又称过敏原。变应原可以是完全抗原，也可以是半抗原。临床引起Ⅰ型超敏反应的变应原主要有：①吸入性变应原，如植物花粉、动物皮屑及其分泌物、尘螨、真菌菌丝及孢子、棉絮等；②食入性变应原，如奶、蛋、鱼、虾、蟹、蘑菇、坚果等食物中的蛋白成分；③药物或化学性变应原，如青霉素、磺胺、氯霉素、普鲁卡因、有机碘化合物等；④其他变应原，如动物（蚂蚁、蜜蜂、蛇等）毒液、细菌酶类物质（如枯草杆菌溶素）、食品添加剂、防腐剂、保鲜剂等。

（二）参与的抗体

变应原刺激机体产生的特异性 IgE 抗体是引起 I 型超敏反应的主要因素。IgE 主要由鼻咽、扁桃体、气管和胃肠道黏膜下固有层淋巴组织中的浆细胞产生，这些部位也是变应原易于侵入并引发 I 型超敏反应的部位。IgE 为亲细胞抗体，与 IgG 不同，它在不结合抗原的情况下，可通过其 Fc 段与肥大细胞和嗜碱性粒细胞表面的高亲和力 IgE Fc 受体结合，使机体处于致敏状态。

（三）参与反应的细胞

1. 肥大细胞和嗜碱性粒细胞　肥大细胞和嗜碱性粒细胞在形态学上非常类似，均来源于骨髓样前体细胞。两种细胞均高表达 IgE Fc 受体，胞质中均含有大量嗜碱性颗粒，颗粒中含有肝素、白三烯、组胺和嗜酸性粒细胞趋化因子等多种生物活性介质。

2. 嗜酸性粒细胞　嗜酸性粒细胞在某些细胞因子的刺激下被活化，可产生嗜酸性粒细胞阳离子蛋白、过氧化物酶等物质，具有抗病原生物感染的作用；也可吞噬肥大细胞等释放的颗粒，还能释放组胺酶灭活组胺、释放芳基硫酸酯酶灭活白三烯、释放磷脂酶 D 灭活血小板活化因子（PAF），进而抑制 I 型超敏反应发生。

（四）生物活性介质

参与过敏反应的生物活性介质主要有组胺、激肽原酶、前列腺素 D_2（prostaglandins D_2，PGD_2）、白三烯（leukotriene，LT）、血小板活化因子（platelet activated factor，PAF）和嗜酸性粒细胞趋化因子等。各种介质的作用大致相同，引起毛细血管扩张、通透性增加，胃肠道和支气管平滑肌收缩，腺体分泌物增加；但各介质又各有其特点，如组胺释放快（数分钟）、维持时间短（≤2 小时），扩张血管作用强，是引起痒感的唯一介质；而 LTs 释放及发挥作用缓慢（4～6 小时），但维持时间长（1～2 天），引起支气管平滑肌持续强烈地收缩，比组胺强 100～1000 倍，是引起过敏性哮喘的主要介质。

二、发 生 机 制

I 型超敏反应的发生过程分为 3 个阶段，即致敏阶段、激发阶段和效应阶段。

I 型超敏反应的发生机制

（一）致敏阶段

变应原通过不同的途径进入机体后，刺激 B 细胞增殖分化为浆细胞，产生特异性的 IgE 抗体。IgE 通过其 Fc 段与肥大细胞或嗜碱性粒细胞表面 IgE Fc 受体（FcεR I ）结合，使机体处于对该变应原的致敏状态。致敏状态可维持数月甚至更长，如长期不再接触相同变应原可逐渐消失。表面结合特异性 IgE 的肥大细胞或嗜碱性粒细胞，称为致敏的肥大细胞或嗜碱性粒细胞。

（二）激发阶段

当相同的变应原再次进入已致敏的机体，可迅速与致敏的肥大细胞或嗜碱性粒细胞表面的 IgE 的 Fab 段特异性结合。单个 IgE 结合 FcεR I 并不能刺激细胞活化；只有相同的变应原同时与致敏细胞表面的 2 个或 2 个以上相邻 IgE 结合，与 FcεR I 交联形成复合物（图 9-1），才能使致敏细胞活化，活化的致敏细胞脱颗粒释放生物活性介质。

（三）效应阶段

生物活性介质作用于效应器官、组织，致使出现生理功能紊乱，引起局部或全身病理变化。主要表现为：①毛细血管扩张、通透性增加，主要影响小血管，以血浆外渗、局部水肿、嗜酸性粒细胞浸润为主，严重的引起全身有效血容量减少，导致休克的发生。②平滑肌收缩，常见于呼吸道、胃肠道平滑肌。如果呼吸道平滑肌持续收缩，导致气道变窄，通气不足；如果胃肠道平滑肌收缩引起恶心呕吐、腹痛。③腺体分泌物增多，可表现为流泪、流涕、痰多、腹泻。④刺激感觉神经引起强烈痒感等；最终导致机体出现全身性或局部的过敏反应（图 9-2）。

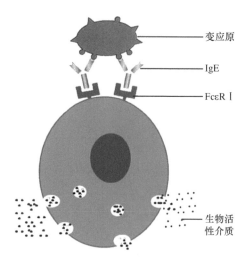

图 9-1 变应原结合致敏细胞表面 IgE
使其交联活化细胞

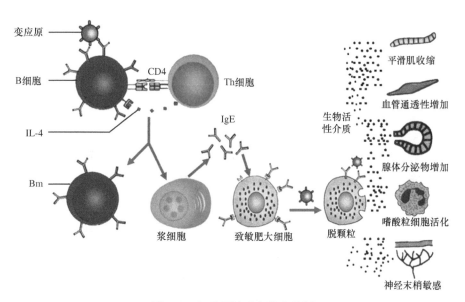

图 9-2 Ⅰ型超敏反应发生机制

三、临床常见疾病

（一）全身过敏性反应（过敏性休克）

过敏性休克是最严重的Ⅰ型超敏反应。致敏患者通常在接触变应原后数分钟内出现严重的临床症状，主要出现胸闷、气急、呼吸困难、唇发绀、喉头堵塞伴濒危感，面色苍白、出冷汗、手足发凉、血压下降，头晕、眼花、意识丧失、抽搐等，严重者抢救不及时可导致死亡。临床上常见药物过敏性休克和血清过敏性休克。

1. 药物过敏性休克　青霉素过敏性休克最为常见，其次链霉素、头孢菌素、普鲁卡因等也可引起。青霉素本身无免疫原性，但其降解产物（青霉烯酸或青霉噻唑醛酸等为半抗原）可与人体内组织蛋白结合成为完全抗原，刺激机体产生特异性 IgE，使肥大细胞或嗜碱性粒细胞致敏；当机体再次接触青霉素时，可发生过敏反应，重者可导致过敏性休克。临床发现，少数人在初次注射青霉素时也可发生过敏性休克，这可能与患者曾经使用过被青霉素污染的医疗器械、吸入空气中青霉菌孢子或青霉素降解产物而使机体处于致敏状态有关。另外，青霉素在弱碱性溶液中易形成青霉烯酸，因此使用青霉素应临用前配制，放置 2 小时后不宜使用。

2. 血清过敏性休克　临床应用动物免疫血清（如破伤风抗毒素、白喉抗毒素）进行紧急预防或治疗时，有些患者可因曾经注射过相同的血清制剂已处于致敏状态，而发生过敏性休克。目前，随着免疫血清纯化程度不断提高，此类超敏反应已很少发生。

（二）局部过敏反应

1. 呼吸道过敏反应　临床常见过敏性鼻炎和支气管哮喘。因吸入植物花粉、真菌、尘螨、动物毛屑、面粉等变应原或呼吸道病原微生物感染而引起。由花粉引起的季节性过敏性鼻炎常伴有过敏性结膜炎、外耳道等黏膜瘙痒，称花粉症（枯草热）。

2. 消化道过敏反应　临床常见过敏性胃肠炎。少数人进食鱼、虾、蟹、奶、蛋、坚果等食物，或服用某些药物后，可出现恶心、呕吐、腹痛和腹泻等胃肠道症状。患者胃肠道黏膜表面分泌型 IgA 含量明显减少及蛋白水解酶缺乏可能与消化道过敏反应发生有关。

3. 皮肤过敏反应　临床常见荨麻疹、特异性皮炎（湿疹）、血管神经性水肿。可由某些食物、药物、花粉、肠道寄生虫或日光照射、冷热刺激等引起。

四、防治原则

（一）查明变应原并避免接触

通过询问过敏史和皮肤试验查明变应原，并避免与之接触是预防 I 型超敏反应最基本和最有效的措施。皮肤试验是目前临床检测变应原最常用的方法，在使用可能引起过敏反应的药物（如青霉素、链霉素等）或生物制品之前必须做皮肤试验，皮试阳性者（皮丘局部隆起，出现红晕硬块，直径>1cm，或红晕周围有伪足、痒感），禁忌使用。目前，还可对患者进行血清特异性 IgE 检测，对确定患者对何种变应原过敏具有重要诊断作用。

（二）脱敏治疗

1. 异种动物免疫血清脱敏疗法　使用异种动物免疫血清（如破伤风抗毒素）治疗患者时，皮试阳性但又必须使用者，可采用小剂量、短间隔（20～30 分钟）、多次注射的方法进行脱敏治疗。其机制可能是小剂量注入的抗毒素与数量有限的致敏肥大细胞或嗜碱性粒细胞上的 IgE 结合，释放少量生物活性介质，不足以引起明显的症状，而介质作用时间短。因此短时间内多次注射抗毒素后，可使体内致敏细胞分期分批脱敏，以致机体最终全部解除致敏状态。此时大剂量注射抗毒素就不会发生过敏反应。但这种脱敏是暂时的，经一定时间后机体又可处于致敏状态。

2. 特异性变应原脱敏疗法（减敏疗法）　对已查明而又难以避免接触的变应原如花粉、尘螨等，可将其制成脱敏剂，采用小剂量、长间隔（2 周）、反复多次皮下注射的方法进行脱敏治疗。其机制可能是通过改变变应原进入机体的途径，诱导机体产生大量的特异性 IgG 类抗体，降低 IgE 应答；IgG 类抗体（封闭性抗体）通过与相应当变应原结合，阻断变应原与致敏细胞上的 IgE 结合，从而减轻 I 型超敏反应的发生。

（三）药物防治

使用某些药物切断Ⅰ型超敏反应过程中的一个或多个环节，可以阻止过敏反应的发生。主要的药物有：①抑制生物学活性介质合成和释放的药物，如色甘酸钠、盐酸肾上腺素、异丙肾上腺素、阿司匹林等；②拮抗生物活性介质的药物，如苯海拉明、氯苯那敏（扑尔敏）、异丙嗪等；③改善效应器官反应性的药物，如肾上腺素、葡萄糖酸钙、氯化钙和维生素C等。肾上腺素是抢救过敏性休克的首选药。

（四）免疫生物疗法

根据IgE介导Ⅰ型超敏反应的机制和细胞因子能调控IgE产生的原理，近年来采用免疫生物制剂治疗Ⅰ型超敏反应的方法正在积极尝试中。

知识拓展 9-1

免疫生物疗法治疗Ⅰ型超敏反应

Ⅰ型超敏反应的发生机制主要是由IgE抗体介导的生理功能紊乱，细胞因子能调控IgE产生，若IgE减少则可减轻Ⅰ型超敏反应的发生。近年采用免疫生物疗法来治疗Ⅰ型超敏反应，其主要方法有：①应用佐剂促使免疫应答偏向Th1型免疫应答。由于Th2细胞分泌的IL-4可促进IgE的产生，Th1细胞分泌的IFN-γ能抑制IgE合成。故将具有佐剂作用的IL-2等分子与变应原共同使用，能使Th2型免疫应答转换为Th1型，下调IgE的产生。②应用细胞因子及相关制剂治疗，采用重组可溶型IL-4受体与IL-4结合，阻断其生物学效应，降低Th2细胞的活性，减少IgE的产生，已用于临床治疗过敏性哮喘。③通过DNA疫苗设计改变免疫应答，将编码变应原的基因与DNA载体重组，制成DNA疫苗进行接种，可成功诱导Th1型免疫应答。④用人源化抗IgE的单克隆抗体进行治疗可降低敏感性，该单抗能与循环中的IgE结合，阻止其与肥大细胞或嗜碱性粒细胞的结合，临床发现可减轻哮喘和花粉症状。

第 2 节　Ⅱ 型 超 敏 反 应

临床 案例 9-2　　患者，男，28岁。因车祸腹部外伤，失血性休克入院。输血后，患者出现胸闷、心率加快、烦躁不安、发绀、呼吸困难、血压下降等症状。经查，患者为A型血，而护士错把B型血当作A型血给了患者，因此发生了输血反应。

思考题：把B型血输给A型血患者为什么会发生输血反应？

Ⅱ型超敏反应是由抗体（IgG、IgM）与靶细胞膜表面相应抗原特异性结合后，在补体、吞噬细胞和NK细胞的参与下，引起的以细胞裂解和组织损伤为主的病理性免疫应答。因此又称细胞溶解型或细胞毒型超敏反应。

其特点是：①参与抗体主要为IgG和IgM类抗体；②参与的效应物质有补体系统、吞噬细胞、NK细胞；③病理表现是以细胞裂解或组织损伤为主；④损伤的靶细胞主要是血细胞或某些自身组织细胞。

一、发 生 机 制

Ⅱ型超敏反应的发生机制

（一）靶细胞及其表面抗原

Ⅱ型超敏反应中被攻击杀伤的靶细胞主要是血细胞，如红细胞、白细胞和血小板等；其次是肺基底膜和肾小球毛细血管基底膜等组织成分。因此引发 II 型超敏反应的变应原主要有：①同种异型抗原。存在于组织细胞表面的固有抗原，如 ABO 血型抗原、Rh 抗原、HLA 抗原等。②修饰性自身抗原。因感染、药物或某些理化因素，导致自身细胞或组织结构发生改变形成的新抗原。③异嗜性抗原。如链球菌细胞壁的成分与人的心脏瓣膜、关节组织及肾小球基底膜之间存在共同抗原。④外来抗原、半抗原及免疫复合物。如某些化学制剂、药物等抗原或抗原－抗体复合物可吸附在自身组织细胞的表面。

（二）参与的抗体

主要是 IgG 和 IgM 类，主要针对自身细胞或组织抗原，因此多为自身抗体。

（三）靶细胞损伤机制

当靶细胞表面的抗原与相应的抗体结合后，或以抗原－抗体免疫复合物的形式黏附于靶细胞表面后，主要通过以下途径损伤靶细胞：①激活补体系统，形成攻膜复合物（MAC）引起靶细胞裂解；补体活化产生的过敏毒素 C3a 和 C5a 对炎症细胞的募集和活化，继而引起细胞或组织损伤。②激活吞噬细胞，发挥调理吞噬作用，吞噬靶细胞。③激活 NK 细胞，通过 ADCC 作用，杀伤靶细胞（图 9-3）。

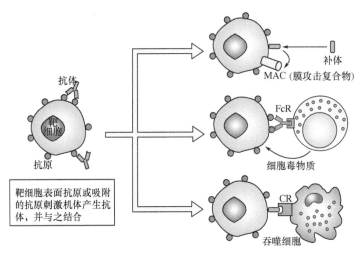

图 9-3　II 型超敏反应发生机制

此外，还有一种特殊类型的 II 型超敏反应，即抗体刺激型超敏反应。由于机体产生抗细胞表面受体的自身抗体，该抗体与细胞表面受体结合，可导致靶细胞功能亢进或功能低下，而无炎症现象和细胞损伤。

二、临床常见疾病

（一）输血反应

输血反应多发生于 ABO 血型不符的输血。ABO 血型因存在天然血型抗体（IgM 类抗体），如将 A 型供血者的血液误输给 B 型受血者，由于供血者红细胞表面有 A 抗原，而受血者血清中有天然抗 A 抗体（IgM 类抗体），两者结合后激活补体，致使红细胞溶解，引起溶血反应。所以临床上必须同型血相输。此外，可因反复多次输入异型 HLA 血液，诱导体内产生抗白细胞、血小板的 HLA 抗体，导致白细胞和血小板损伤，引起非溶血性输血反应。

（二）新生儿溶血症

多发生于母子间 Rh 血型不符。通常母亲为 Rh$^-$血型，胎儿为 Rh$^+$血型。因输血、流产或分娩等原因，Rh$^+$血液或胎儿 Rh$^+$红细胞进入母体后，刺激母体产生抗 Rh 的 IgG 类抗体；再次妊娠且胎儿为 Rh$^+$时，抗 Rh 抗体通过胎盘进入胎儿体内，与胎儿 Rh$^+$红细胞结合，激活补体，导致红细胞破坏，引起新生儿溶血症，严重者可引起流产或死胎。为防止此种新生儿溶血症的发生，可在初产妇分娩后 72 小时内给注射抗 Rh 抗体，可以阻断 Rh$^+$红细胞对母体的致敏，能有效预防再次妊娠因 Rh 血型不符引起的新生儿溶血症。

此外，母子间 ABO 血型不符也可引起新生儿溶血症。多见于母亲血型是 O 型，胎儿血型是 A 型或 B 型。因胎儿血清及其他组织也表达 ABO 血型物质，使抗体并非全部作用于红细胞，故症状较轻。

（三）自身免疫性溶血性贫血

服用某些药物（如甲基多巴类）或病毒（如流感病毒、EB 病毒）感染机体后，红细胞膜表面成分发生改变形成新抗原，从而刺激机体产生抗自身红细胞的 IgG 类抗体，这种抗体与自身改变的红细胞结合，导致自身免疫性溶血性贫血。

（四）药物过敏性血细胞减少症

药物过敏性血细胞减少症主要包括药物过敏性溶血性贫血、粒细胞减少症和血小板减少性紫癜等。其发生机制主要有半抗原型和免疫复合物型。

1. 半抗原型 青霉素等半抗原进入机体与血细胞膜蛋白结合形成完全抗原，刺激机体产生相应的特异性抗体，该抗体与结合药物的血细胞作用，通过补体、吞噬细胞和 NK 细胞作用引起相应血细胞溶解破坏。

2. 免疫复合物型 某些药物如磺胺、安替比林等半抗原，与血浆蛋白结合形成完全抗原，刺激机体产生相应抗体，当再次使用相同药物时，抗体与相应药物结合形成免疫复合物，吸附到红细胞、粒细胞、血小板等细胞表面，引起相应血细胞受损。

（五）链球菌感染后肾小球肾炎

链球菌感染后肾小球肾炎又称抗肾小球基底膜肾炎。是因乙型溶血性链球菌某些成分与人肾小球基底膜有共同抗原，当机体感染乙型溶血性链球菌后，产生抗链球菌抗体，该抗体可与肾小球基底膜结合发生交叉反应，导致组织损伤，引起肾小球肾炎。

（六）肺出血 - 肾炎综合征

肺出血 - 肾炎综合征又称 Goodpasture 综合征。可能因病毒感染或吸入有机溶剂等损伤肺泡基底膜形成自身抗原，产生针对基底膜的自身抗体（IgG），又因肺泡基底膜和肾小球基底膜有共同抗原，故该自身抗体能与肺泡基底膜和肾小球基底膜结合，激活补体或通过调理吞噬作用，导致肺出血和肾炎。

（七）甲状腺功能亢进症（Graves 病）

甲状腺功能亢进症（Graves 病）简称甲亢，属于自身免疫性抗受体病，是一种特殊的 II 型超敏反应，即抗体刺激型超敏反应。患者体内可产生针对甲状腺细胞表面的促甲状腺素（TSH）受体的自身抗体（IgG）。TSH 是由垂体细胞生成，其生理功能是刺激甲状腺上皮细胞产生甲状腺素。自身抗体与甲状腺细胞表面促甲状腺素受体结合产生的作用与 TSH 相同，因而不引起甲状腺细胞损伤，而是持续刺激甲状腺上皮细胞分泌大量甲状腺素。

第 3 节　Ⅲ型超敏反应

临床 案例 9-3　患者，女，49岁。两个月前双手近端指间关节对称性疼痛，晨僵。检查：Hb75g/L，血小板 470×10^9/L。RF（类风湿因子）1100U/ml，X 线显示双手近端指间关节软组织肿胀影，骨质疏松，关节间隙狭窄。诊断为类风湿关节炎。

思考题： 类风湿性关节炎属于哪一型超敏反应？其发生机制是怎样的？

Ⅲ型超敏反应是抗体与相应可溶性抗原在血液中结合形成免疫复合物，免疫复合物沉积在血管壁基底膜或组织间隙后，通过激活补体，引起的以充血水肿、局部坏死和中性粒细胞浸润为主的血管炎症反应和组织损伤，又称免疫复合物型或血管炎型超敏反应。

其特点是：①参与抗体是 IgG、IgM 和 IgA 类抗体；②由可溶性免疫复合物沉积在血管基底膜或组织间隙引起；③激活补体，参与效应细胞有中性粒细胞、血小板、肥大细胞和嗜碱性粒细胞；④引起以充血水肿、局部坏死和中性粒细胞浸润为主的炎症反应和组织损伤。

一、发 生 机 制

Ⅲ型超敏反应的发生机制

（一）可溶性免疫复合物的形成与沉积

正常情况下，免疫复合物（immune complex，IC）的形成有利于机体对抗原性异物的清除。只有当抗原与相应抗体形成可溶性 IC 时，未被有效清除，从而持续存在血液循环中发生沉积。易沉积在毛细血管迂回、血流缓慢、毛细血管压较高的肾小球、关节、心肌等处，导致血管基底膜或组织细胞的炎症反应和损伤。

（二）免疫复合物沉积后引起的组织损伤和致病的机制

可溶性免疫复合物沉积是引发Ⅲ型超敏反应的始动因素，只有当大量的免疫复合物沉积在组织中时，才能引起组织损伤。主要通过以下 3 个方面发挥作用（图 9-4）。①补体作用：沉积的 IC 激活补体系统是Ⅲ型超敏反应中引发炎症反应和组织损伤的主要因素。补体激活后产生补体的裂解片段，如 C3a、C5a，能与肥大细胞或嗜碱性粒细胞上的 C3a、C5a 受体结合，从而刺激肥大细胞和嗜碱性粒细胞释放组胺等生物活性介质，使局部毛细血管通透性增加，导致渗出性炎症反应，出现水肿；并能促进 IC 沉积，加重组织损伤。②中性粒细胞作用：C5a 具有趋化作用，能吸引中性粒细胞到 IC 沉积的部位聚集，在吞噬沉积的 IC 过程中，释放多种溶酶体酶，包括蛋白水解酶、胶原酶和弹性纤维酶等，是造成局部组织损伤的主要原因。③血小板作用：IC 及补体片段（如 C3b）可使血小板集聚、活化，释放血管活性胺类物质，加重组织水肿；并激活凝血系统形成微血栓，引起局部组织缺血、出血、坏死。

二、临 床 常 见 疾 病

（一）局部免疫复合物病

1. Arthus 反应　是实验性Ⅲ超敏反应。1903 年 Arthus 发现用马血清给家兔反复皮下注射数周后，注射局部出现红肿、出血和坏死等剧烈炎症反应，即 Arthus 反应。其机制是马血清反复免疫可诱导机体产生大量的抗体，再次注射马血清后，血中抗体与局部抗原结合形成可溶性 IC，沉积在局部，引起局部血管的炎症反应。

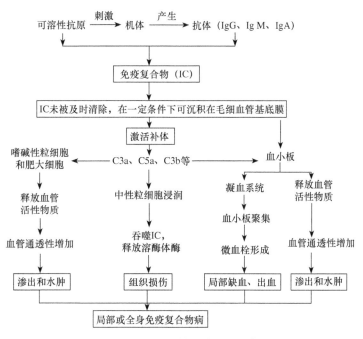

图 9-4 Ⅲ型超敏反应发生机制

2. 类 Arthus 反应　1 型糖尿病患者局部反复注射胰岛素后可刺激机体产生相应的 IgG 类抗体，若再次注射胰岛素，即可与血清中相应 IgG 结合形成 IC 并沉积，在注射局部出现红肿、出血和坏死等类似 Arthus 反应的局部炎症反应。因长期吸入抗原性粉尘、真菌孢子、动物或植物蛋白质抗原等，可刺激机体产生相应抗体，当机体再次吸入相同抗原时，在肺泡间可形成 IC 并沉积，引起过敏性肺泡炎。

（二）全身免疫复合物病

1. 血清病　通常发生于机体初次大剂量注射抗毒素（异种动物免疫血清）后 1~2 周，患者出现发热、皮疹、关节肿痛、淋巴结肿大和一过性蛋白尿等临床表现。是由于注射的抗毒素（即抗原）量大，致使体内产生抗体时，血液循环中仍存在有较多的抗毒素，一旦抗毒素与相应抗体结合形成可溶性 IC，沉积在皮肤、关节、肾脏等处，则可引起血清病。血清病具有自限性，一旦停止使用抗毒素，症状可自行消失。临床上有时应用大剂量青霉素、磺胺等药物，也可通过相似的机制引起类似血清病样反应，称为药物热。

2. 免疫复合物型肾小球肾炎　多发生于乙型溶血性链球菌感染 2~3 周，80% 以上的肾小球肾炎属Ⅲ型超敏反应。由于体内产生的抗链球菌抗体与链球菌可溶性抗原结合形成可溶性 IC 沉积肾小球基底膜，损伤局部组织，引起肾小球肾炎。免疫复合物型肾炎也可发生在其他病原微生物（如葡萄球菌、肺炎链球菌、乙型肝炎病毒）、疟原虫感染后及注入异种血清、某些药物或自身抗原等因素。

3. 类风湿关节炎（rheumatoid arthritis，RA）　属自身免疫性疾病，病因尚未查明，可能与病毒或支原体持续感染有关。目前认为，患者体内 IgG 类抗体发生变性成为自身抗原，从而刺激机体产生抗自身变性 IgG 的自身抗体（主要为 IgM），临床上称类风湿因子（rheumatoid factor，RF）。当类风湿因子与自身变性 IgG 结合形成可溶性 IC，反复沉积在小关节滑膜毛细血管壁引起关节炎症性损伤。

4. 系统性红斑狼疮（systemic lupus erythematosus, SLE）　属自身免疫性疾病，好发于女性，病因尚不清楚。患者体内出现多种自身抗体，如抗核抗体（抗各种核酸和核蛋白抗体的总称）、抗线粒体抗体等，自身抗体与自身相应成分结合形成可溶性 IC 沉积于肾小球、关节、皮肤等全身多处血管基底膜上，导致组织损伤，表现全身多器官病理损伤。

知识链接 9-1

免疫复合物（IC）形成与沉积

　　IC 的形成与沉积相关因素主要包括：①抗原物质在体内持续存在。如病原微生物反复或持续感染、系统性红斑狼疮核抗原的持久存在等，易刺激机体产生抗体。②IC 的形成。当抗原与相应抗体形成可溶性 IC，未被有效清除持续存在易发生沉积。③机体清除免疫复合物能力降低。IC 的清除主要通过调理吞噬和免疫黏附作用，如果补体、补体受体或 Fc 受体缺陷，以及吞噬细胞功能异常或缺陷，清除 IC 能力降低，血液中大量 IC 易发生沉积。④炎症介质的作用。IC 的形成可活化补体系统，产生过敏毒素 C3a、C5a、C3b，使肥大细胞、嗜碱性粒细胞和血小板活化，释放血管活性胺类物质，使血管内皮细胞间隙增大，增加血管通透性，有助于 IC 在血管内皮细胞间隙的沉积和嵌入。⑤局部解剖和血流动力学因素。肾小球基底膜和关节滑膜等处的血管迂回，血流缓慢，毛细血管压较高，均有助于循环 IC 的沉积。

第 4 节　Ⅳ型超敏反应

临床 案例 9-4　　患者，男，50 岁。腰部扭伤疼痛，2 周前贴风湿止痛膏，1 周前开始局部有痒感，以后痒感加重。4 天前去掉风湿止痛膏，发现局部有红肿，表面有密集针尖大小丘疹。检查患者左侧腰部有一个 7cm×10cm 大小红肿块，边缘较规则，与正常皮肤分界明显。皮损表面部分有较密集的小丘疹，全身其他部位无类似症状。

思考题：初步诊断该患者患了什么疾病？是如何发生的？

　　Ⅳ型超敏反应是由特异性致敏 T 细胞再次接触相同抗原后所介导的细胞免疫应答，多在接触抗原 24 小时后才出现临床表现，因此，又称为迟发型超敏反应（delayed type hypersensitivity, DTH）。其特点是：①由 T 细胞介导，无抗体和补体参与；②反应发生慢（24～72 小时），消退也慢；③病变发生在局部，以单核细胞、淋巴细胞浸润和组织损伤为主的炎症反应；④一般无明显个体差异（接触性皮炎例外）。

一、发 生 机 制

Ⅳ型超敏反应的发生机制

（一）抗原与相关致敏细胞

　　引起Ⅳ型超敏反应的抗原主要是胞内寄生菌、病毒、真菌、寄生虫、药物和化学物质（如油漆、化妆品、染料）等。这些抗原物质经 APC 摄取、加工成抗原肽 -MHCII 类分子复合物，表达于 APC 表面，提呈给 T 细胞识别，并使之活化和分化成为效应 T 细胞，或称致敏 T 细胞（图 9-5）。效应 T 细胞主要为 $CD4^+$Th1 细胞和 $CD8^+$Tc 细胞，$CD4^+$Th2 和 Th17 细胞也可参与。单核 - 巨噬细胞除可作为 APC 起作用外，也是Ⅳ型超敏反应的重要效应细胞。

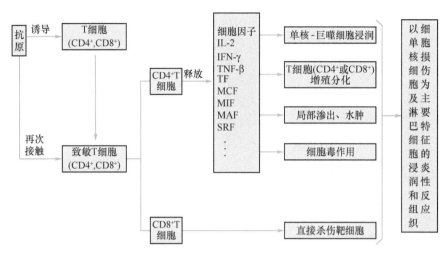

图 9-5 Ⅳ型超敏反应发生机制

（二）效应 T 细胞介导的炎症反应和组织损伤

1. CD4+Th1 细胞介导的炎症反应和组织损伤　CD4+Th1 细胞识别相应抗原后，释放 TNF-α、IFN-γ、IL-2、IL-3、LTα、MCP-1 等细胞因子，在抗原存在部位形成以单核细胞、淋巴细胞浸润和组织损伤为主的炎症反应。当抗原被清除后，Ⅳ型超敏反应能自行消退。若抗原持续存在，可致单核吞噬细胞呈慢性活化状态，造成局部组织出现纤维化和肉芽肿。

2. CD8+Tc 细胞介导的细胞毒作用　CD8+Tc 细胞可直接与带有相应抗原的靶细胞特异性结合，通过释放穿孔素、颗粒酶等介质，导致靶细胞溶解、破坏；同时，活化的 CD8+Tc 细胞高效价表达 Fas 配体（凋亡分子配体），与靶细胞表面的 Fas（凋亡分子）结合，导致靶细胞凋亡。

Ⅳ型超敏反应与细胞免疫均由 T 细胞介导，但免疫效应结果不一样。Ⅳ型超敏反应主要在免疫应答过程中造成的组织细胞损伤，对机体产生有害的影响；而细胞免疫则是以清除细胞内感染的病原体为主，对机体产生有利的结果，二者往往同时发生、同时存在。

二、临床常见疾病

（一）传染性超敏反应

是指机体在抵抗传染过程中，同时造成对自身组织损伤的超敏反应。引起传染性超敏反应的抗原多为细胞内寄生菌（如结核杆菌、麻风杆菌、布鲁杆菌等）及病毒、真菌、某些原虫等。机体对细胞内寄生的病原生物是以细胞免疫为主，但在清除及阻止病原生物扩散的同时，又导致组织损伤而发生Ⅳ型超敏反应。例如机体再次感染结核分枝杆菌时，发生的局部组织变性坏死，液化形成空洞，此时病灶局限而不易播散，结核分枝杆菌的增殖受到抑制。结核菌素试验是典型的实验性传染性迟发型超敏反应。

（二）接触性皮炎

接触性皮炎是一种皮肤局部的Ⅳ型超敏反应。多因某些机体皮肤接触染料、某些药物（磺胺或青霉素等）、农药、化妆品、油漆等小分子半抗原物质，这些半抗原与皮肤蛋白质结合形成完全抗原，从而刺激机体产生相应的效应 T 细胞；当机体再次接触相同变应原导致局部皮肤出现红肿、皮疹、水疱等，甚至出现剥脱性皮炎。

临床上某些超敏反应性疾病可由多种免疫损伤机制引起。往往不是单一型超敏反应，常为混合型，且以某一型为主，如链球菌感染后肾小球肾炎多为Ⅲ型，也可由Ⅱ型引起。同一变应原在不同条件下可引起不同类型的超敏反应，如青霉素引起过敏性休克属于Ⅰ型超敏反应，引起溶血性贫血属于Ⅱ型超敏反应，引起的药物热属于Ⅲ型超敏反应，青霉素油膏局部应用引起接触性皮炎属于Ⅳ型超敏反应。乙型肝炎病毒可通过Ⅱ、Ⅳ型超敏反应损伤肝细胞，也可通过Ⅲ型超敏反应损伤肾脏和关节。超敏反应的临床实际情况较为复杂，故在临床实际中应针对不同超敏反应性疾病，结合具体情况进行分析。

4种类型超敏反应的比较，见表9-1。

表9-1　4种类型超敏反应的比较

超敏反应类型	免疫应答类型	参与的效应物质	主要病理表现	临床常见疾病
Ⅰ型超敏反应（速发型）	体液免疫	IgE，肥大细胞和嗜碱性粒细胞、嗜酸性粒细胞	以生理功能紊乱为主	1. 过敏性休克 2. 支气管哮喘 3. 过敏性鼻炎 4. 过敏性胃肠炎 5. 荨麻疹
Ⅱ型超敏反应（细胞毒型或细胞溶解型）	体液免疫	IgG 或 IgM，补体，巨噬细胞、NK 细胞	1. 以靶细胞损伤为主 2. 抗体刺激型超敏反应，导致靶细胞功能亢进或功能低下	1. 输血反应 2. 新生儿溶血症 3. 药物过敏性血细胞减少症 4. 自身免疫性溶血性贫血 5. 肺出血-肾炎综合征 6. 链球菌感染后肾小球肾炎 7. 甲状腺功能亢进
Ⅲ型超敏反应（免疫复合物型或血管炎型）	体液免疫	IgG、IgM 或 IgA，补体，中性粒细胞、嗜碱性粒细胞、肥大细胞、血小板	中等大小的可溶性免疫复合物沉积，引起的以充血水肿、局部坏死和中性粒细胞浸润为主的血管炎症反应和组织损伤	1. Arthus 反应 2. 类 Arthus 反应 3. 血清病 4. 感染后肾小球肾炎 5. 类风湿关节炎 6. 系统性红斑狼疮
Ⅳ型超敏反应（迟发型）	细胞免疫	CD4$^+$Th1 细胞、CD8$^+$Tc 细胞、单核吞噬细胞等	以单核细胞、淋巴细胞浸润和组织损伤为主的局部炎症反应	1. 传染性迟发型超敏反应 2. 接触性皮炎

对 接 临 床

1. 使用青霉素的注意事项有哪些？

答：主要注意以下几个方面：①使用青霉素前必须做皮肤过敏试验，试验前应询问用药史、过敏史、家族史。如有过敏史，应禁止做过敏试验。若皮试阳性者忌用青霉素，应改用其他抗生素。②做青霉素试验前做好急救准备，备好盐酸肾上腺素和注射器。③首次注射后观察30分钟，以防发生延迟反应，同时注意患者主诉。④青霉素停药3天以上再用或在应用中更换批号，应重新做过敏试验。⑤皮试液现用现配，因其性质不稳定，易产生降解产物，导致过敏反应。⑥过敏试验可疑阳性者，应用0.9%氯化钠溶液做对照试验。

2. 结合免疫学理论，阐述临床输血应重点注意哪些事项？

答：由于人类的ABO血型分为A型、B型、AB型、O型4种，在A型血的红细胞膜上天然存在有 A 抗原,血清中存在抗 B 抗体,B 型血存在 B 抗原和抗 A 抗体,AB 型血存在 A 抗原、B 抗原,O 型血存在抗 A 抗体和抗 B 抗体,异种血型相输会发生溶血性输血反应。其次,在白细胞、血小板的细胞膜上存在 HLA,多次接受输血的病人,血液中存在抗白细胞和抗血小板表面的 HLA 抗体,可发生非溶血性输血反应。因此,输血前要认真核对患者、交叉配血报告单和待输血液之间是否有误,包括患者和献血者的姓名、性别、ABO 和 Rh(D)血型、交叉配血试验和抗球蛋白试验的结果、血袋号码、血类和血量等,并且要两人核对,准确无误方可输血。输血时应到患者床前核对病案号、患者姓名、血型等,确定受血者本人后,用装有滤器的标准输血器进行输血。此外,还必须严格检查全血的外观,检查血袋有无破损渗漏,血液颜色是否合格等,避免发生异常反应。

扫一扫,测一测

练习与思考

一、名词解释

1. 超敏反应　　2. 变应原

二、填空题

1. 新生儿溶血症常发生在母亲血型为 Rh_____性,胎儿血型为 Rh_____性。

2. 参与 I 型超敏反应的抗体为_____,参与的免疫细胞为_____。

3. 血清病属于_____超敏反应,血清过敏性休克属于_____超敏反应。

4. 有明显个体差异和遗传倾向的超敏反应是_____超敏反应。

三、思考题

1. 青霉素过敏性休克属于哪型超敏反应? 其发病机制如何?

2. 请比较 4 种类型的超敏反应的特点。

(张　婕)

自身免疫性疾病
与免疫缺陷病

第 1 节　自身免疫性疾病

正常机体的免疫系统具有识别"自己"和"非己"的能力，对非己的抗原能够发生免疫应答，对自身物质则处于无应答或微弱应答状态，即免疫耐受。在免疫耐受的状态下，一定量的自身抗体和自身反应性 T 细胞普遍存在于外周免疫系统中，有利于协助清除衰老、损伤的自身成分，对维持免疫系统的自身免疫稳定具有重要的生理意义。但在某些因素的诱发下，机体免疫系统对自身成分产生过度而持久的异常免疫应答，造成自身组织细胞损伤或功能异常而引起的一类疾病，称为自身免疫性疾病（autoimmune disease，AID）。

一、自身免疫性疾病的分类

自身免疫性疾病根据发病原因不同可分为原发性 AID 和继发性 AID 两类，目前发现的自身免疫性疾病有数十种，临床大多数为原发性，少数为继发性。继发性 AID 与药物、外伤、感染等原因有关，与遗传无关，除去诱因后常能治愈。原发性 AID 的发生与遗传因素密切相关，常呈慢性迁延，多数预后不良。

自身免疫性疾病根据自身免疫应答针对的靶器官不同分为器官特异性 AID 和非器官特异性 AID（即全身性 AID）。前者的病变部位一般局限于某一特定器官，是针对某一器官特异性抗原的免疫应答损伤靶器官或功能异常；后者是针对多种器官和组织靶抗原的自身免疫反应引起，病变可见于多种器官和组织，又称为系统性自身免疫性疾病。器官特异性 AID 和非器官特异性AID 的常见病，见表 10-1。

表 10-1　常见的自身免疫性疾病

分类	疾病	自身抗原	自身抗体	主要表现
器官特异性 AID	1. 慢性淋巴细胞甲状腺炎（HT）	甲状腺球蛋白、微粒体	抗甲状腺球蛋白抗体、抗微粒体抗体	甲状腺功能减低
	2. 毒性弥漫性甲状腺肿（Graves 病）	促甲状腺素（TSH）受体	抗 TSH 受体抗体	甲状腺功能亢进

续表

分类	疾病	自身抗原	自身抗体	主要表现
	3. 重症肌无力（MG）	乙酰胆碱受体	抗乙酰胆碱受体抗体	进行性肌无力
	4. 自身免疫性溶血性贫血（AIHA）	红细胞	抗红细胞抗体	贫血
非器官特异性 AID	1. 系统性红斑狼疮（SLE）	细胞核、组蛋白	抗核抗体、抗组蛋白抗体	血管炎、红斑狼疮、肾小球肾炎
	2. 硬皮病（SSc）	DNA 异构酶	抗局部异构酶抗体	皮肤僵硬
	3. 类风湿关节炎（RA）	IgGFc 段	抗免疫球蛋白抗体	关节炎

二、自身免疫性疾病的特点

与其他疾病相比，自身免疫性疾病的基本特点是：①患者体内可检测到针对自身抗原的自身抗体和（或）自身反应性 T 细胞；②自身抗体和（或）自身反应性 T 细胞针对自身细胞或自身成分发生的病理性免疫应答，造成机体损伤或功能障碍；③病情的转归与自身免疫应答的强度密切相关，使用免疫抑制药治疗有一定效果；④病程一般较长，多呈反复发作和慢性迁延趋势；⑤患者以女性多见，发病率随年龄增长而增高；⑥具有遗传倾向。

三、自身免疫性疾病发生的相关因素

（一）抗原因素

1. 免疫隔离部位抗原的释放　在人体，眼晶状体蛋白、精子、甲状腺球蛋白等自身成分在正常情况下与免疫系统相对隔离。当手术、外伤或感染等情况下，隔离抗原释放进入血液，与免疫系统接触，刺激机体发生免疫应答，导致自身免疫性疾病的发生。如眼外伤晶状体蛋白进入血液和淋巴液引起的自身免疫交感性眼炎等。

2. 自身抗原的改变　在物理、化学、生物或药物等因素作用下，使自身抗原发生改变，产生免疫应答，引发自身免疫病的发生。如肺炎支原体可改变红细胞的抗原性，刺激机体产生抗红细胞抗体，引起自身免疫性溶血性贫血。

3. 分子模拟　某些微生物与人体的细胞或细胞外成分存在相同或类似的抗原表位，当感染人体后激发机体产生针对该微生物抗原的免疫应答，也能攻击含有相同或类似表位的人体细胞或细胞外成分，这种现象称为分子模拟。分子模拟可以引起多种自身免疫病。如乙型溶血性链球菌细胞壁 M 蛋白与人体肾小球基底膜、关节、心肌内膜成分存在分子模拟，当机体感染该菌后可引发急性肾小球肾炎和风湿热。

（二）免疫系统因素

1. HLA 抗原的异常表达　正常情况下，大多数组织器官仅表达 HLA-Ⅰ类抗原，而不表达 HLA-Ⅱ类抗原。在某些因素作用下，组织细胞异常表达 HLA-Ⅱ类抗原，可能将自身成分提呈给 Th 细胞而启动自身免疫应答，引起自身免疫性疾病。此外，细胞因子的产生失调等因素可使免疫调节机制发生紊乱，也可导致自身免疫性疾病发生。

2. 免疫忽视被打破　免疫忽视是指免疫系统对低水平自身抗原或低亲和力自身抗原不发生免疫应答的现象。如多克隆刺激剂（细菌超抗原等）、协同刺激因子和细胞因子等打破了免疫忽视，使处于耐受的自身反应性 T 细胞被激活，向 B 细胞发出辅助信号，刺激 B 细胞产生自身抗体，进而引起自身免疫性疾病。

3. 表位扩展　一个抗原分子可有两个表位，即优势表位和隐蔽表位。优势表位是首先激发免疫应答的表位；隐蔽表位是隐藏于抗原内部或密度较低，是后续刺激免疫应答的表位。正常情况下，自身抗原的隐蔽表位并不暴露或水平极低。免疫系统针对一个优势表位发生免疫应答后，如果未能及时清除抗原，可相继对隐蔽表位发生免疫应答，形成表位扩展。在自身免疫性疾病中，机体的免疫系统可不断扩大所识别的自身抗原表位范围，对自身抗原不断发动新的攻击，使疾病迁延不愈不断加重。如系统性红斑狼疮、类风湿关节炎、多发性硬化症等。

（三）遗传因素

多数自身免疫性疾病具有遗传倾向性，常有家族群集发生的特征。如单卵双生子中的一人发生了 1 型糖尿病、系统性红斑狼疮、类风湿关节炎，另一人发生同样疾病的机会约为 20%，而异卵双生子间发生同样疾病的机会仅为 5%。

（四）其他因素

自身免疫性疾病的发生还与性别、年龄、环境等因素有关。一些自身免疫性疾病的易感性和性激素相关，如女性发生系统性红斑狼疮和多发性硬化症的可能性比男性大 10～20 倍，而强直性脊柱炎男性患病率是女性的 3 倍。自身免疫性疾病多发生于老年人，儿童发病少见，可能是老年人胸腺功能低下或衰老导致免疫系统功能紊乱。此外可能与寒冷、潮湿、日晒等环境因素也有关，如系统性红斑狼疮的患者，皮肤暴露于紫外线，可加重免疫反应。

四、自身免疫性疾病的免疫损伤机制及常见疾病

由自身抗体和（或）自身反应性 T 细胞针对自身成分发生的适应性免疫应答是自身免疫性疾病发生的主要原因。自身免疫性疾病发生机制多与 II 型、III 型或 IV 型超敏反应有关（表 10-2）。大多数自身免疫性疾病由单一型超敏反应引起，但也有少数的自身免疫性疾病由两型或两型以上的超敏反应所致。

表 10-2　自身免疫性疾病的损伤机制及其常见疾病

损伤机制	常见疾病	自身抗原	病变范围
II 型超敏反应	自身免疫溶血性贫血	红细胞表面抗原或药物	器官特异性
	自身免疫性血小板减少性紫癜	血小板表面抗原	器官特异性
	肺出血 - 肾炎综合征	基底膜抗原	器官特异性
	毒性弥漫性甲状腺肿	促甲状腺素受体	器官特异性
	桥本甲状腺炎	甲状腺球蛋白、过氧化酶	器官特异性
	重症肌无力	乙酰胆碱受体	器官特异性
III 型超敏反应	类风湿关节炎	变性 IgG	系统性
	系统性红斑狼疮	DNA、组蛋白核糖体等	系统性
	强直性脊柱炎	脊柱关节抗原	系统性
IV 型超敏反应	1 型糖尿病	胰岛 B 细胞	器官特异性
	多发性硬化症	髓磷脂碱性蛋白	系统性
	桥本甲状腺炎	甲状腺抗原	器官特异性

五、自身免疫性疾病的防治原则

目前，对自身免疫性疾病的治疗尚缺乏特效的方法。一般采用控制感染，抑制免疫反应，或者重建对自身抗原的特异性免疫耐受。

（一）去除诱发自身免疫病的因素

由于多种微生物可诱发自身免疫性疾病，可采用疫苗、抗生素来预防和控制微生物的感染，尤其是控制微生物持续性感染，可降低某些自身免疫性疾病的发生率。同时谨慎使用能引发自身免疫性疾病的药物。

（二）抑制对自身抗原的免疫应答

自身免疫病的病情转归与自身免疫应答的强度密切相关，控制其免疫反应可减轻自身免疫性疾病的临床症状。①应用免疫抑制药：是目前治疗自身免疫性疾病的有效药物。如环孢素 A 和他克莫司（FK-506）对多种自身免疫性疾病有明显的治疗效果，均能抑制 IL-2 等基因的活化，进而抑制 T 细胞的分化增殖。②抗炎药物：使用糖皮质激素等可在一定程度上抑制自身免疫性疾病的炎症反应。③生物制剂药物：应用抗细胞因子及其受体的抗体或阻断剂、抗免疫细胞表面分子抗体等，如 TNF 单克隆抗体对风湿性关节炎具有明显的疗效。

（三）重建对自身抗原的特异性免疫耐受

重新建立对引起自身免疫性疾病的自身抗原的特异性免疫耐受是治疗自身免疫性疾病的理想方法。可通过口服自身抗原诱导免疫耐受，临床已尝试口服重组胰岛素的方法来预防和治疗糖尿病。

第 2 节 免疫缺陷病

免疫缺陷病（immunodeficiency diseases，IDD）是免疫系统因先天发育不全或后天损伤而导致的免疫成分缺失、免疫功能障碍所引起的临床综合征。根据病因不同将 IDD 分为原发性免疫缺陷病（primary immunodeficiency diseases，PIDD）和获得性免疫缺陷病（acquired immunodeficiency diseases，AIDD）。

一、原发性免疫缺陷病（PIDD）

原发性免疫缺陷病又称为先天性免疫缺陷病，是因遗传基因异常或先天性免疫系统发育不全造成机体免疫功能障碍而引起的疾病。多具有遗传性，常见于婴幼儿，严重者会威胁生命。

PIDD 的种类已多达 110 余种，根据主要累及的免疫系统组分不同，可分为 B 细胞缺陷、T 细胞缺陷、联合性免疫缺陷、吞噬细胞缺陷、补体缺陷等（表 10-3）。其中 B 细胞免疫缺陷病约占 50%；T 细胞免疫缺陷病约占 18%；联合免疫缺陷病约占 20%；吞噬细胞缺陷病约占 10%；补体系统缺陷病约占 2%。

表 10-3 常见的原发性免疫缺陷病及发病机制

PIDD 类型	常见疾病	发病机制
原发性 B 细胞缺陷病	1. Bruton 病（X- 连锁无丙种球蛋白血症）	Bruton 酪氨酸激酶（Brk）基因突变，导致 Brk 缺陷，引起 B 细胞成熟障碍
	2. 选择性 IgA 缺陷病	可能与 B 细胞分化缺陷或 Th 细胞功能缺陷有关
	3. X- 连锁高 IgM 综合征	CD40L 基因突变，导致 CD40L 缺陷，不能形成 Ig 类别转换的协同刺激信号

续表

PIDD 类型	常见疾病	发病机制
原发性 T 细胞缺陷病	1. 先天性胸腺发育不全（又称 DiGeorge 综合征）	胸腺发育不全，T、B 细胞发育和功能障碍
	2. T 细胞信号转导缺陷	CD3ε 或 γ 链基因突变，导致 TCR-CD3 表达或功能受损，T 细胞识别和信号传导功能障碍
联合性免疫缺陷病	严重联合免疫缺陷病（SCID） 1. X-连锁 SCID	IL-2、IL-4 等受体的 γ 链基因突变，导致信号传递受阻，T 细胞减少，T、B 细胞功能障碍
	2. 腺苷酸脱氧酶缺陷	腺苷酸脱氧酶（ADA）基因突变，导致 ADA 缺乏，T 细胞、B 细胞数量减少
吞噬细胞缺陷病	1. 慢性肉芽肿病	还原型辅酶 II 氧化酶基因突变，导致中性粒细胞缺乏还原型辅酶 II 氧化酶，杀菌功能减弱
	2. 白细胞黏附缺陷病	整合素 β_2 缺陷，导致白细胞黏附依赖性功能缺陷
补体缺陷病	1. 补体固有成分缺陷	补体固有成分缺陷，导致免疫复合物病和反复感染
	2. 遗传性血管神经性水肿	C1 抑制物基因突变，导致 C1 抑制物缺陷，C2a 产生过多（C2a 具有激肽样作用）
	3. 阵发性夜间血红蛋白尿	Pig-α 基因缺陷，红细胞膜缺乏衰变加速因子和膜反应性溶解抑制因子，丧失对补体的抑制作用

二、获得性免疫缺陷病（AIDD）

　　获得性免疫缺陷病是由后天因素造成免疫系统损伤或功能障碍而引起的免疫缺陷性疾病。可发生在任何年龄，比原发性免疫缺陷病多见。

　　诱发获得性免疫缺陷病的因素有：①营养不良。是引起获得性免疫缺陷病最常见的因素。②感染。多种病毒（如人类免疫缺陷病毒、风疹病毒、巨细胞病毒等）、细菌（如结核分枝杆菌、麻风杆菌等）和寄生虫（如弓形虫等）感染，均可不同程度损害机体的免疫系统。③恶性肿瘤。肿瘤本身能对免疫系统造成损伤，又因化疗、放疗等导致免疫功能下降。④医源性因素。长期或大剂量使用免疫抑制药或受到放射性损伤等，均可引起机体免疫缺陷。⑤其他因素。如创伤（脾破裂等）、消耗性疾病（糖尿病、肾病综合征等）及衰老等。

　　临床观察表明，获得性免疫缺陷病可以是暂时性的，当原发疾病消除后，免疫缺陷可逐渐恢复正常；也可以是持久性的，例如人类免疫缺陷病毒（HIV）引起的获得性免疫缺陷综合征。获得性免疫缺陷综合征（acquired immune deficiency syndrome，AIDS）又称艾滋病，是典型的获得性免疫缺陷病。自 1981 年美国发现首例艾滋病患者以来，迅速在全世界广泛蔓延。因 HIV 侵入机体，导致以 CD4$^+$T 细胞减少为主，引起细胞免疫功能严重缺陷，继之体液免疫功能下降，伴有机会性感染、恶性肿瘤和神经系统病变为特征的临床综合征。此病流行广泛，病死率高，至今尚无有效治疗措施，因而受到人群的普遍关注。

临床 案例 10-1　　患者，男，36 岁。有 5 年静脉吸毒史。该患者半年前开始出现发热、盗汗、乏力、体重明显减轻的现象。近 1 周出现全身淋巴结肿大、口腔黏膜毛状白斑、不明原因的腹泻等。体检：消瘦，体温 38.0℃，抗 HIV（＋）。初步诊断为艾滋病。

　　思考题：该病属于哪种类型的免疫缺陷病？引起该类型免疫缺陷病的常见病因有哪些？

三、免疫缺陷病的主要特点

免疫缺陷病的临床表现多样，其共同特点如下。

1. 对病原体的易感性明显增加　易发生反复、持续、严重的感染，难以治愈。感染是患者最常见的临床表现，也是造成死亡的主要原因。感染的性质和严重程度主要取决于免疫缺陷的类型，如体液免疫缺陷、吞噬细胞缺陷或补体缺陷时，患者易发生细菌性感染，以化脓性细菌感染为主；细胞免疫缺陷病患者则易发生病毒、胞内寄生菌、真菌和原虫等的感染。

2. 易发生恶性肿瘤　某些肿瘤的发病率增高。尤其是 T 细胞免疫缺陷病的患者，在 PIDD 中恶性肿瘤的发病率比同龄正常人群高 100～300 倍，以白血病和淋巴系统肿瘤居多。

3. 易伴发自身免疫病和超敏反应性疾病　因免疫稳定和免疫调节功能障碍导致患者发生自身免疫病和超敏反应性疾病远高于正常人群。免疫缺陷病患者系统性红斑狼疮和类风湿性关节炎等自身免疫病的发病率高达 14%，而正常人群的发病率仅为 0.001%～0.01%。

4. 多有遗传倾向　PIDD 多有遗传倾向，约 1/3 为常染色体遗传，1/5 为性染色体隐性遗传。

四、免疫缺陷病的治疗原则

1. 控制感染　感染是免疫缺陷病死亡的主要原因，应用抗生素，结合临床感染病原生物类型来选用抗真菌、抗病毒、抗原虫等药物，以控制感染，缓解病情。

2. 免疫重建　针对性进行同种异体胸腺、骨髓或造血干细胞移植，以补充免疫细胞，重建机体的免疫功能。

3. 基因治疗　某些原发性免疫缺陷病是单基因缺陷所致，基因治疗是理想治疗方法。至今，基因疗法仅在少数单基因缺陷所致的疾病中获得成功。

4. 免疫制剂　输入免疫分子（免疫球蛋白、细胞因子、补体）及免疫细胞可增强患者的免疫功能，这是一种替补疗法。如用混合丙种球蛋白治疗体液免疫缺陷病，减轻细菌感染；重组 IFN-γ 可用于治疗慢性肉芽肿病等。

对　接　临　床

为什么可以用免疫抑制药治疗自身免疫性疾病？

答：自身免疫性疾病是机体自身免疫应答过强或持续时间过久，造成自身组织细胞损伤或功能异常而引起的一类疾病。病情的转归与自身免疫应答的强度密切相关，免疫应答反应越强，病情越严重。免疫抑制药能抑制与免疫反应相关的 T、B 细胞的增殖与功能，对机体的免疫反应具有抑制作用。因此，使用免疫抑制药治疗有一定效果。如：环孢素 A 可抑制激活 IL-2 基因的信号转导通路，有效地抑制 T 细胞介导的细胞免疫反应，对多种自身免疫性疾病有一定的临床疗效。

扫一扫，测一测

练习与思考

一、名词解释

1. 自身免疫性疾病　2. 免疫缺陷病

二、填空题

1. 免疫缺陷病具有_____、_____、_____、_____等特点。

2. 按发病原因，免疫缺陷病可分为_____和_____两种类型。

3. 自身免疫性疾病的发生与_____、_____、_____等因素有关。

三、思考题

1. 简述自身免疫性疾病的概念、分类及特点。

2. 叙述免疫缺陷病的主要特点。

（张　婕）

第 11 章

免疫学的临床应用

扫一扫，知重点

免疫学的临床应用主要包括两个方面：一是应用免疫学理论阐明与免疫有关疾病的发病机制和发展规律，二是应用免疫学原理和技术来诊断、预防、治疗疾病。本节主要介绍免疫预防、免疫治疗及免疫学检测技术。

第 1 节　免疫学防治

一、免 疫 预 防

免疫预防是指利用各种生物或非生物制剂使机体建立特异性免疫应答，以达到预防疾病的目的。特异性免疫的获得方式有自然免疫和人工免疫两种。①自然免疫：主要是机体感染病原体后建立的特异性免疫（即自然主动免疫），也包括胎儿经胎盘获得 IgG、新生儿经乳汁获得 SIgA 抗体而产生的免疫（即自然被动免疫）；②人工免疫：则是通过人为技术使机体获得特异性免疫，是免疫预防的重要手段，包括人工主动免疫和人工被动免疫（表 11-1）。

表 11-1　机体特异性免疫的获得方式

获得方式	类型	途径
自然免疫	自然自动免疫	隐性感染、显性感染
	自然被动免疫	新生儿经初乳获得 SIgA、胎儿经胎盘获得 IgG
人工免疫	人工自动免疫	接种疫苗、类毒素等抗原性物质
	人工被动免疫	注射抗毒素、丙种球蛋白和细胞因子等

用于人工免疫的抗原、抗体、细胞因子等多来自于生物体，故统称为生物制品。

（一）人工主动免疫

人工主动免疫是指用人工方法给机体接种疫苗等抗原物质，刺激机体产生特异性免疫应答从而获得特异性免疫的方法，主要用于疾病的特异性预防，又称预防接种。将用于人工主动免疫的细菌、病毒等微生物制剂及类毒素等统称为疫苗。常见的疫苗有以下几种。

1. 类毒素　是用细菌外毒素经 0.3%～0.4% 甲醛溶液处理后脱去毒性但保留其免疫原性的物质，即为类毒素。类毒素接种后能诱导机体产生抗毒素（抗体），中和相应的外毒素，能预防外毒素所致的疾病。常用的类毒素有白喉类毒素、破伤风类毒素等。百日咳死疫苗、白喉类毒素、破伤风类毒素可混合制成百白破三联疫苗。

2. 灭活疫苗　又称死疫苗，是选用免疫原性强的病原体经人工培养后，用理化方法灭活而制成的疫苗。死疫苗在宿主体内不能增殖，免疫效果有一定局限性，为维持血清中的抗体水平，常需多次接种且剂量大，有时会引起注射局部或全身出现较重反应。常用的灭活疫苗有狂犬病、霍乱、百日咳、伤寒、流脑及钩端螺旋体病疫苗等。

3. 减毒活疫苗　是用减毒或无毒力的活病原微生物制备而成。活疫苗接种类似隐性感染或轻症感染，病原体在宿主体内有一定的生长繁殖能力，一般接种量小，只需接种一次，就能获得良好、持久的免疫效果。不足之处是减毒活疫苗不宜保存，安全性不如灭活疫苗，在体内存在回复突变的危险，需警惕。常用的减毒活疫苗有卡介苗和脊髓灰质炎活疫苗、麻疹活疫苗、风疹活疫苗等。灭活疫苗与减毒活疫苗的比较，见表 11-2。

表 11-2　灭活疫苗与减毒活疫苗的比较

区别点	灭活疫苗	减毒活疫苗
制剂特点	灭活，强毒株	活，无毒或弱毒株
接种量和次数	量较大，2～3 次	量较小，1 次
保存和有效期	易保存，有效期约 1 年	不易保存，4 ℃下冰箱内数周
免疫效果	较差，维持数月至 2 年	较好，维持 3～5 年甚至更长

4. 新型疫苗　在传统疫苗的基础上研发新型疫苗是为了提高接种的免疫效果，减少接种后的副作用，简化接种程序。近年来研制的新型疫苗主要包括：①亚单位疫苗，是去除病原体中与激发保护性免疫无关甚至有害的成分，保留有效免疫原成分制备的疫苗。如用流感病毒血凝素和神经氨酸酶制备的流感疫苗、用乙型肝炎病毒表面抗原制备的乙肝疫苗等。②结合疫苗，是将细菌荚膜多糖与蛋白质载体（如类毒素等）偶联而制成的疫苗。细菌荚膜多糖属于 TI 抗原，免疫效果较差。若将荚膜多糖与蛋白质载体偶联，使其成为 TD 抗原，增强免疫效果。目前已使用的结合疫苗有肺炎链球菌疫苗、b 型流感杆菌疫苗和脑膜炎奈瑟菌疫苗。③合成肽疫苗，又称抗原肽疫苗，根据有效免疫原的氨基酸序列，设计合成的免疫原性多肽，结合适当载体再加入佐剂制成的疫苗。该类疫苗可避免减毒活疫苗回复突变和病毒核酸疫苗致畸的危险性。④基因工程疫苗，是利用基因重组技术所制备的疫苗，如重组抗原疫苗、重组载体疫苗、核酸疫苗、转基因植物疫苗等。

当代疫苗的发展和应用已经从预防传染病扩展到非传染病领域，如抗肿瘤、计划生育、防止免疫病理损伤等。因此，疫苗不再是单纯的预防制剂，通过调整机体的免疫功能，有望成为极有发展前途的治疗性制剂。

知识链接 11-1

可食用疫苗

　　自 1992 年，Mason 等首次提出用植物生产可食性疫苗以来，世界各国运用转基因植物生产的疫苗多达十几种。利用植物生物反应器作为食用疫苗生产系统，避免了血清来源或酵母发酵昂贵的生产成本和严格的纯化精制工艺。尤其是生产食用疫苗，植物生物反应器具有独特的优势与可观的应用前景，引起了植物学家、分子生物学家、免疫学家等多方面科学家的极大兴趣和密切关注。作为疫苗的任何抗原蛋白都可在植物细胞表达，植物可在当地大面积种植，如果疫苗在蔬菜、水果等可食部分表达，还可作为可食用疫苗被人们直接食用，省去了运输、注射等环节。因此植物疫苗不仅可在当地生产，常温保存，而且还可以减少疫苗或血液污染，提高安全性。植物表达细菌或病毒等病原体的抗原基因时，所表达蛋白保留自然状态的免疫原性，食用这些转基因食物时，可刺激机体体液和黏膜免疫应答。转基因植物生产可食用疫苗主要利用的是转基因技术。

（二）人工被动免疫

临床 案例 11-1　　患者，男，45 岁，建筑工人。因在施工过程中不慎，左脚脚底被一枚铁钉深扎，铁钉上混有泥土伴锈迹斑斑，被工友送入医院急诊。医生对患者伤口进行了清创处理，并进行了抗生素和相应抗毒素治疗。

　　思考题： 医生应采用何种抗毒素治疗？抗毒素治疗属于哪种免疫治疗方法？

　　人工被动免疫是指用人工方式给机体注射含有特异性抗体的免疫血清或细胞因子等免疫效应物质制剂，使机体被动获得特异性免疫力，以治疗或紧急预防疾病的方法。常用的制剂有抗毒素、人免疫球蛋白制剂和细胞因子等。

　　1. 抗毒素　是将细菌外毒素或类毒素多次免疫动物后，分离获得的免疫血清（含有抗体的血清）。抗毒素（抗体）具有中和外毒素的作用，主要用于治疗或紧急预防由外毒素所致的疾病。但由于抗毒素来自免疫动物，因而它对对人体具有双重性，既是抗体，又是抗原，因此抗毒素使用前应做皮试以避免 I 型超敏反应的发生；又因抗毒素只能中和游离的外毒素，故临床上应早期、足量使用抗毒素。常用的抗毒素制剂有破伤风抗毒素、白喉抗毒素等。

　　2. 人免疫球蛋白制剂　人免疫球蛋白制剂临床常用丙种球蛋白和胎盘球蛋白，主要用于甲型肝炎、丙型肝炎、麻疹、脊髓灰质炎等常见传染病的紧急预防和治疗。丙种球蛋白是从正常成人混合血浆中提取的免疫球蛋白制剂，主要含 IgG 和 IgM；胎盘球蛋白则是从健康产妇胎盘中提取，主要含 IgG。

　　此外，人特异性免疫球蛋白是对某种病原微生物具有高效价抗体的血浆制剂，用于特定病原微生物感染的紧急预防和治疗，如高效价抗 -HBs 的人免疫球蛋白可用于乙型肝炎的紧急预防。

　　3. 细胞因子　细胞因子是近年来研制的新型免疫制剂，种类繁多，目前已在临床上应用的有 IFN、IL-2 等，主要用于治疗病毒感染性疾病、免疫缺陷病、自身免疫性疾病和肿瘤等。

　　人工自动免疫与人工被动免疫的比较，见表 11-3。

表 11-3　人工自动免疫与人工被动免疫的比较

区别点	人工主动免疫	人工被动免疫
输入物质	抗原（疫苗、类毒素等）	免疫效应物质（抗体、细胞因子等）
免疫力出现时间	慢（1～4 周后）	快（注入后立即生效）
免疫力维持时间	长，数月至数年	短，2～3 周
主要用途	疾病的特异性预防	疾病的治疗和紧急预防

（三）计划免疫

计划免疫（planned immunization）是根据特定传染病的疫情监测和人群免疫状况分析，按照规定的免疫程序有计划进行人群免疫接种，以提高人群免疫水平，达到控制和消灭相应传染病的重要措施。计划免疫的重要内容是预防接种，此外还包括免疫程序的制订和实施。计划免疫程序分为儿童基础免疫程序、从事特殊职业者免疫程序、特殊地区人群免疫程序。

我国儿童计划免疫程序，见表 11-4。

表 11-4　我国儿童计划免疫程序

接种时间	疫苗类型
出生时	卡介苗（初种）、乙肝疫苗（第 1 针）
1 月龄	乙肝疫苗（第 2 针）
2 月龄	三价脊髓灰质炎疫苗（1 次）
3 月龄	三价脊髓灰质炎疫苗（2 次），百白破三联疫苗（第 1 针）
4 月龄	三价脊髓灰质炎疫苗（3 次），百白破三联疫苗（第 2 针）
5 月龄	百白破三联疫苗（第 3 针）
6 月龄	乙肝疫苗（第 3 针）
8 月龄	麻疹疫苗（初种）
1.5～2 岁	百白破三联疫苗（第 4 针），三价脊髓灰质炎疫苗（4 次）
4 岁	三价脊髓灰质炎疫苗（5 次），麻疹疫苗（复种）
7 岁	白喉 - 破伤风二联疫苗，麻疹疫苗（加强），卡介苗（复种）
12 岁	卡介苗（加强）

预防接种的注意事项：应严格按照生物制品的使用说明书进行，注意接种对象的选择，接种剂量、次数和间隔时间，接种途径（死疫苗应皮下注射，活疫苗可皮内注射、皮上划痕或口服等）及禁忌证，同时还应注意制品是否因过期、保存不当或变质而失效。为避免异常反应或原有疾病恶化，高热、活动性肺结核、活动性风湿病、甲状腺功能亢进症、糖尿病、急性传染病、肝肾疾病、严重心血管疾病、恶性肿瘤、免疫缺陷病或使用免疫抑制剂者等均不宜接种疫苗。为防止流产或早产，孕妇应暂缓接种。

接种后有时会发生不同程度的局部或全身反应，如低热、局部红肿、淋巴结肿大等症状，一般症状较轻，1～2 天后即可恢复正常。若个别反应剧烈，甚至出现接种后脑炎、过敏性休克等，应及时就医。

二、免疫治疗

免疫治疗是指运用免疫学原理，针对疾病的发生机制，人为地调整机体免疫功能，以达到治疗疾病目的所采取的措施。免疫治疗的基本策略是从分子、细胞和整体水平干预或调整机体的免疫功能。通常按所用制剂不同免疫治疗被分为分子治疗、细胞治疗、药物及微生物制剂治疗等。

（一）分子治疗

1. 分子疫苗　常用的分子疫苗有合成肽疫苗、重组载体疫苗和 DNA 疫苗等，可作为肿瘤和感染性疾病的治疗性疫苗。例如，人工合成的肿瘤相关抗原多肽能激活特异性 T 细胞，诱导特异性 CTL 的抗肿瘤效应；乙型肝炎多肽疫苗可诱导抗病毒感染的免疫效应。治疗性疫苗不同于传统（预防性）疫苗，使用的目的是治疗疾病，接种对象为不同程度的免疫缺陷或免疫耐受的患者。

2. 抗体　以抗体为基础的免疫治疗包括多克隆抗体、单克隆抗体及基因工程抗体，临床用于治疗感染性疾病、肿瘤、自身免疫性疾病、超敏反应性疾病和抗移植排斥等。如抗毒素免疫血清、人免疫球蛋白制剂、抗淋巴细胞丙种球蛋白、抗细胞因子的单抗、抗体靶向制剂、嵌合抗体、人源化抗体等。

3. 细胞因子　细胞因子具有广泛的生物学活性，临床用于治疗肿瘤、感染、造血障碍、自身免疫病等疾病。主要包括重组细胞因子的治疗、细胞因子阻断和拮抗疗法等。如 IFN-α 对白血病的疗效显著，IFN-β 是目前治疗多发性硬化症唯一有效的药物，IL-1 受体拮抗剂对于炎症、自身免疫性疾病等具有较好的疗效。

（二）细胞治疗

1. 细胞疫苗　主要有肿瘤细胞疫苗、基因修饰的瘤苗、树突状细胞疫苗，主要用于增强机体抗肿瘤的免疫应答。

2. 造血干细胞移植　移植造血干细胞能使患者免疫系统得以重建或恢复造血功能，目前已成为临床癌症、造血系统疾病、自身免疫性疾病等的重要治疗手段。用于移植的干细胞可来自骨髓、外周血和脐带血细胞。骨髓中造血干细胞数量多，是理想的干细胞来源。

3. 免疫效应细胞过继免疫治疗　将自体或异体免疫效应细胞经体外激活、增殖后回输或转输给患者，直接杀伤肿瘤或激发机体抗肿瘤免疫效应。用于过继免疫治疗的免疫效应细胞主要包括 CTL、NK 细胞、巨噬细胞、淋巴因子激活的杀伤细胞（lymphokine activated killer cell，LAK）、肿瘤浸润淋巴细胞（tumor infiltrating lymphocyte，TIL）和细胞因子诱导的杀伤细胞（cytokine induced killer cell，CIK）等。

（三）药物及微生物制剂治疗

1. 生物应答调节剂　指具有促进或调节免疫功能的制剂，通常对免疫功能正常者无影响，而对免疫功能异常，特别是免疫功能低下者有促进和调节作用。生物应答调节剂又称免疫增强剂。目前已广泛应用于肿瘤、感染、自身免疫性疾病、免疫缺陷病的治疗。常用的制剂见表 11-5。

表 11-5　常用生物应答调节剂

类型	举例	主要作用
微生物制剂	卡介苗、短小棒状杆菌、胞壁酰二肽	活化巨噬细胞、NK 细胞
细胞因子	IFN、GM-CSF、IL-2、IL-12	活化巨噬细胞、NK 细胞
激素	胸腺素、胸腺生成素	增强胸腺功能
化学药物	左旋咪唑、西咪替丁	活化巨噬细胞、促进淋巴细胞转化
中草药	人参皂苷、黄芪多糖、香菇多糖	免疫调节、增强免疫功能

2. **免疫抑制剂** 是一类能抑制机体的免疫功能的生物或非生物制剂，主要用于抗移植排斥反应、超敏反应性疾病和自身免疫病的治疗。常用的免疫抑制药主要包括：①微生物制剂，多为真菌产物，如环孢素 A、他克莫司（FK-506）等；②化学合成药物，如糖皮质激素、环磷酰胺（属烷化剂）、硫唑嘌呤（属嘌呤类）等；③中草药及其制剂，如雷公藤多苷、北沙参、细辛、忍冬藤等。

知识拓展 11-1

免疫抑制药物的应用

目前，临床常用的免疫抑制药物主要有 3 类：①化学类免疫抑制药，糖皮质激素具有抗炎和免疫抑制作用；大环内酯类药物（如环孢素 A、FK-506、西罗莫司）阻断 T 细胞内 IL-2 基因的转录，抑制 IL-2 依赖的 T 细胞活化，降低免疫反应；环磷酰胺抑制 DNA 复制和蛋白质合成、阻止细胞分裂的功能，抑制 T、B 细胞的增殖、分化，降低机体免疫应答。②生物制剂，是针对某些免疫细胞膜抗原的抗体，如抗淋巴细胞球蛋白，抗胸腺细胞球蛋白，抗 CD3、CD4、CD8 等的单抗。这些抗体与相应膜抗原结合，通过激活补体发挥细胞毒作用，清除体内的 T 细胞或胸腺细胞等免疫细胞。③中草药类免疫抑制剂，雷公藤和冬虫夏草等中草药具有明显的免疫调节和免疫抑制作用，已试用于防治器官移植排斥反应。

第 2 节　免疫学检测技术

免疫学检测技术是借助免疫学、细胞生物学和分子生物学的理论与技术，对免疫相关物质（如抗原、抗体、补体、细胞因子、免疫细胞及其膜分子）和体液中多种微量物质（如激素、酶、血浆微量蛋白、微量元素）等进行定性、定量或定位的检测的实验技术和方法。因具有简便、灵敏、快速、特异性高等优点，免疫学检测技术广泛应用于临床疾病的诊断、发病机制研究、预后判断、防治和药物疗效评价。本节主要介绍免疫学检测技术的基本原理及临床常用方法。

一、抗原或抗体的体外检测

抗原-抗体反应是指抗原与抗体在体内或体外可发生特异性结合的反应。在一定条件下，抗原与相应抗体结合可出现肉眼可见现象或仪器可检测到的反应，据此，可用已知抗体检测未知抗原，也可用已知抗原检测未知抗体。由于抗体主要存在于血清中，传统的体外抗原抗体反应检测多采用血清作为抗体来源，故又称为血清学反应。

（一）抗原-抗体反应的特点

1. **特异性** 抗原通常只能与其刺激机体产生的相应抗体结合，这种抗原与抗体结合具有专一性，即特异性。

2. **可逆性** 抗原与抗体的结合为非共价结合，这种结合不稳定，降低溶液 pH 或提高溶液离子强度可使抗原-抗体复合物发生解离，即抗原-抗体反应的可逆性，且解离后抗原与抗体的理化特性、生物学活性不变。

3. **可见性** 在一定条件下，抗原和抗体结合可出现肉眼可见反应。在体外只有当抗原和抗体比例适当时，抗原抗体结合才形成复合物体积大、数量多，能出现肉眼可见的现象；若抗原或抗体过剩，二者虽能结合，形成复合物体积小、数量少，不能出现肉眼可见的现象。

4. **阶段性** 抗原-抗体反应可分为两个阶段：第一阶段是抗原抗体特异性结合阶段，其特点是反应快，可在数秒至数分钟内完成，一般不出现肉眼可见的反应；第二阶段为可见反应阶段，根据参与反应的抗原物理性状不同，出现可见的凝集、沉淀和细胞溶解等现象，该阶段所需时间从数分钟、数小时到数日不等，且易受电解质、温度和酸碱度等条件的影响。

（二）影响抗原－抗体反应的因素

1. 电解质　抗原、抗体多为蛋白质分子，等电点分别为pH3～5和pH5～6不等，在中性或弱碱性条件下，表面带有较多的负电荷，适当浓度的电解质存在可使抗原抗体失去部分负电荷而相互结合，出现肉眼可见的凝集或沉淀现象。在抗原－抗体反应时，常加入0.85%NaCl溶液作为稀释液，以提供适当的电解质。

2. 温度　在一定范围内，适当提高温度可使抗原与抗体分子间的碰撞概率增加，加速抗原－抗体结合。通常抗原抗体反应的最适温度约为37℃，但温度过高（56℃以上），可使抗原、抗体变性失活，影响反应结果。

3. 酸碱度　抗原－抗体反应必须在适当的pH环境中进行，才能出现可见反应，最适宜pH6～8。pH过高或过低，都可影响抗原抗体的理化性质。

（三）抗原或抗体的体外检测方法

根据抗原的性质、参与反应的成分和反应呈现的结果不同，临床常见的抗原或抗体检测方法有凝集反应、沉淀反应、中和反应和免疫标记技术等。

1. 凝集反应　抗原（或抗体）与相应抗体（或抗原）在一定条件下结合后，形成肉眼可见的凝集颗粒，称为凝集反应。

（1）直接凝集反应：将细菌、细胞等颗粒性抗原与相应抗体直接反应而出现凝集的现象（图11-1），包括玻片法和试管法。①玻片法。为定性试验，常用已知抗体检测未知抗原，本法简捷快速，主要用于人ABO血型检测、细菌鉴定等。②试管法。为半定量试验，常用已知抗原在试管内进行倍比稀释来检测未知抗体的相对含量，即滴度或效价，以抗原抗体结合出现可见反应的最大稀释度为效价，表示被检血清中相应抗体的含量。如临床诊断伤寒和副伤寒的肥达反应。

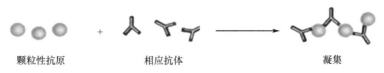

颗粒性抗原　　　　　相应抗体　　　　　　　凝集

图11-1　直接凝集反应（玻片法）

（2）间接凝集反应：将可溶性抗原（或抗体）包被于某些颗粒性载体表面，再与相应抗体（或抗原）发生特异性结合，出现颗粒物凝集的现象（图11-2）。常用的颗粒性载体有红细胞、乳胶颗粒等。如将链球菌溶血素O吸附在乳胶颗粒上，可检测受试者血清中的抗"O"抗体。

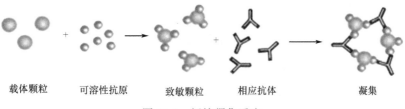

载体颗粒　　可溶性抗原　　致敏颗粒　　相应抗体　　　凝集

图11-2　间接凝集反应

2. 沉淀反应　可溶性抗原（如毒素、血清或组织浸出液中蛋白等）与相应抗体结合后，在一定条件下出现肉眼可见的沉淀物或仪器可检出的沉淀现象，称为沉淀反应。

（1）单向琼脂扩散法：将一定浓度的抗体混合于溶化的琼脂中制成琼脂板，在适当位置打孔后加入待测抗原，待测抗原向四周扩散过程中与琼脂中的相应抗体相遇，在比例适宜处形成肉眼可见的白色沉淀环。沉淀环的直径与抗原浓度成正相关，测量沉淀环的直径，然后从标准曲线中查出抗原含量（图11-3）。本方法为半定量试验，常用于测定血清中免疫球蛋白、C3、AFP等的含量。

（2）双向琼脂扩散法：将抗原与抗体分别加入琼脂平板的不同小孔中，使二者同时在琼脂中扩散，在二者对应且比例适合时，在抗原和抗体的两孔之间形成白色沉淀线（图11-4）。一对相应的抗原和抗体只形成一条沉淀线，如果反应体系中含两种以上抗原-抗体系统，则在小孔之间出现两条以上沉淀线。本方法主要用于定性试验，常用于可溶性抗原或抗体的定性检测和两种抗原相关性分析。

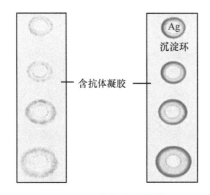

图 11-3　单向琼脂扩散

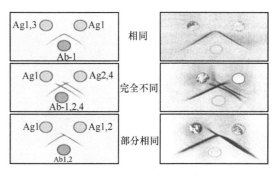

图 11-4　双向琼脂扩散

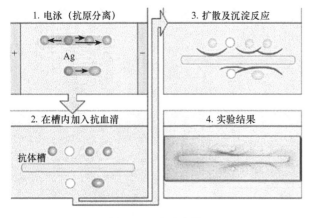

图 11-5　免疫电泳

（3）对流免疫电泳法：是一种将双向琼脂扩散和电泳技术结合在一起的检测方法，主要用于定性分析。在装有pH8.6缓冲液的电泳槽内进行，通电后琼脂板孔内的抗原和抗体在电场和电渗作用影响下相对而行，在二者比例适当处形成白色沉淀线（图11-5）。常用于检测血清中HBsAg和甲胎蛋白（AFP）等可溶性抗原。

3. 免疫标记技术　用标记物标记抗原（或抗体）与相应抗体（或抗原）反应，通过检测标记物来判断待检物中抗体或抗原的定性、定量和定位试验，称为免疫标记技术，是目前应用最广泛的免疫学检测技术。常用的标记物有酶、荧光素、放射性核素、胶体金及化学发光物质等。

（1）酶免疫测定（enzyme immunoassay，EIA）：是将酶催化作用的高效性与抗原抗体反应特异性相结合的一种微量分析技术，通过酶分解底物后显色判定结果。是用酶标记抗体或抗抗体，检测特异性抗原或抗体的方法。常用的检测方法有酶联免疫吸附试验（enzyme linked immunosorbent assay，ELISA）和酶免疫组化技术。ELISA 是最常用的酶免疫测定技术，将已知抗原或抗体吸附在固相载体表面，加入待检标本和酶标记的抗体或抗抗体，使抗原抗体反应在固相载体表面进行，再用洗涤方法将液相中的游离成分去除，再加入酶的底物，根据底物被酶催化形成有色产物，检测标本中有无抗原或抗体及其含量多少。常用的 ELISA 法有双抗体夹心法（图 11-6）和间接法，前者用于检测抗原，后者用于检测抗体。

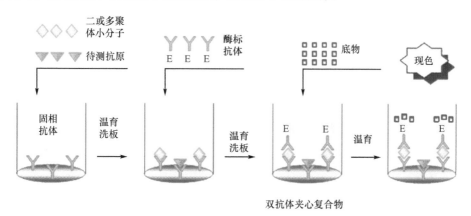

图 11-6 ELISA 双抗体夹心法

（2）免疫荧光法（immunofluorescence method，IF）：是将荧光素高效示踪性与抗原抗体反应特异性相结合的一种免疫标记技术。用荧光素标记抗体或抗抗体，检测细胞或组织切片中相应抗原或抗体的方法。常用的荧光素有异硫氰酸荧光素和藻红蛋白，在荧光显微镜（激发光作用）下，前者发黄绿色荧光，后者发红色荧光。通过观察是否出现荧光，借此对标本中的抗原或抗体进行测定或定位（图 11-7）。

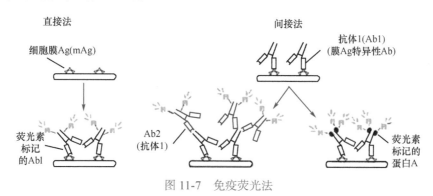

图 11-7 免疫荧光法

（3）放射免疫标记法（radioimmunoassay，RIA）：是用放射性核素标记抗原或抗体进行免疫学检测的免疫标记技术。用于微量物质如生长激素、胰岛素、甲状腺素及 IgE 等的测定。常用的放射性核素有 ^{131}I、^{125}I、^{3}H 等。

（4）免疫胶体金技术：用胶体金颗粒标记抗体或抗原，检测未知抗原或抗体的免疫检测技术。目前主要用于病原菌、毒品类药物、激素和某些肿瘤标志物的检测。此外，临床上应用胶体金免疫层析试验，检测尿液中人绒毛膜促性腺激素（human chorionic gonadot-rophin，hCG），作为妊娠的早期诊断。

（5）免疫印迹技术：是一种将免疫化学分析技术和高分辨率凝胶电泳相结合的杂交技术。具有分析容量大、敏感度高、特异性强等特点，能分离分子大小不同的蛋白质，并确定其分子量和抗原特性，常用于多种病毒抗体或可溶性抗原的检测。

二、免疫细胞的检测

检测免疫细胞（如 T 细胞、B 细胞、吞噬细胞等）的数量和功能，是判断机体的免疫功能状态的重要指标，并有助于某些疾病的诊断、疗效观察及预后分析。

（一）免疫细胞的分离与数量检测

1. 外周血单个核细胞的分离　外周血单个核细胞包括淋巴细胞和单核细胞。常用的分离方法是葡聚糖 - 泛影葡胺密度梯度离心法。其原理是根据外周血中各种血细胞比重不同使不同密度的细胞呈梯度分布，红细胞密度最大沉于管底，多形核白细胞分成于红细胞层上，单个核细胞则分布于淋巴细胞分离液上面，最上层是血浆。

2. 淋巴细胞及其亚群的分离

（1）E 花环试验：人 T 淋巴细胞表面有绵羊红细胞受体（又称 E 受体或 CD_2）。在体外条件下，人 T 细胞能直接与绵羊红细胞结合形成花环，即 E 花环试验。此法主要用于 T 细胞计数，正常值为 60% ～ 80% 。

（2）免疫磁珠（immune magnetic bead，IMB）分离法：免疫磁珠是由抗淋巴细胞表面标志的抗体与磁性微珠交联结合组成，将其加入细胞悬液中后，磁珠借抗体结合于相应表面标志的淋巴细胞或细胞亚群，再将细胞悬液通过一个专用磁场，因磁珠被磁场吸引，使磁珠结合细胞与磁珠非结合细胞分离，从而获得高纯度的所需细胞。

（3）流式细胞术（flow cytometry，FCM）：也称流式细胞分析，是用流式细胞仪来对免疫细胞及其他细胞进行分析或分选的技术。流式细胞仪集光学、流体力学、电力学和计算机技术于一体，可对细胞做多参数定量测定和综合分析。分选细胞纯度高达 95% 以上，且可保持细胞活性，可供进一步研究使用，此外还用于细胞鉴定与分析。

（二）免疫细胞功能的检测

1. T 淋巴细胞功能检测

（1）T 细胞增殖试验：又称淋巴细胞转化试验，当 T 细胞受到特异性抗原或有丝分裂原（如植物血凝素、刀豆蛋白 A 等）的刺激，可发生增殖转化为淋巴母细胞（图 11-8）。通过计算 T 细胞转化为淋巴母细胞的转化率，间接反映机体的细胞免疫功能状态。

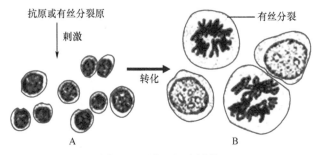

图 11-8　淋巴细胞转化
A. 淋巴细胞；B. 转化后的淋巴母细胞

（2）迟发型超敏反应皮肤试验：正常机体对某种特定抗原建立了细胞免疫后，再用相同抗原做皮肤试验时，常出现以局部红肿为特征的迟发型超敏反应，但细胞免疫功能低下者该反应微弱或阴性。临床上常用来检测结核病、麻风病等病原微生物感染的辅助诊断，以及免疫缺陷病或肿瘤患者的细胞免疫功能测定等。

2．B 淋巴细胞功能检测

（1）B 细胞增殖试验：B 细胞受有丝分裂原［含金黄色葡萄球菌蛋白 A（SPA）的金黄色葡萄球菌］刺激后，进行分裂增殖，温育一定时间后检查抗体形成细胞的数目（浆细胞），来反映机体 B 细胞的功能。

（2）抗体形成细胞测定试验：常用溶血空斑试验，将吸附有已知抗原的绵羊红细胞、待检 B 细胞、补体和适量琼脂糖液混合，倾注于平皿中培养，温育 1～3 小时后，肉眼可见分散的溶血空斑出现。一个空斑区代表一个抗体形成细胞（浆细胞），空斑数目即为抗体形成细胞数。通过计算溶血空斑数目可知分泌特异性抗体的 B 细胞数目，以反映机体的体液免疫功能状态。

3．吞噬细胞吞噬功能测定 由于中性粒细胞、巨噬细胞具有吞噬功能，当与金黄色葡萄球菌、鸡红细胞等颗粒物质混合孵育一定时间后，颗粒物质会被吞噬。根据吞噬百分率反映中性粒细胞、巨噬细胞的吞噬功能。

4．细胞因子的检测 有助于了解其在免疫调节中的作用、鉴定分离淋巴细胞及监测某些疾病状态的细胞免疫功能。主要检测方法有生物活性检测、免疫学检测和分子生物学检测。

对 接 临 床

1．为什么临床上可以通过检测尿液中人绒毛膜促性腺激素（hCG）来早期辅助诊断妊娠？

答：在精子与卵子受精后不久，胎盘滋养层细胞会分泌一种糖蛋白类的激素——人绒毛膜促性腺激素（hCG）。HCG 随血液可通过肾小球从尿液中排出，孕妇的尿液中存在大量的 hCG，而非妊娠妇女的尿液中几乎没有 hCG。因此，可以通过胶体金免疫层析试验，用胶体金颗粒标记抗 -hCG 抗体，检测尿液中是否存在 hCG 抗原，来辅助诊断妇女是否怀孕。

2．为什么类毒素可以用于预防相应外毒素引起的疾病？

答：因为类毒素是细菌的外毒素经过 0.3%～0.4% 的甲醛溶液处理后，使其失去毒性但是仍保留免疫原性而制成的制剂。类毒素作为抗原注射入机体后可刺激机体产生相应的特异性抗体，该抗体可以中和毒素，阻止其外毒素与敏感细胞结合，所以可以用于预防相应外毒素引起的疾病。

扫一扫，测一测

练习与思考

一、名词解释

1．人工主动免疫 2．人工被动免疫 3．生物制品

二、填空题

1．特异性免疫的获得方式有_____和_____两种。

2．影响抗原抗体反应的主要因素有_____、

_____、_____。

三、思考题

1．机体特异性免疫的获得方式有哪些？

2．比较人工自动免疫与人工被动免疫的异同点。

（张 婕）

第四部分 常见病原生物

第12章 常见致病性病毒

扫一扫，知重点

学习目标

1. 掌握：常见病毒的致病性与免疫性。
2. 熟悉：常见病毒的主要生物学特性与防治原则。
3. 了解：常见病毒的微生物学检查方法。

病毒与人类疾病关系密切，由病毒所致的疾病统称为病毒性疾病。病毒性疾病具有传染性强、流行广、并发症复杂、后遗症严重、有效药物少且临床治疗难、病死率高等特点。因此，病毒性疾病的治疗目前是一大难题，主要采取以预防为主的方针，重视消毒与灭菌。

病毒种类较多，临床常见的致病性病毒有呼吸道病毒、胃肠道病毒、肝炎病毒、反转录病毒、虫媒病毒、疱疹病毒、狂犬病毒、人乳头瘤病毒等。近年又陆续出现埃博拉病毒、寨卡病毒、高致病性禽流感病毒 H7N9 等引起严重病毒性疾病，因此，病毒感染已成为医学界重点关注的对象。

第1节 呼吸道病毒

呼吸道病毒是指一大类以呼吸道为侵入门户，引起呼吸道或呼吸道以外组织器官病变的病毒。据统计，人类 90% 以上急性呼吸道感染是由病毒所引起，尤其在上呼吸道感染中最为常见。呼吸道病毒主要通过飞沫传播，具有传播快、传染性强、潜伏期短、发病急、易继发细菌感染等特点。呼吸道病毒的种类较多，常见的有流行性感冒病毒、麻疹病毒、呼吸道合胞病毒、腮腺炎病毒、冠状病毒、风疹病毒、鼻病毒、腺病毒等。

一、流行性感冒病毒

流行性感冒病毒（influenza virus）简称流感病毒，是流行性感冒（简称流感）的病原体，属于正黏病毒科，有甲（A）、乙（B）、丙（C）3型。甲型流感病毒可引起人类和动物（猪、马、禽类等）的感染，易产生抗原性变异，多次引起世界性大流行；乙型流感病毒常呈局部流行或小流行；丙型流感病毒仅引起散发流行，主要侵犯婴幼儿。

（一）生物学性状

1. 形态与结构 流感病毒为单股负链 RNA 包膜病毒，多呈球形，有时呈丝状，病毒颗粒直径为 80～120nm。病毒体结构主要由核衣壳和包膜两部分组成（图 12-1）。

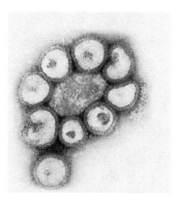

图 12-1 流感病毒

（1）核衣壳：位于病毒体的核心，呈螺旋对称，由分节段的单股负链 RNA、与其结合的核蛋白（NP）和 RNA 聚合酶组成，共同形成核糖核蛋白（RNP）。

甲型和乙型流感病毒有 8 个 RNA 节段，丙型流感病毒有 7 个 RNA 节段。每一个节段即为一个基因组，能编码一种结构或功能蛋白。流感病毒核酸分节段的结构特点使其具有较高的基因重组频率，导致基因编码的蛋白抗原易发生变异而出现新的亚型。NP 是主要的结构蛋白，抗原性稳定，与基质蛋白（M 蛋白）一起决定病毒的型特异性，是分型的依据，很少发生变异，其抗体无中和病毒作用。

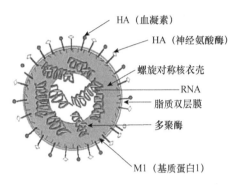

图 12-2　流感病毒的结构

HA（血凝素）
HA（神经氨酸酶）
螺旋对称核衣壳
RNA
脂质双层膜
多聚酶
M1（基质蛋白1）

（2）包膜：具有维持病毒外形与完整性等作用，由两层组成。内层为基质蛋白 1（M1），是含量最多的流感病毒的结构蛋白，有保护病毒核酸和维持病毒形态的作用。外层主要来自宿主细胞膜的脂质双层膜，膜上镶嵌有两种糖蛋白刺突，即血凝素（hemagglutinin，HA）和神经氨酸酶（neuraminidase，NA），是流感病毒的表面抗原，其抗原性极不稳定，常发生变异，是流感病毒亚型的重要分型依据（图 12-2）。此外，外层包膜上还存在基质蛋白 2（M2），具有离子通道的作用，有助于病毒进入宿主细胞。

HA 呈柱状，主要功能有：①凝集红细胞。能与红细胞表面的糖蛋白受体结合，引起人和多种动物红细胞凝集，可通过这种血凝现象来辅助检测流感病毒。②参与病毒吸附。HA 与易感细胞表面的特异性受体结合，介导病毒包膜与细胞膜融合，释放病毒核衣壳进入细胞，因此与流感病毒的组织嗜性和进入细胞有关。③具有免疫原性。HA 刺激机体产生特异性抗体，具有中和病毒作用，为保护性抗体。

NA 呈扁球状或蘑菇状，主要功能有：①参与病毒释放。NA 能水解病毒感染细胞表面糖蛋白末端的 N- 乙酰神经氨酸，促使成熟病毒体的出芽释放。②促进病毒扩散。NA 可液化呼吸道黏膜表面的黏液，降低其黏度，有利于病毒从细胞上解离，从而促进病毒的扩散。③具有免疫原性。NA 刺激机体产生特异性抗体，该抗体能抑制病毒的释放与扩散，具有一定的保护作用，但不能中和流感病毒的感染性。

2. 分型与变异　根据 NP 和 MP 抗原性的不同，将人流感病毒分为甲（A）、乙（B）、丙（C）3 型，各型之间无交叉免疫。甲型流感病毒又可根据 HA 和 NA 的抗原性不同分为若干亚型。目前发现 HA 亚型有 16 种（H1～H16）；NA 亚型有 9 种（N1～N9）。乙型、丙型流感病毒至今尚无亚型之分。1997 年以来发现 H5N1、H7N7、H7N9、H9N2 等禽流感病毒也可引起人类感染，故可将禽类流感病毒理解为人类流感病毒的"储存库"。

知识链接12-1

禽流感病毒

禽流感病毒一般只在禽类之间传播，是不会直接感染人的。但在 1997 年发生了首例禽流感病毒直接感染人的报道，由此打破了禽流感不直接传染人的传统观念，向人类提出了严峻的挑战。2003 年发现禽流感病毒通过变异、杂交形成新型病毒（高致病性禽流感病毒 H5N1），肆虐亚洲，蔓延世界，造成大量的家禽死亡并感染人类，累计禽流感患者达数百例。2009 年发现一种新型流感病毒（H1N1 新型流感病毒），该病毒包含了人流感病毒、禽流感病毒和猪流感病毒的基因片段，综合了人、禽和猪的基因特征，导致流感大流行。2013 年春，在我国部分地区出现了 H7N9 禽流感病毒的流行，且具有较高的病死率，再次敲响了禽流感病毒直接感染人的警钟。

甲型流感病毒易发生抗原性变异，其中 HA 变异频率较高。根据流感病毒抗原性变异的程度，分为两种形式：抗原性漂移和抗原性转变。

（1）抗原性漂移（antigenic drift）：即亚型内变异，抗原变异幅度小或连续变异，属于量变。这种变异是由病毒基因点突变引起，人群免疫力起到选择性作用，所引起的流行仅是小规模的流行。

（2）抗原性转变（antigenic shift）：抗原变异幅度大，形成新亚型，属于质变。这种变异可由点突变积累形成，也可由病毒基因组发生重排引起（如 H1N1 至 H2N2、H2N2 至 H3N2），由于人群缺少对变异病毒株的免疫力，从而引起流感大流行。

3. 培养特性　流感病毒的分离培养常用的是鸡胚羊膜腔或尿囊腔接种，也可在细胞培养中增殖，但细胞病变不明显，可用红细胞吸附试验判定病毒感染与增殖情况。

4. 抵抗力　较弱。对热、干燥、日光、紫外线及乙醚、甲醛和乳酸等敏感。在 0～4℃能存活数周，在室温下传染性很快丧失，56℃ 30 分钟即可被灭活。

（二）致病性与免疫性

1. 致病性　流感病毒是引起流感的病原体。甲型流感病毒除感染人类外，还可感染禽类、猪、马等动物；乙型流感病毒可感染人和猪；而丙型流感病毒只感染人类。冬春季为流感的流行季节。传染源主要是患者，其次是隐性感染者，病初的 2～3 天传染性最强；感染的动物也可传染给人。主要通过飞沫经呼吸道在人群间传播。人群普遍易感，潜伏期一般为 1～3 天。

流感病毒经呼吸道感染后，通常引起局部病变，不引起病毒血症。病毒在呼吸道黏膜上皮细胞内增殖，导致黏膜充血水肿和分泌物增加，细胞变性、脱落、坏死等局部病变。患者常突然发病，畏寒高热，常有鼻塞、流涕、咽痛、咳嗽、胸骨后不适等呼吸道局部症状，多伴有头痛、肌肉酸痛、乏力、食欲缺乏等全身症状。如无并发症，通常患者发病后第 3～4 天病情好转，1～2 周恢复。并发症多见于婴幼儿、老年人和慢性病（心血管疾病、慢性气管炎和糖尿病等）患者，常继发细菌感染引起肺炎，病死率较高。

2. 免疫性　机体感染流感病毒或接种疫苗后，可获得对同型病毒的免疫力。呼吸道黏膜局部分泌的 SIgA 阻断病毒感染，但只存留几个月。血清中抗 HA 抗体为保护性抗体，具有中和病毒感染和抑制血凝作用，可持续数月至数年。不同型和不同亚型流感病毒间无交叉免疫力。特异性细胞免疫能清除感染细胞，减少病灶内的病毒量，有助于疾病的恢复。

（三）微生物学检查

流感流行期结合典型临床症状可做出初步诊断，但确诊或流行监测必须结合实验室检查，主要包括病毒分离鉴定、血清学诊断和快速诊断方法。

1. 病毒分离鉴定　取患者咽漱液或咽拭子经抗生素处理后，接种鸡胚羊膜腔和尿囊腔中培养，可收集羊水和尿囊液进行血凝试验检测有无病毒。若阳性，用已知免疫血清做血凝抑制试验，确定型别。

2. 血清学诊断　取患者急性期和恢复期双份血清，检测抗体效价，如恢复期比急性期升高 4 倍及以上，有诊断意义。

3. 快速诊断方法　采用直接或间接免疫荧光法、ELISA法检测患者体内的病毒颗粒或病毒抗原；也可用PCR、核酸杂交或序列分析等方法检测病毒核酸，均可快速诊断。

（四）防治原则

加强锻炼身体，提高机体免疫力。在流感流行期间，应及早发现和隔离患者并避免直接接触；尽量减少人群聚集或避免到人群聚集的公共场所，注意公共卫生和个人卫生，注意室内空气流通，用乳酸或食醋熏蒸可进行空气消毒，可有效切断病毒传播途径。

接种流感疫苗是预防流感最有效的措施，可使机体获得对流感病毒的免疫力。流感目前尚无特效疗法，以对症治疗和预防继发性细菌感染为主。盐酸金刚烷胺及其衍生物可抑制病毒穿入与脱壳，具有预防和治疗甲型流感的作用，在发病24～48小时使用可减轻症状。核苷类抗病毒药物利巴韦林具有广谱抗病毒作用，对流感病毒有较强的抑制作用，但存在一定的安全风险。神经氨酸酶抑制剂奥司他韦（达菲）和扎那米韦对甲型、乙型流感均有疗效，但价格较昂贵。此外，干扰素及中草药如板蓝根等也有一定的疗效。

二、麻疹病毒

麻疹病毒（measles virus）是麻疹的病原体。麻疹是儿童常见的急性呼吸道传染病，传染性极强。以皮丘疹、发热及呼吸道症状为特征，易并发肺炎导致死亡。麻疹病毒感染后的发病率几乎达100%。自20世纪60年代以来，由于麻疹减毒活疫苗的使用，麻疹的发病率显著下降。

临床 案例 12-1　　患儿，女，4岁。于发病前1周在幼儿园曾接触过麻疹患儿。就诊前4天开始出现发热，体温为38～40℃，伴流涕、干咳，咳嗽逐渐加重，眼结膜充血、流泪，精神萎靡、食欲减退。在当地诊所治疗效果不好，继而患儿耳后、发际出现红色斑丘疹，渐波及额部、面颈部，到医院就诊。查体：体温39.5℃，脉搏121次/分，呼吸29次/分，咽部充血明显，脸颊两侧黏膜上可见密集的口腔针尖大小、中心灰白、周围红色的黏膜斑。颈部淋巴结轻度肿大。双肺呼吸音增粗，无干、湿啰音，心率121次/分，节律齐、无杂音。

思考题：1. 可初步诊断为哪种疾病？该病常见的并发症是什么？
　　　　2. 如何预防该病的发生？

（一）生物学性状

麻疹病毒为有包膜的单股负链RNA病毒。呈球形或丝状，直径为120～250nm，核衣壳呈螺旋对称，单股负链RNA不分节段。包膜表面有HA和溶血素（HL）两种刺突，均为糖蛋白，有免疫原性，刺激机体产生的抗体具有保护作用。

麻疹病毒的抗原性较强且稳定，只有一个血清型。对理化因素的抵抗力较弱，加热56℃30分钟可被灭活，对日光、紫外线、脂溶剂以及一般消毒剂均敏感。

（二）致病性与免疫性

1. 致病性　麻疹病毒是引起麻疹的病原体。好发冬春季节，人是麻疹病毒唯一的自然宿主。传染源是急性期患者，在出疹前5天至出疹后5天均具有传染性，麻疹病毒传染性强，主要通过飞沫传播，也可通过玩具或亲密接触传播。6个月～5岁儿童易感，易感者接触后几乎全部发病，潜伏期平均10天。

麻疹病毒的致病机制

麻疹病毒经呼吸道感染后，在呼吸道上皮细胞内增殖后进入血流，形成第一次病毒血症，患者出现发热、咳嗽、流涕、眼结膜充血、畏光、流泪等症状，口腔黏膜出现 1mm 左右，特征性的中心灰白、周围红色的 Koplik 斑（柯氏斑）（图 12-3），又称柯氏斑，即麻疹黏膜斑，对本病具有早期诊断价值，此阶段是麻疹传染性最强的时期。随后病毒侵入全身淋巴组织大量增殖后再次入血，形成第二次病毒血症，患者全身皮肤相继出现特征

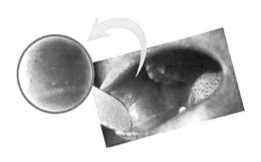

图 12-3　麻疹口腔柯氏斑

性的米糠样红色斑丘疹，先颈部后躯干，最后为四肢，此阶段是麻疹病情最严重的时期。患者在皮疹出齐 24 小时后，体温逐渐下降，若无并发症可自然痊愈。若患者免疫力低下或处理不当，可出现严重的并发症，可致患者死亡率高达 25%。最常见并发症是细菌感染，如细菌性肺炎、支气管炎、中耳炎等；最严重的并发症是脑炎。此外，约有百万分之一的麻疹患者在其恢复后数年可出现亚急性硬化性全脑炎（subacute sclerosing panencephalitis，SSPE）。SSPE 属于麻疹病毒引起的急性病毒感染的迟发并发症，表现为渐进性大脑功能衰退，最终昏迷、强直性瘫痪而死亡，患者多在发病后的 1～2 年死亡。

近年来，因麻疹减毒活疫苗的广泛应用，麻疹发病年龄表现后移现象，成人麻疹比过去多见，临床症状不典型，不发热或低热，体温 38℃ 左右，无柯氏斑，皮疹不典型。

2. 免疫性　麻疹病后可获得持久牢固的免疫力，包括细胞免疫和体液免疫，血清中的 HA 抗体和 HL 抗体均具有中和病毒的作用，HL 抗体还能阻止病毒在细胞间的扩散，在预防再感染中起重要作用；细胞免疫主要清除细胞内病毒，有很强的保护作用，在麻疹恢复中发挥主导作用。6 个月内的婴儿因从母体获得 IgG 抗体，故不易感染麻疹病毒。

（三）微生物学检查

典型麻疹病例无需实验室检查，根据临床症状即可诊断。病毒分离可采取发病 2～3 天的血液、咽漱液或咽拭子，分离培养。血清学检查可用 ELISA 法、血凝抑制试验等方法，取急性期和恢复期双份血清检测抗体滴度增长 4 倍以上有诊断意义。快速诊断用荧光标记抗体检查患者咽漱液中黏膜细胞有无麻疹病毒抗原。

（四）防治原则

预防麻疹的主要措施是隔离患者，减少传染源；儿童进行麻疹病毒减毒活疫苗接种，提高免疫力。对麻疹患者采取呼吸道隔离至出疹后 5 天，有并发症者延至出疹后 10 天。对易感人群进行人工主动免疫，目前可使用麻疹－腮腺炎－风疹三联疫苗（measles-mumps-rubella vaccine，MMR）进行免疫接种，可同时预防三种呼吸道病毒的感染。我国计划免疫程序是对 8 月龄婴儿普遍实行初次计划免疫接种，1 岁后及学龄前再加强一次，免疫力可维持 10～15 年。对接触过麻疹的易感者，在接触后 5 天内可用丙种球蛋白或胎盘球蛋白进行紧急预防，能有效阻止发病或减轻症状。

三、腮腺炎病毒

腮腺炎病毒（mumps virus）是流行性腮腺炎的病原体。流行性腮腺炎呈全球分布，患者以学龄前儿童多见，也可见于青年人，为呼吸道传染性疾病。

（一）生物学性状

病毒呈球形，直径为 100～200nm，核衣壳呈螺旋对称，有包膜。核酸为不分节段的单负链 RNA。包膜上有血凝素 - 神经氨酸酶刺突（HN）和融合蛋白刺突（F）。HN 具有血凝素和神经氨酸酶活性，可刺激机体产生中和抗体；F 蛋白有溶血和介导细胞融合作用，与多核巨细胞形成有关。

病毒抗原结构稳定，仅有一个血清型。对理化因素的抵抗力较弱，对热、紫外线及脂溶剂敏感，但在 4℃下可保存 3 个月，-60℃可保存 1 年以上。

临床案例 12-2　患儿，男，6 岁。发热 4 天，双侧腮腺以耳垂为中心肿大 2 天。体检：体温 38.5℃，神志清楚，双侧腮腺 3cm×4cm，有压痛，咽红，腮腺管口有红肿，心肺无异常。

思考题： 1. 初步诊断为什么疾病？
2. 该病常见的并发症有哪些？如何预防？

（二）致病性与免疫性

人是腮腺炎病毒的唯一宿主。传染源是患者及隐性感染者，传播途径主要经飞沫传播，也可通过人与人接触传播。全年均可发病，但以冬、春季为主。本病潜伏期 14～25 天，平均 18 天。

腮腺炎病毒从呼吸道侵入人体后，在局部黏膜上皮细胞和局部淋巴结内增殖，然后进入血液引起病毒血症，并扩散至腮腺及其他器官，如睾丸、卵巢、胰腺、肾脏和中枢神经系统等，引起相应的临床症状。流行性腮腺炎患者临床表现主要为一侧或双侧腮腺非化脓性肿大，疼痛及触痛明显，也可累及颌下腺、舌下腺；常伴发热、头痛、乏力、食欲减退、肌肉疼痛等症状，病程 1～2 周。

病毒具有嗜腺体和嗜神经性，常侵入中枢神经系统和其他腺体或器官而引起并发症，儿童最常见的并发症是脑膜脑炎，约占无菌性脑膜炎的 15%。青春期男性腮腺炎感染者易并发睾丸炎（20%～30%），导致睾丸萎缩至不育；女性易并发卵巢炎（5%），如在 3 个月内的孕妇感染，还可导致胎儿畸形。此外，还可引起急性胰腺炎、心肌炎和肾炎等。

流行性腮腺炎病后可获持久的免疫力，6 个月以内的婴儿因从母体获得被动免疫，故很少患腮腺炎。

（三）微生物学检查

典型的流行性腮腺炎病例无需做微生物学检查，根据其典型的临床表现即可诊断。对症状不明显的可疑患者应取唾液或脑脊液做病毒分离培养，或通过血清学试验检测抗体辅助诊断；也可用 RT-PCR 检测腮腺炎病毒核酸或序列测定。

（四）防治原则

预防以隔离患者，减少传播机会和接种疫苗为主。接种腮腺炎减毒活疫苗是目前有效的预防措施，刺激机体产生的免疫保护作用，可维持 20 年。目前尚无流行性腮腺炎的特效药物，治疗主要是对症治疗，中草药有一定治疗效果。

四、其他呼吸道病毒

呼吸道病毒除流感病毒、麻疹病毒和腮腺炎病毒以外，还包括呼吸道合胞病毒、冠状病毒、风疹病毒、腺病毒和鼻病毒等，其主要生物学性状、致病性、免疫力及特异性预防，见表12-1。

表 12-1 其他呼吸道病毒的主要特征

	呼吸道合胞病毒	冠状病毒与SARS冠状病毒	风疹病毒	腺病毒	鼻病毒
形态结构	球形，有包膜的RNA病毒	多形性，有花冠状突起；有包膜的RNA病毒	球形，有包膜的RNA病毒	球形，无包膜的DNA病毒	球形，无包膜的RNA病毒
血清型	1个血清型	人冠状病毒有2个血清型	1个血清型	52个血清型	114个血清型
传播途径	飞沫传播，经污染的手和物品传播	主要经飞沫传播；SARS冠状病毒还可经鼻、口、眼等传播	呼吸道传播，垂直传播	呼吸道、胃肠道、眼结膜等传播	手为主要传播媒介，其次为飞沫传播。经鼻、口、眼进入体内
所致疾病	婴幼儿主要引起细支气管炎和肺炎较大儿童和成人主要引起上呼吸道感染	冠状病毒主要引起普通感冒和咽喉炎，少数引起胃肠炎SARS冠状病毒引起严重急性呼吸道综合征	儿童易感，引起风疹孕妇感染，引起先天性风疹综合征（最严重的危害），如先天性心脏病、耳聋、白内障等	急性发热性咽喉炎、咽结膜炎、急性呼吸道感染、肺炎小儿胃肠炎和腹泻流行性角膜结膜炎等	成人引起普通感冒儿童引起上呼吸道感染、支气管炎等
免疫力	不牢固	不牢固	可获持久免疫力	同型获得持久免疫力	不牢固
特异性预防	无疫苗	无疫苗	风疹减毒活疫苗	无理想疫苗	无疫苗

知识链接12-2

SARS（严重急性呼吸综合征）

　　2002 年底至 2003 年上半年，在世界范围流行的严重急性呼吸综合征（severe acute respiratory syndromes，SARS）是一种急性呼吸道传染病，又称为传染性非典型肺炎（简称非典），在全世界 32 个国家和地区发生疫情，平均病死率约为 10%。SARS 的病原体是一种新型冠状病毒，电镜下呈多形性有花冠状突起。主要经飞沫传播，也可通过接触者呼吸道分泌物经口、鼻、眼传播，发病机制尚不清楚。SARS 起病急，潜伏期为 2~10 天，发病初期出现发热，体温高于 38℃，常伴有头痛、关节痛等，而后出现干咳、胸闷气短等症状。X 线胸片双侧（或单侧）出现肺部阴影。严重者病情进展很快，出现呼吸困难，低氧血症。有的患者肺部出现严重的渗出、多器官衰竭，传染性极强，且病死率高。对 SARS 的预防应采取严格管理传染源、切断传播途径和提高机体免疫力为主的综合措施。对 SARS 患者和疑似病例要早发现、早治疗和严格隔离，对其分泌物和排泄物进行消毒，医务人员及相关研究人员做好个人防护。

第 2 节　胃肠道病毒

　　胃肠道病毒是指通过胃肠道感染与传播的一类病毒。根据生物学性状和致病特点，可分为两大类：肠道病毒和急性胃肠炎病毒。

一、肠道病毒

肠道病毒（enterovirus）属于小RNA病毒科（picornaviridae）的肠道病毒属，包括：①脊髓灰质炎病毒1～3型；②柯萨奇病毒A组1～22和24型，B组1～6型；③人肠道致细胞病变孤儿病毒（简称埃可病毒）1～9、11～27、29～33型；④新型肠道病毒68～71血清型。

肠道病毒的共同特征：①形态结构，体积较小，直径24～30nm，呈球形，衣壳呈二十面体立体对称，无包膜。基因组为单股正链RNA，为感染性核酸。②培养特性，在易感细胞中增殖，迅速产生细胞病变。③抵抗力，对理化因素的抵抗力较强，耐酸、耐乙醚，对热、紫外线、干燥敏感。④致病性，主要通过粪-口途径传播，隐性感染多见。在肠道细胞内增殖，随血液到达其他组织，主要引起肠道以外的感染性疾病，临床表现多样化，如脊髓灰质炎、无菌性脑膜炎、心肌炎及急性出血性结膜炎等。

（一）脊髓灰质炎病毒

脊髓灰质炎病毒是引起脊髓灰质炎的病原体。多见于儿童，主要侵犯中枢神经系统，损害脊髓前角运动神经细胞，导致肢体弛缓性麻痹，故又名小儿麻痹症。20世纪70年代将脊髓灰质炎疫苗列入计划免疫，儿童普遍接种，发病率已显著下降。2001年10月，WHO宣布我国为亚太地区消灭脊髓灰质炎的第二批国家之一。目前仅在印度、巴基斯坦等国家还存在脊髓灰质炎，WHO已将脊髓灰质炎病毒列为近期消灭的目标。

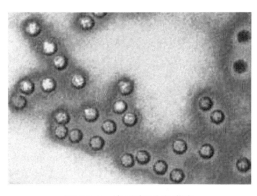

图12-4　脊髓灰质炎病毒

1. **生物学性状**　脊髓灰质炎病毒具有典型肠道病毒形态。球形，无包膜，直径为20～30nm（图12-4）。按其抗原性不同，分为3个血清型，即Ⅰ型、Ⅱ型和Ⅲ型，85%左右的脊髓灰质炎患者由Ⅰ型病毒引起，3型之间无交叉免疫现象。

脊髓灰质炎病毒对理化因素抵抗力较强。在污水、粪便中生存数月，耐酸、耐蛋白酶、耐胆汁。对热和干燥较敏感，煮沸法和紫外线照射可迅速将其杀死，含氯消毒剂、高锰酸钾、过氧化氢等有较好的灭活效果。

2. **致病性与免疫性**　人类是脊髓灰质炎病毒唯一的宿主。传染源是患者和无症状携带者，主要通过粪-口途径传播，夏、秋季是主要流行季节，易感者主要是1～5岁儿童。潜伏期一般为1～2周。

脊髓灰质炎病毒经呼吸道、口咽和肠道侵入人体后，病毒首先在咽喉和肠道淋巴组织中生长繁殖，90%以上的感染者不出现临床症状，是由于机体免疫力较强，病毒仅限于肠道，不进入血流，不出现症状或只出现轻微发热、咽喉疼痛、腹部不适等，表现为隐性感染；少数人感染脊髓灰质炎病毒后可释放入血，形成第一次病毒血症，随后在单核吞噬细胞内大量增殖后再次入血，导致第二次病毒血症，患者可出现发热、头痛、乏力、咽痛、恶心等症状，若机体免疫系统可阻止病毒则可逐渐恢复；若免疫力弱，有1%～2%的感染者，病毒可突破血脑屏障进入中枢神经系统，在脊髓前角运动神经细胞内增殖，导致细胞变性坏死，轻者引起暂时性肢体麻痹、无菌性脑膜炎，重者发展为脊髓灰质炎，出现弛缓性肢体麻痹后遗症，以下肢多见。极少数患者发展为延髓麻痹，导致呼吸、循环衰竭而死亡。

病毒感染后，机体产生保护性抗体 IgG、IgM 和 SIgA，SIgA 可阻止病毒吸附于咽喉和肠道局部的黏膜，IgG 和 IgM 可中和病毒，阻止病毒经血液播散进入中枢神经系统产生病变。6 个月内婴儿因通过母体获得 IgG 类抗体，故较少发病。

3. 微生物学检查法

（1）病毒培养：起病 1 周内取粪便标本经抗生素处理后，经过细胞培养 7～10 天后，可出现典型的细胞病变，再用中和试验进一步鉴定病毒的血清型别。

（2）血清学检查：检测血清中特异性 IgM 有助于早期诊断。也可取患者发病早期和恢复期双份血清做中和试验，若恢复期血清特异性抗体效价有 4 倍或以上增高，有诊断意义。

（3）快速检测：用核酸杂交、PCR 等方法，可检测患者咽拭子、粪便等标本中的脊髓灰质炎病毒基因组。

4. 防治原则 对脊髓灰质炎的预防可采取隔离患者、消毒排泄物、消灭苍蝇、加强饮食卫生、保护水源等措施。接种疫苗是预防脊髓灰质炎最有效的措施。

目前，我国主要采用口服脊髓灰质炎减毒活疫苗（脊髓灰质炎糖丸），属三价混合疫苗，免疫后可获得针对 3 个血清型的免疫力。其免疫过程类似自然感染，疫苗口服后可在肠道增殖，既可诱导机体产生血清抗体，又可刺激肠道局部产生 SIgA，故免疫效果良好。与患者密切接触者进行人工被动免疫，可注射丙种球蛋白或胎盘球蛋白紧急预防，能有效阻止发病或减轻症状。

知识链接 12-3

世界脊髓灰质炎日

脊髓灰质炎俗称小儿麻痹症，主要累及 5 岁以下儿童，每年的 10 月 24 日是"世界脊髓灰质炎日"。1988 年，世界卫生大会承诺将在全球消灭脊髓灰质炎时，有超过 125 个国家尚有脊髓灰质炎流行。2000 年，世界卫生组织西太平洋区域消灭脊髓灰质炎证实委员会宣布中国为无脊髓灰质炎国。但只要世界尚有一名儿童被感染，所有国家的儿童就都面临着感染脊髓灰质炎的风险。2010—2012 年期间，就发生了 30 多次既往无脊髓灰质炎的国家出现输入病例的情况。中国与有脊髓灰质炎流行的一些国家接壤，这意味着中国在维持无脊髓灰质炎状态的工作中要特别保持警惕。

（二）其他肠道病毒

柯萨奇病毒、埃可病毒、新型肠道病毒与脊髓灰质炎病毒在生物学性状、致病与免疫性等方面具有相似性。其他肠道病毒的型别多，同种病毒的不同型别可引起不同的临床表现，而不同的病毒也可引起相同的临床综合征。其他肠道病毒的血清型及相关疾病，见表 12-2。

表 12-2 其他肠道病毒的血清型及相关疾病

	柯萨奇病毒	埃可病毒	新型肠道病毒
血清型	A 组 23 个血清型 B 组 6 个血清型	31 个血清型	肠道病毒 68～116 型
所致疾病	麻痹症、无菌性脑膜炎、流行性胸痛、心肌炎、普通感冒、肺炎、疱疹性咽峡炎、手足口病、急性结膜炎等	麻痹症、无菌性脑膜炎、流行性胸痛、心肌炎、普通感冒、肝炎、皮疹等	麻痹症、无菌性脑膜炎、急性出血性结膜炎（俗称"红眼病"）、手足口病、肺炎等

知识拓展 12-1

手足口病

手足口病是一种儿童传染病，又名发疹性水疱性口腔炎，多发生于 5 岁以下儿童。该病以手足和口腔黏膜疱疹或破溃后形成溃疡为主要临床症状，引起手、足、口腔等部位的疱疹，少数患儿可引起心肌炎、肺水肿、无菌性脑膜脑炎等并发症，个别重症患儿如果病情发展快，可导致死亡。手足口病是由肠道病毒引起的传染病，能引发手足口病的肠道病毒有 20 多种，其中以柯萨奇病毒 A16 型和肠道病毒 71 型最为常见，我国目前已将手足口病归属于法定丙类传染病。

二、急性胃肠炎病毒

急性胃肠炎病毒是指能通过消化道感染并传播、主要引起急性病毒性胃肠炎的一大类病毒，临床主要表现为腹泻、呕吐。常见的病毒有轮状病毒、杯状病毒、肠道腺病毒及星状病毒等。流行方式大致有两种：一种是引起 5 岁以下的小儿腹泻，另一种是与年龄无关的暴发流行。本节主要介绍轮状病毒。

轮状病毒（rotavirus）归属于呼肠病毒科（reoviridae）轮状病毒属，是引起人类、哺乳动物和鸟类腹泻的重要病原体。全球每年约有 1.14 亿婴幼儿轮状病毒感染病例，主要发生于发展中国家，每年死于轮状病毒感染的儿童达 50 万。在我国，0～2 岁的婴幼儿人数约为 4000 万人（含新生儿），每年大约有 1000 万婴幼儿患轮状病毒感染性胃肠炎，占婴幼儿人数的 1/4，轮状病毒是引起婴幼儿严重腹泻的最主要病原体。

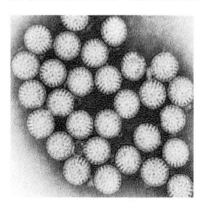

图 12-5　轮状病毒

1. 生物学性状　呈球形，直径 60～80nm，无包膜。病毒基因组是分节段的双链 RNA，病毒周围包绕两层衣壳。电镜下病毒颗粒双层衣壳的内衣壳呈放射状排列，并向外延伸与外衣壳汇合酷似"车轮状"，故称轮状病毒（图 12-5）。根据其抗原差异可将轮状病毒分成 A～G 7 个组。

该病毒对理化因素的抵抗力较强，在粪便中可存活数日至数周，耐热，耐酸碱，耐乙醚；在 pH3.5～10.0 的环境中存活；56℃ 30 分钟可灭活病毒。

2. 致病性与免疫性　轮状病毒的流行呈世界性分布，A～C 组轮状病毒能引起人类和动物腹泻，D～G 组病毒只能引起动物腹泻。A 组轮状病毒感染最为常见，是引起 6 个月～2 岁婴幼儿严重胃肠炎的主要病原体，占病毒性胃肠炎的 80% 以上，也是婴幼儿死亡的主要原因之一。B 组轮状病毒可在年长儿童和成人中产生暴发流行，但至今仅在我国有过报道。C 组轮状病毒对人的致病性类似 A 组，但发病率很低。

传染源是患者和无症状带毒者，传播途径主要为粪－口途径。好发于深秋和初冬季节，在我国常称"秋季腹泻"。轮状病毒经胃肠道入侵人体后，在小肠黏膜绒毛细胞内增殖，造成小肠上皮细胞微绒毛萎缩、脱落和细胞溶解死亡，肠道吸收功能下降，病毒非结构蛋白 NSP4 具有肠毒素样作用，可引起肠液中水和电解质过度分泌，重吸收减少，出现严重腹泻。主要表现突然发病，发热、水样腹泻，每日可达 5～10 次，伴呕吐，持续 3～8 天，一般为自限性，可完全恢复。严重时可导致脱水和电解质平衡紊乱，如不及时治疗，可危及生命。

病后可对同型病毒产生持久免疫力，由特异性血清抗体和肠道局部产生的 sIgA 抗体发挥保护作用。

3. 微生物学检查与防治原则　腹泻高峰时，取粪便做直接电镜或免疫电镜检查，易检出轮状病毒颗粒。采用 ELISA 法检测粪便上清液中的轮状病毒抗原，具有较高的敏感性和特异性。也可采用 RT-PCR 法检测病毒核酸，灵敏度高，还可分型。

预防以控制传染源和切断传播途径为主。口服轮状病毒疫苗已在临床试用。目前临床尚无特效药物快速治疗，治疗主要是及时补液，维持机体电解质平衡，防止脱水和酸中毒发生，减少婴幼儿的死亡率。近年来，干扰素也被用来治疗轮状病毒感染，可抑制病毒在人体内的增殖，从而减轻症状，缩短病程。

第 3 节　肝 炎 病 毒

肝炎病毒是指以侵害肝脏为主，引起病毒性肝炎的病原体。目前证实引起人类肝炎的病毒至少有 5 种，包括甲型肝炎病毒（HAV）、乙型肝炎病毒（HBV）、丙型肝炎病毒（HCV）、丁型肝炎病毒（HDV）和戊型肝炎病毒（HEV），在分类学上分别属于不同的病毒科属。近年来还发现一些与人类肝炎相关的病毒，如己型肝炎病毒（HFV）、庚型肝炎病毒（HGV）和 TT 型肝炎病毒（TTV）等。此外，还有一些病毒如巨细胞病毒、黄热病病毒、EB 病毒等也可引起肝炎，但并不是以肝细胞为主要侵犯的靶细胞，所以不列入肝炎病毒范畴。

病毒性肝炎（尤其是乙型肝炎）传播广泛，严重威胁人类健康，已成为一个严重的社会公共卫生问题。因此，有效防治病毒性肝炎是医务科研工作者关注的重要课题之一。

知识链接 12-4

世界肝炎日

2004 年，欧洲 2 名肝炎患者联合会发起了世界性宣传肝炎防治知识的活动，即第一届世界肝炎认知日。至 2010 年 5 月 21 日，指定每年的 7 月 28 日（第一个发现乙肝表面抗原的美国医生 Baruch Blumberg 的生日）为世界卫生组织的"世界肝炎日"。2011 年 7 月 28 日是第一个被世界卫生组织官方认可的世界肝炎日，主题为"这就是肝炎"。2012 年 7 月 28 日世界肝炎日主题在 2011 年主题的基础上推出了新的核心信息，即"肝炎不像你想象的那么遥远"。2017 年 7 月 28 日是第 7 个世界肝炎日，世界卫生组织确定的宣传主题是"消除肝炎"。我国宣传主题是"规范检测治疗，遏制肝炎危害"，旨在号召大家重视病毒性肝炎防控，积极检测，并接受规范的抗病毒药物治疗，遏制肝炎危害。病毒性肝炎是我国重要的公共卫生问题，严重的危害人民群众的健康，为了控制病毒性肝炎流行，国家实施了预防接种为主、防治结合的综合防控策略，要求因病施策，巩固当前防控成果，不断降低疫情流行水平。

一、甲型肝炎病毒

甲型肝炎病毒（hepatitis A virus，HAV）是引起甲型肝炎的病原体，属于小 RNA 病毒科嗜肝病毒属。人类感染 HAV 后，大多数表现为亚临床或隐性感染，仅少数人发生急性甲型肝炎。

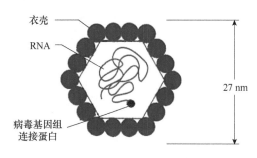

衣壳
RNA
27 nm
病毒基因组
连接蛋白

图 12-6　甲型肝炎病毒结构

急性甲型肝炎一般为自限性疾病，预后良好，不转为慢性肝炎，也不形成长期病毒携带者。

（一）生物学性状

HAV 病毒体呈球形，直径 27～32nm，无包膜，衣壳呈二十面体立体对称（图 12-6）。基因组为单股正链 RNA。HAV 抗原性稳定，至今世界各地分离的 HAV 只有一个血清型。HAV 对理化因素的抵抗力较强，比一般肠道病毒耐热，60℃ 1 小时不被灭活，在 25℃ 干燥条件下至少存活 1 个月，-20℃ 保存数年仍具有感染性。耐酸碱（在 pH2～10 之间稳定），耐乙醚、氯仿等有机溶剂。HAV 经高压蒸汽灭菌、100℃ 煮沸 5 分钟可将其灭活；紫外线照射 1 小时可破坏其传染性，漂白粉、次氯酸钠、甲醛等均可消除其传染性。

（二）致病性与免疫性

HAV 的传染源主要是患者和隐性感染者，传播途径主要为粪－口途径，传染性强。HAV 通常随患者粪便排出体外，污染水源、食物、海产品（如毛蚶等）、餐具等传播，易造成散发流行或暴发流行。HAV 多侵犯儿童及青年，甲型肝炎的潜伏期为 15～50 天，平均 30 天。

HAV 经口进入体内后，先在口咽部或唾液腺中初步增殖，到达肠黏膜及肠黏膜局部淋巴结并大量增殖，侵入血流引起病毒血症，随血液最终侵犯肝细胞，在肝脏内增殖，通过胆汁排入肠道并随粪便排出体外。HAV 感染后大多表现为隐性感染，少数表现为急性甲型肝炎，早期患者表现发热、疲乏和食欲缺乏，继而出现肝大、压痛、肝功能损害，部分患者可出现黄疸。HAV 引起肝细胞损伤的机制尚不清楚，目前认为 HAV 在肝细胞内增殖缓慢，一般不直接造成肝细胞的损伤，肝脏损害主要与免疫病理反应有关。本病病程呈自限性，无慢性化，引起急性重型肝炎者极为少见。

HAV 感染后，机体可产生持久的免疫力。在感染早期可产生抗 -HAV-IgM，维持 2 个月左右逐渐下降；抗 -HAV-IgG 在急性期末期或恢复期出现，并可维持多年，可抵抗 HAV 的再感染有免疫保护作用。

（三）微生物学检查

HAV 一般不进行病原学分离培养，微生物学检查以测定病毒抗原或抗体为主。检测患者血清抗 -HAV-IgM 是早期诊断甲型肝炎最常用的方法，检测抗 -HAV-IgG 主要用于了解既往感染或流行病学调查。也可用核酸杂交法、PCR 扩增试验检测 HAV 的 RNA 或用 ELISA 查 HAV 抗原。

（四）防治原则

HAV 一般性预防采用以切断传播途径为主的综合性预防措施，搞好饮食卫生，保护水源，加强粪便管理，防止病从口入。患者的排泄物、衣物、用具等应认真消毒处理，并做好卫生宣教工作。

特异性预防可接种甲型肝炎病毒减毒活疫苗和灭活疫苗，机体产生保护作用。注射丙种球蛋白及胎盘球蛋白，应急预防甲型肝炎有一定效果。对于甲型肝炎病毒感染目前尚无特效药物。

二、乙型肝炎病毒

乙型肝炎病毒（hepatitis B virus，HBV）是乙型肝炎的病原体，属于嗜肝 DNA 病毒科（hepadnavividae）。HBV 呈世界分布，其感染是全球性的公共卫生问题，估计全球 HBV 携带者高达 3.5 亿人。我国 HBV 携带率约 10%。HBV 感染后临床表现呈多样性，可表现为重症肝炎、急性肝炎、慢性肝炎或无症状病毒携带者，其中部分慢性肝炎可演变为肝硬化或肝癌。

（一）生物学性状

1. 形态与结构　电镜观察 HBV 感染者的血清，可以看到 3 种不同形态的 HBV 颗粒，即大球形颗粒、小球形颗粒和管形颗粒（图 12-7）。

（1）大球形颗粒：又称 Dane 颗粒（图 12-8），是完整的 HBV 颗粒，具有感染性。呈球形，直径约 42nm，核心含有 HBV 的双链 DNA 和 DNA 多聚酶。有双层衣壳，外衣壳由宿主细胞的脂质双层与病毒编码的包膜蛋白组成，相当于包膜，含有 HBV 的表面抗原（HBsAg）、前 S1 抗原（PreS1）和前 S2 抗原（PreS2）；内衣壳相当于病毒的核衣壳，直径为 27nm，呈二十面立体对称排列，其表面含有乙型肝炎病毒核心抗原（HBcAg）。

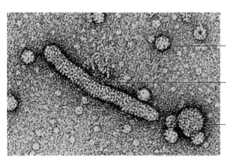

图 12-7　乙型肝炎病毒三种颗粒（电镜图）

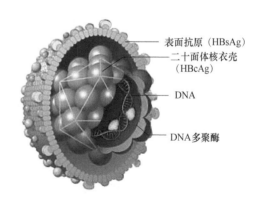

图 12-8　乙型肝炎病毒（Dane 颗粒）的结构

（2）小球形颗粒：球形，直径约 22nm，为一中空颗粒，大量存在于血液中，主要成分是 HBsAg。是 HBV 在肝细胞内复制时组装后过剩的外衣壳蛋白装配而成，不含病毒 DNA 和 DNA 多聚酶，是不完整的 HBV 颗粒，无感染性，是感染者血清中最常见的一种颗粒。

（3）管形颗粒：由若干小球形颗粒积聚而成，直径约 22nm，长度 50～700nm，也存在于血液中，是不完整的 HBV 颗粒，无感染性。

2. 病毒的基因结构与功能　HBV 基因结构为不完全环状双链 DNA，由长链和短链组成。长链为负链，短链为正链。病毒体的 DNA 多聚酶既有合成 DNA 的反转录酶功能，又有合成 DNA 的功能，故目前也用于研究抑制病毒复制的药物。

HBV 负链 DNA 有 4 个开放读码区，分别称为 S 区、C 区、P 区和 X 区。①S 区基因由 S 基因、PreS1 基因和 PreS2 基因组成，编码 HBsAg、PreS1、PreS2 抗原；②C 区由前 C（PreC）基因和 C 基因组成，编码 HBeAg 及 HBcAg，HBeAg 可自肝细胞分泌而存在于血循环中，非结构蛋白，一般不出现在 HBV 颗粒中，而 HBcAg 是病毒衣壳的主要成分，则仅存在于感染的肝细胞核内、胞质内和胞膜上，一般不存在于血循环中；③ P 区最长，由 P 基因组成，编码 DNA 多聚酶；④ X 区由 X 基因组成，编码 X 蛋白（HBx），此蛋白具有广泛的反式激活功能，参与细胞的凋亡、DNA 修复的调控及促进细胞周期进程，还可反式激活宿主细胞内某些癌基因及 HBV 基因，与肝癌的发生、发展有关。

3. 抗原组成

（1）表面抗原（HBsAg）：HBsAg 为 HBV 的外衣壳蛋白，大量存在于感染者血液中，是 HBV 感染的重要标志。HBsAg 具有抗原性，可刺激机体产生保护性抗体（抗 -HBs），因此 HBsAg 是制备疫苗的最主要成分。抗 -HBs 为中和抗体，具有防御 HBV 感染的作用。

PreS1 及 PreS2 抗原有与肝细胞受体结合的表位，利于 HBV 吸附并侵入肝细胞。PreS1 和 PreS2 抗原的免疫原性强，可刺激机体产生相应抗体。抗 -Pre S1 及抗 -Pre S2 能通过阻断 HBV 与肝细胞结合而发挥抗病毒作用。

（2）核心抗原（HBcAg）：HBcAg 主要存在于 HBV 的内衣壳上，也可存在于乙型肝炎患者的肝细胞核内，因其被外衣壳覆盖，故不易在外周血中检出。HBcAg 免疫原性强，能刺激机体产生相应抗体（抗 -HBc），但对机体无免疫保护作用。HBcAg 的存在或抗 -HBc（IgM）阳性常提示 HBV 在肝内复制与增殖状态，感染者血液具有传染性。

（3）e 抗原（HBeAg）：HBeAg 是 PreC 基因的产物，是一种可溶性抗原，可游离于感染者血循环中，也可存在于肝细胞的胞质和胞膜上。因其消长与 HBV 及 DNA 多聚酶的消长动态基本一致，故 HBeAg 的存在可作为有 HBV 复制及血清具有强传染性的指标之一。HBeAg 刺激机体产生的抗体（抗 -HBe）能与受染肝细胞表面的 HBeAg 结合，通过补体介导的细胞毒作用破坏受染的肝细胞，对清除 HBV 有一定作用，多见于急性肝炎的恢复期，曾认为抗 -HBe 的出现是预后良好的征象，但目前对该抗体确切作用尚不清楚。对抗 -HBe 阳性的患者应注意检测其血中的病毒 DNA，以全面了解病情，正确判断预后。

4. 培养特性　黑猩猩是 HBV 的易感动物，接种后可发生与人类相似的急、慢性感染，常用于研究 HBV 的致病机制和检测疫苗的效果与安全性等。HBV 的体外培养尚未成功。

5. 抵抗力　HBV 对理化因素的抵抗力较强，对低温、干燥、紫外线及一般化学消毒剂均耐受。高压蒸汽灭菌、100℃加热 10 分钟，0.5% 过氧乙酸、5% 次氯酸钠、3% 漂白粉液、环氧乙烷等能灭活 HBV，破坏 HBV 包膜，使其失去感染性，仍可保留 HBsAg 的免疫原性和抗原性。

（二）致病性与免疫性

1. 传染源　主要是乙型肝炎患者和无症状 HBV 携带者。在乙型肝炎的潜伏期、急性期或慢性活动期，患者血液和多种体液均具有传染性。此外，在 HBV 感染者的唾液、乳汁、精液、阴道分泌液、羊水中均能检出病毒。无症状 HBV 携带者不易被察觉，作为传染源其危害性比患者更大。

2. 传播途径　HBV 主要通过血液和血制品传播、母婴垂直传播、性传播及密切接触传播。

（1）血液和血制品传播：是 HBV 主要传播途径。HBV 传染强，人对 HBV 敏感，仅需少量的污染血液进入人体即可引起感染。如输血及血制品、注射、手术、针刺、拔牙、使用内镜等均可导致医源性感染；此外，共用剃刀、牙刷、文身等导致皮肤黏膜的微小损伤，也可提供感染机会。

（2）垂直传播：多发于胎儿期和围生期，分娩过程中经产道而接触到含有 HBV 的母血、羊水或分泌物感染，少数在孕期可通过胎盘传给胎儿，婴儿也可通过哺乳感染。

（3）性传播及密切接触传播：因在 HBV 感染者的阴道分泌物、精液中可检出 HBV，故性行为（尤其男性同性恋）可传播 HBV。通过唾液、共用剃须刀或牙刷等日常生活密切接触均可感染 HBV，因此 HBV 感染具有家庭聚集现象。

3. 致病机制　HBV 的潜伏期较长，一般为 30～160 天。乙型肝炎的临床表现呈多样性，可表现为重症肝炎、急性肝炎、慢性肝炎或无症状病毒携带者，其中部分慢性肝炎可演变为肝硬化或肝癌。致病机制迄今尚未完全清楚，研究表明机体的免疫病理反应可能是导致肝细胞损伤的主要因素，免疫反应的强弱与肝细胞损伤的程度呈正相关。

（1）细胞免疫所致的病理损伤：HBV 在肝细胞内增殖可使细胞膜表面存在 HBsAg、HBeAg 或 HBcAg，刺激机体产生细胞免疫应答，通过溶解破坏感染 HBV 的肝细胞，从而清除细胞内的 HBV。尤其是特异性 CTL 介导的细胞免疫效应，通过释放穿孔素、颗粒酶等杀伤机制和启动凋亡系统诱导肝细胞凋亡，在清除病毒的同时又导致肝细胞损伤；此外，血清中效应的 Th 细胞等可产生炎性细胞因子，如 IFN-γ、IL-1、TNF-α 等，导致肝细胞炎症、坏死，加重肝细胞受损。

（2）体液免疫所致的病理损伤：机体感染 HBV 后，刺激 B 细胞产生抗 -HBs、抗 -Pre S1 和抗 -Pre S$_2$ 等特异性抗体，这些抗体可中和游离在血液中的病毒，阻止病毒对肝细胞的黏附作用，对机体起到保护作用。但在乙型肝炎患者血循环中，常可检出 HBsAg 与抗 -HBs 或 HBeAg 与抗 -HBe 的免疫复合物，而这些免疫复合物可沉积于肾小球基底膜、关节滑膜等小血管壁，导致 Ⅲ 型超敏反应，故患者可伴有肾小球肾炎、关节炎、皮疹等肝外损害。如果免疫复合物大量沉积于肝内，可使肝毛细血管栓塞，并可诱导产生肿瘤坏死因子，导致急性重型肝炎，临床表现为重症肝炎。

（3）自身免疫反应所致的病理损伤：HBV 感染肝细胞后，可造成肝细胞表面自身抗原发生改变，形成自身抗原，可诱导机体产生针对肝细胞组分的自身免疫反应，通过 Ⅱ 型、Ⅳ 型超敏反应损害肝细胞。自身免疫反应引起的慢性肝炎患者血清中常可测及相应的自身抗体。

综上所述，机体免疫应答的强弱与临床过程的轻重及转归有密切关系：①当病毒感染量少，波及的肝细胞数量不多、免疫应答处于正常范围时，临床表现为急性肝炎，可较快恢复而痊愈。②当病毒感染量多，受染的肝细胞较多，机体的免疫应答超过正常范围，则迅速引起大量肝细胞坏死、肝功能衰竭，表现为重症肝炎。③当机体免疫功能低下，病毒在感染细胞内复制，CTL 不能有效清除感染细胞内的病毒，病毒仍可不断释放，同时又无有效的抗体中和病毒，病毒则持续存在并再感染肝细胞，造成慢性肝炎；慢性肝炎造成的肝病变又可促进成纤维细胞增生，引起肝硬化。④当机体对 HBsAg 免疫应答低下或不发生免疫应答，产生免疫耐受，既不能有效地消除病毒，也不能产生有效的免疫应答杀伤靶细胞，病毒与宿主之间 "和平共处"，临床上表现为无症状 HBV 携带者或慢性持续性肝炎。HBV 的免疫耐受常常是导致 HBV 持续感染的重要原因。

4. HBV 与原发性肝癌　近年来研究表明，HBV 感染与原发性肝癌的发生关系密切：①初生时即感染土拨鼠肝炎病毒（WHV）的土拨鼠，经 3 年饲养后 100% 发生肝癌，而未感染 WHV 的土拨鼠无一发生肝癌；②在人群流行病学调查显示，乙型肝炎患者及 HBsAg 携带者较无 HBV 感染者发生肝癌的危险性高 217 倍；③肝癌组织检测发现有 HBV-DNA 的整合，HBV-

DNA 整合导致肝细胞的 DNA 不稳定，促进肿瘤发生；④ HBV 编码的 X 蛋白（HBx）具有反式激活细胞内的癌基因，与肝癌发生、发展有关。

临床 案例 12-3   患者，男，32 岁。4 年前体检发现 HBsAg（＋），ALT 略升高，近 2 年发现 ALT 持续升高。近期感到乏力、食欲较差，到医院就诊。查体：巩膜无明显黄染，未见蜘蛛痣及肝掌，肝肋下 0.5～1cm，脾未及。ALT180U/L，TBIL26μmol/L，HBsAg（＋），HBeAg（＋），抗 -HBc（＋），HBV DNA2.5×10^9/ml。

　　思考题： 1. 可初步诊断为哪种疾病？为什么？
　　　　　　　 2. 该疾病由何种病原体引起？

（三）微生物学检查

1. 检查方法

（1）Dane 颗粒检测：一般采用电镜或免疫电镜检测血液中的 Dane 颗粒，若血液中出现 Dane 颗粒表示 HBV 处于活动复制状态，提示具有传染性。

（2）血清 HBV-DNA 检测：应用斑点杂交法及聚合酶链式反应（PCR）的 DNA 扩增法检测血清中有无 HBV-DNA，血清 HBV-DNA 是 HBV 感染、复制、血液有传染性的直接标志。可进行乙型肝炎的诊断，还可作为药物疗效的考核指标。

（3）HBV 抗原及抗体的检测：目前主要采用 ELISA 法检测血清中抗原和抗体是诊断乙型肝炎最常用的检测方法，主要检测 HBsAg、抗 -HBs、HBeAg、抗 -HBe 及抗 -HBc（俗称"乙肝两对半"）。抗 -preS1 或抗 -PreS2 的检测不常用；HBcAg 仅存在于肝细胞内，也不用于常规血清检查。HBsAg 检测最为重要，可发现无症状携带者。HBV 抗原、抗体检测的临床分析较为复杂，见表 12-3。

表 12-3 HBV 抗原、抗体检测结果的临床分析

HBsAg	HBeAg	抗 HBc	抗 HBe	抗 HBs	临床结果分析
＋	－	－	－	－	HBV 感染者或无症状携带者，有传染性
＋	＋	－	－	－	急性乙型肝炎潜伏期或无症状携带者，有传染性
＋	＋	＋	－	－	急性或慢性乙型肝炎（俗称"大三阳"，传染性强）
＋	－	＋	＋	－	急性乙型肝炎后期（俗称"小三阳"，有传染性）
－	－	＋	＋	＋	乙型肝炎恢复期，传染性低
－	－	＋	＋	－	既往感染
－	－	－	－	＋	既往感染或接种过乙肝疫苗，有免疫力
－	－	－	－	－	未感染 HBV，无免疫力

注：＋，阳性；－，阴性

2. HBV 抗原、抗体检测的临床意义

（1）乙型肝炎的诊断：HBsAg、HBeAg、抗 -HBc 阳性且效价高，结合肝功能检测或临床表现可诊断为乙型肝炎。

（2）判断传染性：血清中出现 HBsAg、HBeAg、抗 -HBc-IgM 任意一项阳性，均表示具有传染性。HBeAg、抗 -HBc-IgM 阳性则提示 HBV 处于复制状态，传染性强。

（3）判断预后：HBsAg、HBeAg、抗 -HBc 高效价阳性持续 6 个月以上，应考虑乙型肝炎已由急性转为慢性。HBsAg、HBeAg 转阴，表示乙型肝炎进入恢复期，预后良好。

（4）筛选献血员："乙肝两对半"抗原、抗体检测均呈阴性者或仅抗 -HBs 阳性者才能成为献血员。HBsAg 是筛选献血员的必检指标。

（5）流行病学调查：应用 HBV 抗原、抗体系统检测法进行流行病学调查，可发现无症状 HBV 携带者。因为这类人群在乙型肝炎传播中危险性最强，必须予以高度重视。

（四）防治原则

1. 一般性预防　预防乙型肝炎要采取严格控制传染源和切断传播途径为主的综合性措施。①加强传染源的检测和管理，发现急性乙肝患者应早隔离、早治疗；②乙肝患者及 HBV 携带者的血液、分泌物、用具等均要严格消毒灭菌；③严格筛选献血人员，加强血液和血制品的管理。提倡使用一次性注射器及输液器，对医疗器械严格消毒灭菌，防止医源性传播；④加强对育龄妇女 HBsAg 检测，阻断母婴传播。

2. 特异性预防

（1）人工主动免疫：对新生儿、高危人群（如与 HBV 感染者密切接触者、医务人员、同性恋者、药瘾者等）注射乙肝疫苗进行主动免疫是最有效的预防方法。乙肝疫苗主要有两种：即 HBsAg 血源疫苗和基因工程疫苗。我国已将乙肝疫苗接种纳入计划免疫，新生儿分别于出生时、出生后 1 个月、6 个月各注射 1 次，共 3 次，可获得良好的预防效果。

（2）人工被动免疫：应用含高效价抗 -HBs 的人血清乙肝免疫球蛋白（HBIg）可用于紧急预防。主要用于医务人员、实验室工作人员等被乙肝患者污染的针头刺伤或血液污染伤口；误用 HBsAg 阳性血液和血制品者；HBsAg、HBeAg 阳性的性伴侣等。母亲为 HBsAg、HBeAg 阳性的新生儿应同时进行主动免疫和被动免疫，先注射 HBIg，间隔 1～2 周后再全程接种乙肝疫苗，可提高阻断母婴传播率。

3. 治疗　目前对乙型肝炎尚无特效疗法，主要应用干扰素、核苷（酸）类抗病毒药物。核苷（酸）类抗病毒药物包括拉米夫定、恩替卡韦、替比夫定、克拉夫定、阿德福韦酯、特诺福韦等，通过抑制 DNA 聚合酶抑制 HBV 复制。还可选用活血化瘀的中草药等，有一定疗效。一般认为，广谱抗病毒药物和调节机体免疫功能的药物同时应用，治疗效果较好。

三、其他肝炎病毒

肝炎病毒除甲型肝炎病毒（HAV）和乙型肝炎病毒（HBV）外，常见的还有丙型肝炎病毒（HCV）、丁型肝炎病毒（HDV）和戊型肝炎病毒（HEV）。5 种肝炎病毒的比较，见表 12-4。

表 12-4　五种肝炎病毒的比较

	甲型肝炎（HAV）	乙型肝炎（HBV）	丙型肝炎（HCV）	丁型肝炎（HDV）	戊型肝炎（HEV）
科属	小 RNA 病毒科 嗜肝病毒属	嗜肝 DNA 病毒科 正嗜肝 DNA 病毒属	黄病毒科 丙型肝炎病毒属	尚未确定 丁型肝炎病毒属	肝炎病毒科 戊型肝炎病毒
病毒体	27nm，二十面体立体对称，球形	42nm，球形	60nm，球形	35nm，球形（HDV 为缺陷病毒）	30～32nm，二十面体立体对称，球形

续表

	甲型肝炎（HAV）	乙型肝炎（HBV）	丙型肝炎（HCV）	丁型肝炎（HDV）	戊型肝炎（HEV）
包膜	无	有，HBsAg	有	有，HBsAg	无
基因组	ssRNA	dsDNA	ssRNA	ssRNA	ssRNA
抵抗力	耐热、耐酸	耐热，对酸敏感	对乙醚、酸敏感	对酸敏感	耐热
传播途径	粪-口传播	血液传播 垂直传播 性传播等	血液传播 垂直传播 性传播等	血液传播 垂直传播 性传播等	粪-口途径
流行性	人群感染率高	人群感染率高	中度流行	感染率低，局部流行	局部流行
暴发性	罕见	罕见	罕见	常见	常见孕妇
慢性化	否	多见	多见	多见	否
致癌性	否	是	是	不明确	否
疫苗	有	有	无	无	无

第4节　反转录病毒

反转录病毒是一组含有反转录酶（reverse transcriptase，RT）的RNA病毒。对人致病的主要是人类免疫缺陷病毒和人类嗜T细胞病毒。

一、人类免疫缺陷病毒

人类免疫缺陷病毒（human immunodeficiency virus，HIV）是获得性免疫缺陷综合征（acquired immunodeficiency syndrome，AIDS）的病原体。HIV于1983年成功分离，目前全球有数千万人感染，AIDS严重威胁着人类的身心健康，已成为全球最重要的公共卫生问题之一。HIV分为HIV-1和HIV-2两型，HIV-1是引起全球艾滋病流行的病原体；HIV-2主要在西非呈地方性流行，毒力弱，引起的艾滋病病程长、症状轻。

（一）生物学性状

1. 形态结构　HIV呈球形，直径为100～120nm，有包膜（图12-9）。电镜下可见病毒最外层为脂质双层包膜，其中嵌有两种病毒特异性糖蛋白，即gp120和gp41。gp120构成包膜表面的刺突，与靶细胞表面的受体结合决定病毒的亲嗜性；gp41为跨膜蛋白，介导病毒包膜与宿主细胞膜的融合。包膜内有内膜蛋白P17构成的内膜，内膜内侧是由核蛋白P24组成的衣壳。衣壳内为病毒核心，由两条相同的单股正链RNA、反转录酶、整合酶、蛋白酶等组成。核心和衣壳共同构成圆柱状的核衣壳（图12-10）。

2. 病毒的复制　HIV与细胞受体结合是病毒感染的第一环节。HIV以靶细胞表面的CD4分子为主要受体。HIV的包膜糖蛋白gp120首先与靶细胞表面CD4分子结合，在跨膜蛋白gp41

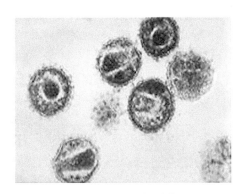

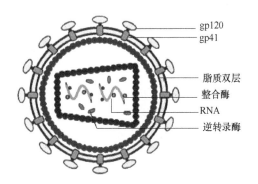

gp120
gp41
脂质双层
整合酶
RNA
逆转录酶

图 12-9　HIV 的形态　　　　　　　　　图 12-10　HIV 的结构

作用下，病毒包膜与细胞膜发生融合，核衣壳进入细胞质中脱壳，释放 RNA 于细胞质中。在反转录酶的作用下，以病毒单链 RNA 为模板，合成负链 DNA，形成 RNA：DNA 中间体。中间体中的亲代 RNA 被 RNA 酶 H 水解，再由负链 DNA 为模板合成互补正链 DNA，从而组成双链 DNA。双链 DNA 进入细胞核中，在整合酶的协助下，病毒双链 DNA 基因组整合入宿主染色体中，成为前病毒，病毒进入潜伏状态。随后，在宿主的 RNA 聚合酶的催化下，病毒 DNA 转录形成 RNA。一部分 RNA 经加帽和加尾成为病毒的子代基因组 RNA，与病毒蛋白装配成核衣壳核心；另一些 RNA 经拼接而成为病毒的 mRNA，转译病毒的结构蛋白和非结构蛋白。病毒 RNA 和病毒蛋白质组装成核衣壳，以出芽方式释放到细胞外，同时获得包膜，组成完整的有感染性的子代病毒体。

3. 培养特性　HIV 对感染 $CD4^+T$ 细胞和巨噬细胞具有亲嗜性。黑猩猩和恒河猴可作为 HIV 感染的动物模型，也可用正常人 T 细胞或患者自身分离的 T 细胞来培养病毒。

4. 抵抗力　较弱。对热和化学消毒剂敏感，56℃ 30 分钟可被灭活，10% 漂白粉、0.5% 次氯酸钠、70% 乙醇、0.3% H_2O_2 或 0.5% 过氧乙酸等均可灭活病毒。但对紫外线不敏感。在室温（20～22℃）液体环境中病毒活性可保持 15 天，故含病毒的离体血液可造成感染。冻干血制品，须经 68℃ 72 小时才能保证灭活病毒。

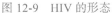

临床 案例 12-4　　　患者，男，30 岁。有 3 年同性恋和静脉吸毒史。近半年来乏力、发热、盗汗、体重明显减轻。近 1 周出现不明原因的慢性腹泻、全身淋巴结肿大、口腔内出现毛状白斑。体检：消瘦、多汗、体温 37.7℃。实验室检查抗 -HIV（＋）。
　　思考题：1. 该患者可能患有哪种疾病？
　　　　　　2. 该病的病原体是什么？有哪些传播途径？

（二）致病性与免疫性

1. 传染源和传播途径　传染源是 AIDS 患者和 HIV 无症状感染者，其血液、精液、阴道分泌物、乳汁、唾液、脑脊液、骨髓及中枢神经组织标本中均可检测到病毒。

传播途径主要有：①性接触传播，是 HIV 的主要传播方式，可在同性和异性间传播，因此，AIDS 是重要的性传播疾病（STD）之一；②血液传播，输血和血液制品、移植器官和骨髓、人工授精或使用未彻底消毒的注射器等医疗器械，均可发生 HIV 感染，静脉吸毒者的感染率高；③垂直传播，孕期经胎盘、分娩时经产道、出生后经哺乳等方式传播。

2. 致病机制　HIV 主要侵犯 $CD4^+T$ 淋巴细胞和单核－巨噬细胞，引起机体免疫系统的进行性损伤，最终导致严重免疫缺陷。HIV 进入机体后选择性地侵入 $CD4^+T$ 细胞、单核－巨噬细胞等，病毒潜伏于细胞内以较低水平增殖形成慢性或持续感染状态。当机体受到某些刺激（如细菌感染），潜伏的病毒大量增殖，引起 $CD4^+T$ 细胞、单核－巨噬细胞大量死亡、功能受损，导致细胞免疫以及体液免疫功能严重缺陷。

3. 临床表现　AIDS 的潜伏期长，从感染到发病可长达 10 年左右或更久，临床上 HIV 感染过程可分 4 个时期。

（1）急性感染期（Ⅰ期）：HIV 感染人体的初期，大量复制引起病毒血症。患者可出现发热、咽炎、头痛、乏力、淋巴结肿大、皮肤斑丘疹和黏膜溃疡等，一般 2～3 周后症状自行消退，进入无症状潜伏期。感染 4～8 周后，血清 HIV 抗体可呈阳性反应。

（2）无症状潜伏期（Ⅱ期）：此期持续时间较长，可历经 2～10 年或更长时间，患者一般无临床症状，有的患者出现无痛性淋巴结肿大。病毒持续低水平复制，感染者血中可检出 HIV 及 HIV 抗体。

（3）持续性全身淋巴结肿大期（Ⅲ期）：随着 HIV 的大量复制导致 $CD4^+T$ 细胞数量的减少，机体的免疫系统进行性损伤，抗感染能力下降，各种症状开始出现，如发热、盗汗、倦怠、体重下降、慢性腹泻等症状，全身出现持续性淋巴结肿大，淋巴结质地柔韧，无压痛，能自由活动。随着病情发展症状逐步加重。

（4）典型 AIDS 期（Ⅳ期）：约 50% 的感染者在感染后 7～10 年发展为艾滋病，此期可在病人血液中检测出较高水平的 HIV。患者血中 $CD4^+T$ 细胞数量的明显减少，引起严重的免疫缺陷合并各种机会性感染、恶性肿瘤和中枢神经系统损坏。未经治疗的患者通常在发病后的 1～2 年内死亡。

常见的机会性感染包括：①真菌感染，主要为白假丝酵母菌、肺孢子菌等引起的感染；②细菌感染，主要为结核分枝杆菌引起的疾病；③病毒感染，主要为巨细胞病毒、单纯疱疹病毒等引起的疾病；④原虫感染，主要有弓形虫病、隐孢子虫等引起的肺炎、肠炎等，其中以卡氏肺孢子虫肺炎最为常见，它是引起艾滋病患者死亡的主要原因。常见的肿瘤，主要为卡波肉瘤及恶性淋巴瘤。此外，还可出现神经系统病变，约有 60% 艾滋病患者可表现为头痛、癫痫、下肢瘫痪、进行性痴呆等。

4. 免疫性　机体感染 HIV 后，可产生特异性细胞免疫和体液免疫，感染细胞内病毒的抑制主要靠机体的细胞免疫应答，细胞免疫应答可限制病毒感染，但不能彻底清除体内病毒，其作用随疾病进展而下降。一般需要 2 周时间才能逐渐产生病毒抗体，抗 gp120 的中和抗体及诱导的抗体依赖性细胞介导的细胞毒作用（ADCC）等，但都不能彻底清除体内病毒。

（三）微生物学检查

HIV 感染最常用的方法是检测体内有无 HIV 抗体。用静脉穿刺收集血标本做血清抗体分析和病毒及其组分检测。

1. 检测病毒抗体　常用酶联免疫吸附实验（ELISA）方法筛查 HIV 抗体阳性的感染者，阳性者必须进行确认试验。确认试验常采用免疫印迹试验（Western Blot），检测待检者血清中的 HIV 不同结构蛋白的抗体，在同时检测到两种抗体（P24、gp120）呈阳性时方可确认 HIV 感染。

一般在感染 2～3 个月即可在血液中检出 HIV 抗体。

2. 检测病毒及其组分 HIV 的分离标本多采用外周血单核细胞。多数 HIV 抗体阳性者的外周血单核细胞中均能检出 HIV。目前检测 HIV 感染最敏感的方法是 PCR 法检测 HIV 前病毒 DNA 序列或者用 RT-PCR 法检测 HIV 的 RNA。

（四）防治原则

1. 预防措施 目前尚无有效的 HIV 疫苗，主要采取综合性预防措施：①加强卫生宣教工作，普及预防知识，认识 HIV 的传播途径、危害性等；②建立 HIV 感染监测网络，加强患者及感染者的管理和国境检疫，控制疾病蔓延；③加强血液、血制品、捐献器官等的 HIV 检测与管理，严格筛选供血人员；④杜绝吸毒、性滥交，阻断母婴传播；⑤对医护人员加强防护，防止感染；⑥严格医疗器械的消毒灭菌，推广一次性医疗器具，防止医源性感染。

2. 药物治疗 目前用于治疗 AIDS 的药物主要有 4 类：核苷类反转录酶抑制剂、非核苷类反转录酶抑制剂、蛋白酶抑制剂、联合抑制剂。为防止耐药性的产生，提高药物疗效，目前采用多种药物联合使用方案，称为高效抗反转录病毒治疗（highly active antiretroviral therapy，HAART，俗称"鸡尾酒"疗法）。HAART 一般是联合应用 2 种核苷类药物＋1 种非核苷类药或蛋白酶抑制剂的三联治疗。HAART 能有效抑制 HIV 复制，控制病情发展，但尚不能治愈 AIDS。

知识链接 12-5

红丝带标志

"红丝带"是全世界关心艾滋病患者行动的标志，它鼓励大家伸出友爱、关怀之手，来帮助那些深受艾滋病毒折磨的人。希望艾滋病在将来有被治愈的一天，希望受难的朋友能痊愈，希望整个社会的压力得以缓解。戴上"红丝带"的胸章，代表一起为战胜艾滋病而努力。

红丝带代表：①关心。佩带红丝带用来表示对 HIV 感染者的关心，关心那些活着的 HIV 感染者，关心那些已经去世的患者，关心那些受艾滋病影响的人。②希望。红丝带成为一种希望的象征，象征疫苗的研究和治疗感染者的成功，象征 HIV 感染者生活质量的提高。③支持。红丝带代表着一种支持，支持 HIV 感染者及对未感染者的继续教育，支持尽全力去寻找有效的治疗方法、疫苗，支持那些因艾滋病失去至爱亲朋的人。

二、人类嗜 T 细胞病毒

1978 年，从 T 细胞白血病患者的淋巴结和外周血淋巴细胞中，分离到一种新的病毒，并证实与人 T 细胞白血病发病有关，命名为人类嗜 T 细胞病毒（HTLV）。分为 HTLV-1 和 HTLV-2 两型，二者的基因组约有 50% 同源性。HTLV-1 是成人 T 淋巴细胞白血病的病原体，HTLV-2 引起毛细胞白血病。

（一）生物学性状

HTLV 呈球形，直径约 100nm，有包膜。核心内含 RNA、反转录酶等，外由二十面体立体对称的衣壳包围，最外层是病毒包膜，有糖蛋白刺突，包膜蛋白 gp46 能与靶细胞表面的 CD4 分子结合，gp21 为跨膜蛋白。

（二）致病性与免疫性

HTLV-1 主要感染 CD4$^+$T 细胞，引起成人 T 细胞白血病（ATL），也能引起热带下肢痉挛性瘫痪和 B 细胞淋巴瘤等。传染源为患者和 HTLV 的感染者，主要通过输血、注射、性接触等途径传播，亦可经胎盘、产道或哺乳等途径垂直传播。ATL 好发于 40 岁以上成人，HTLV 感染潜伏长，多无临床症状，约有 1/20 感染者发生急、慢性成人 T 细胞白血病。临床表现为淋巴结肿大、肝脾大、皮肤损害，有些并发高钙血症，外周血出现为异形淋巴细胞增多，预后不良。HTLV-2 引起毛细胞白血病，是一种淋巴系统的恶性肿瘤，主要见于老年男性，常见脾大及脾功能亢进。

HTLV 感染机体后，可出现 HTLV 抗体和细胞免疫。细胞免疫可杀伤带有病毒抗原的靶细胞，但抗体产生后，病毒抗原表达减少，影响细胞免疫清除受染的靶细胞。

（三）微生物学检查和防治原则

HTLV 感染的病原学诊断主要依靠血清中 HTLV 特异性抗体的检测和细胞中 HTLV 前病毒 DNA 的检测。应用免疫印迹法检测抗体可将 HTLV-1 或 HTLV-2 和 HIV 三种病毒的抗体相区别。

目前对 HTLV 感染尚无特异的防治措施和有效疫苗，可采用 IFN-α 和反转录酶抑制剂等药物进行综合治疗。

第 5 节　疱疹病毒

疱疹病毒（herpes virus）是指一群中等大小、结构相似、有包膜的 DNA 病毒。其广泛分布在哺乳类和鸟类等动物，现发现 100 种以上，其中与人类疱疹有关的病毒，称为人类疱疹病毒（human herpes virus, HHV）。人类疱疹病毒主要有 8 型，即单纯疱疹病毒 1 型和 2 型、水痘-带状疱疹病毒、巨细胞病毒、EB 病毒和人类疱疹病毒 6、7、8 型等。

疱疹病毒的共同特征主要有：①病毒体呈球形，直径 150～200nm，有包膜，核心为线形双链 DNA；②病毒在细胞核内复制和装配，通过细胞核膜出芽释放，能引起细胞融合，形成多核巨细胞；③病毒感染细胞后，可表现为溶细胞性感染、潜伏感染或细胞永生化（EB 病毒），有些病毒可引起先天性感染，有些病毒与肿瘤有关。

一、单纯疱疹病毒

单纯疱疹病毒（herpes simplex virus, HSV）是疱疹病毒的典型代表，急性期感染通常表现为皮肤或黏膜交界处形成簇集性水疱，即单纯疱疹（herpes simplex）。本病具有自限性，但可反复发作。

（一）生物学性状

HSV 呈球形，直径为 120～150nm，由核心、衣壳、包膜组成。核心为双股线状 DNA，衣壳为二十面体立体对称，有包膜。HSV 有 HSV-1 和 HSV-2 两种血清型，两型病毒的 DNA 有 50% 同源，因此有型间共同抗原，也有型特异性抗原。HSV 宿主范围广泛，可在多种细胞中增殖，病毒复制周期短，感染细胞后细胞病变发展迅速。HSV 抵抗力较弱，对脂溶剂、去污剂等多种消毒剂敏感。

（二）致病性与免疫性

1. 致病性　人是 HSV 唯一的自然宿主。人群普遍易感，传染源是患者和病毒携带者。病毒经黏膜或破损皮肤侵入人体，多数细胞表现为溶细胞感染。HSV-1主要通过直接或间接传播，病毒常存在于疱疹病灶或健康人唾液中，也可经飞沫传播；HSV-2主要为性传播，也可通过垂直传播感染胎儿或新生儿。人感染HSV后大多症状不明显，可表现为原发感染、潜伏感染及先天性感染。

（1）原发感染：主要临床表现为黏膜与皮肤的局部疱疹，多见于6个月至2岁的婴幼儿，大多数为隐性感染。HSV-1常局限在口咽部，常引起疱疹性龈口炎，在唇、牙龈、咽颊部黏膜等处产生成群针头大小的疱疹（图12-11）；还可引起疱疹性角膜、结膜炎，皮肤疱疹性湿疹，疱疹性甲沟炎或疱疹性脑炎。HSV-2的原发感染主要引起生殖器疱疹，属性传播性疾病。HSV-2型感染与宫颈癌的发生密切相关。

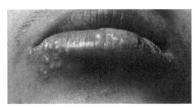

图12-11 唇疱疹

（2）潜伏感染：HSV原发感染后，少数病毒在神经细胞内长期潜伏，与机体处于相对平衡状态。HSV-1潜伏于三叉神经节和颈上神经节；HSV-2潜伏于骶神经节。当机体受到各种非特异性刺激时（如发热、寒冷、感染等），原有的平衡关系破坏，潜伏的病毒可重新被激活而大量增殖，经神经轴突、轴索下行至感觉神经末梢支配的上皮细胞内继续增殖，引起复发性局部疱疹。

（3）先天性感染：HSV可通过胎盘、产道和产后接触引起胎儿或新生儿感染，其中以产道感染最为常见（约占75%）。通过产道感染，引起新生儿皮肤、眼、口腔等局部疱疹，重症患儿表现疱疹性脑膜炎或全身播散性感染。全身感染预后差，死亡率达80%。孕妇感染HSV，以胎盘传播，可诱发流产、早产、死胎或先天性畸形。

2. 免疫性　机体感染HSV，以细胞免疫为主。HSV原发感染后约1周，血中可出现中和抗体，在体内可持续存在多年。细胞免疫和体液免疫对阻止病毒在体内播散有一定作用，但不能清除潜伏于神经节里的病毒，不能阻止复发。

（三）微生物学检查

1. 病毒的分离与鉴定　采取疱液、唾液、角膜拭子或刮取物、阴道棉拭子等标本，接种于易感细胞内培养2～3天后即可出现细胞病变特征，据此可初步判定，再进行鉴定或分型。

2. 血清学试验及快速诊断　可用电镜直接检查水疱液中的病毒颗粒，还可用核酸杂交或PCR方法检测标本中的HSV病毒核酸，或用ELISA检测细胞内特异性抗原和血清中的抗体。

（四）防治原则

目前控制HSV感染尚无特异性预防措施。注意休息与饮食，避免同患者接触，切断传播途径，加强锻炼，提高机体免疫力。

治疗原则是缩短病程、抗病毒、防止继发感染、减少复发。临床上常用阿昔洛韦（无环鸟苷，ACV）、阿糖腺苷、碘苷等进行治疗；保持局部创面的干燥与清洁，不能搔抓，以免继发感染，可酌情选用3%阿昔洛韦霜、0.5%酞丁胺搽剂等。如围生期孕妇有HSV-2感染，可进行剖腹产或新生儿注射丙种球蛋白进行人工被动免疫紧急预防。

二、水痘-带状疱疹病毒

水痘-带状疱疹病毒（varicella-zoster virus，VZV）是水痘和带状疱疹的病原体，人群普遍易感。儿童初次感染时引起水痘，成人复发则表现为带状疱疹，故称为水痘 - 带状疱疹病毒。其特点是簇集性水疱沿着一侧周围神经排列，呈带状分布，伴有明显的神经痛。

（一）生物学性状

VZV 生物学特性与 HSV 基本相似，只有一个血清型。VZV 可在人或猴成纤维细胞中增殖，受感染的细胞可产生嗜酸性核内包涵体和形成多核巨细胞，具有鉴别意义。

（二）致病性与免疫性

1. 致病性　人是 VZV 的唯一自然宿主，皮肤是 VZV 的主要靶细胞。传染源是患者，患者的疱液及上呼吸道分泌物中含有大量病毒，儿童普遍易感。

（1）水痘（原发感染）：儿童初次感染 VZV 引起水痘，好发冬春季节，3～9 岁儿童易感，病毒主要经呼吸道飞沫传播或接触传播。病毒进入机体先在口咽部淋巴结增殖，进入血液形成病毒血症，播散至全身的皮肤，于 2～3 周引起水痘。全身皮肤出现斑丘疹、水疱疹，可发展为脓疱疹。皮疹分布呈向心性，躯干比面部和四肢多。儿童水痘一般病情较轻，偶可并发病毒性脑炎或肺炎。成人首次感染发生水痘罕见，但症状较严重，多并发肺炎，病死率达 10%～40%。妊娠妇女患水痘表现亦较严重，并可以导致胎儿畸形、流产或死胎。

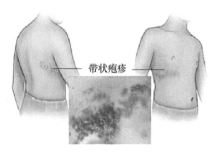

图 12-12　带状疱疹

（2）带状疱疹（复发性感染）：原发感染后，病毒潜伏于脊髓后根神经节或颅神经的感觉神经节中。成年以后，当机体细胞免疫功能下降、外伤等因素刺激下，病毒被激活增殖，引起复发。由于疱疹沿感觉神经支配的皮肤分布，串联成带状，故称带状疱疹（图 12-12）。带状疱疹多见于胸、腹或头颈部。

2. 免疫性　儿童患水痘后，机体可产生牢固而持久的特异性细胞免疫和体液免疫，极少再患水痘；但特异性免疫不能有效地清除潜伏于神经节中的病毒，因此不能阻止带状疱疹的发生。

（三）微生物学检查

水痘和带状疱疹的临床表现典型，一般不需要实验室检测即可诊断。

（四）防治原则

应用 VZV 减毒活疫苗进行特异性预防，可有效预防水痘的感染和流行。对与患者密切接触者，可在 3～4 天注射带状疱疹高效价人免疫球蛋白紧急预防或减轻症状。

本病应以镇痛、抗病毒、消炎、防止感染、缩短病程为防治原则。发病期间患者应注意休息与饮食、防止受寒。病变局部应保持干燥，不要搔抓，以免继发感染，根据病情不同采用退热、镇痛、镇静等相应的对症处理，防止并发症的发生。局部治疗与 HSV 相似，有合并感染时，应及时给予抗生素。临床使用阿昔洛韦及大剂量干扰素能限制病情的发展，缓解局部症状。

三、其他疱疹病毒

其他疱疹病毒还包括巨细胞病毒、EB 病毒和人类疱疹病毒 6、7、8 型，其主要特性，见表 12-5。

表 12-5　其他疱疹病毒的特性

	缩写	潜伏部位	所致主要疾病
EB 病毒	HHV-4、EBV	淋巴组织，B 细胞	传染性单核细胞增多症（原发感染）、淋巴细胞增生性疾病、Burkitt 淋巴瘤（原发感染）、鼻咽癌
巨细胞病毒	HHV-5、CMV	唾液腺、乳腺、肾脏、外周血单核细胞和淋巴细胞	巨细胞病毒感染（先天性感染）、输血后单核细胞增多症、间质性肺炎、肝炎、脑炎、脑膜炎
人类疱疹病毒 6 型	HHV-6	淋巴组织，唾液腺	婴幼儿玫瑰疹
人类疱疹病毒 7 型	HHV-7	唾液腺	婴幼儿玫瑰疹
人类疱疹病毒 8 型	HHV-8	B 细胞	Kaposi 肉瘤

第 6 节　其他常见病毒

一、狂犬病病毒

狂犬病病毒（rabies virus，RV）是弹状病毒科、狂犬病毒属的嗜神经性病毒，是狂犬病的病原体。狂犬病是一种人兽共患的急性致命的中枢神经系统传染病，其死亡率几乎 100%，全球每年至少有 5.5 万病例，对人类健康危害较大。

（一）生物学性状

1. 形态结构　呈弹头状，大小约 75nm×180nm。核心为单负链 RNA，核衣壳为螺旋对称，外层是脂蛋白包膜，其表面有许多糖蛋白刺突，与病毒的感染性和毒力相关（图 12-13）。

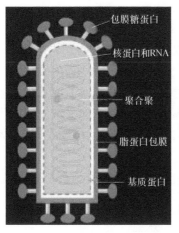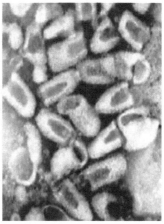

包膜糖蛋白

核蛋白和 RNA

聚合聚

脂蛋白包膜

基质蛋白

图 12-13　狂犬病病毒的形态结构

2. 培养特性　狂犬病病毒在易感动物或人的中枢神经细胞胞质内增殖时，细胞质内形成圆形或椭圆形的嗜酸性包涵体，称内基小体，具有诊断价值（图 12-14）。

3. 抵抗力　对外界抵抗力弱，对干燥、热、紫外线等敏感。加热 56℃ 30 分钟可被灭活，易被强酸、强碱、甲醛、碘、乙醇、肥皂水、离子型或非离子型去垢剂灭活。

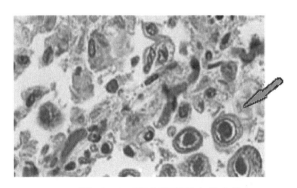

图 12-14　狂犬病病毒内基小体

临床 案例 12-5　　患者，男，28 岁。因发热、头痛、咳嗽、流泪、饮水时恶心并伴有咽喉紧缩感，烦躁不安而入院治疗，6 天后死于呼吸衰竭。该患者 2 年前有过被狗咬伤史。

思考题： 1. 该患者可能是狂犬病吗？如何确诊狂犬病？
　　　　　2. 被狗咬伤后应该采取什么措施？

（二）致病性与免疫性

1. 致病性　狂犬病病毒能在多种野生动物和家畜（如狼、狐狸、野鼠、蝙蝠、犬、猫、牛、羊、猪等）之间传播。狂犬病属自然疫源性疾病，传染源为携带狂犬病病毒的动物，主要是病犬。人是因患病动物咬伤、抓伤、舐伤或破损的黏膜、皮肤接触而感染。狂犬病潜伏期长短不一，一般为 1~3 个月，也有短至几天或长达数年的，其长短取决于被咬伤部位与头部的远近、深浅及伤口内感染的病毒量。

狂犬病病毒进入体内先在局部肌细胞中增殖，进而随血液和神经末梢沿神经轴索上行至中枢神经系统，主要侵犯脑干及小脑等处的神经元，引起脑和脊髓广泛性病理损伤，随后病毒又沿传出神经扩散至唾液腺和其他组织，引起狂犬病。患者早期症状通常在咬伤部位有蚁行感、痛感，继之出现发热、头痛、焦虑、流涎等症状，因神经兴奋性增高，表现躁动不安，吞咽或饮水时喉头肌发生痉挛，甚至闻水声或其他轻微刺激均可引起痉挛，故又称"恐水病"。持续 3~5 天，患者神志清醒，由兴奋期转入麻痹期，出现昏迷，因呼吸与循环衰竭而死亡，病死率几乎达 100%。

2. 免疫性　动物实验研究表明，机体感染狂犬病病毒后，病毒包膜的糖蛋白（GP）和核衣壳的核蛋白（NP）可诱导机体产生中和抗体和细胞免疫，在疫苗接种后诱导产生的抗狂犬病病毒免疫中起着重要作用。

（三）微生物学检查

首先询问有无被动物咬伤、抓伤病史，观察患者有无典型的临床症状，可做初步诊断。若被动物咬伤、抓伤，应立即捕获动物并隔离观察 7~10 天，观察期间动物发病，应立即处死，取大脑海马回部位切片，用免疫荧光抗体检查病毒抗原或内基小体。有条件的实验室对可疑患者唾液、分泌物、尿沉渣、角膜印片等标本可做 RT-PCR 检测标本中狂犬病病毒的 RNA，此法具有敏感、特异、快速特点。

（四）防治原则

本病缺乏有效的治疗药物，病死率极高，预防是关键。捕杀野犬、加强家犬管理及疫苗接种，是预防狂犬病的主要措施。

人被带狂犬病病毒的动物咬伤或抓伤后，应立即采取以下防治措施：①冲洗伤口，立即用 20% 肥皂水、0.1% 苯扎溴铵或清水反复充分冲洗伤口；②消毒伤口，用 75% 乙醇或 2% 碘酊在伤口周围及底部灌流消毒，避免缝合与包扎；③人工被动免疫，在伤口四周浸润注射人狂犬病免疫球蛋白（或抗狂犬病免疫血清）；④人工主动免疫，尽早、全程接种狂犬疫苗，高危人群应接种疫苗，我国目前用减毒狂犬病毒疫苗，于咬伤当天、第 3 天、7 天、14 天、28 天分别进行肌内注射，免疫效果好，不良反应少；⑤伤口有泥土等污染的，酌情使用破伤风抗毒素和抗生素。

二、流行性乙型脑炎病毒

流行性乙型脑炎病毒（epidemic encephalitis B virus）简称乙脑病毒，1935 年日本学者首先分离出该病毒，故又称为日本乙型脑炎病毒，简称日本脑炎病毒（Japanese encephalitis virus，JEV）。属于虫媒病毒，经蚊叮咬传播，主要侵犯中枢神经系统，引起流行性乙型脑炎，简称乙脑。流行于夏、秋季，10 岁以下儿童多发，该病的临床表现轻重不一，以高热、意识障碍、惊厥、呼吸衰竭、脑膜刺激征等为特征，可留神经系统后遗症，重症患者病死率较高。我国除新疆、西藏、青海外，全国各地均有病例发生。

（一）生物学性状

1. 形态结构　呈球形，直径 45～50nm，核心为单股正链 RNA，衣壳呈二十面体立体对称，有包膜，其表面有糖蛋白刺突。乙脑病毒抗原性稳定，只有一个血清型。

2. 培养特性　病毒可在动物、鸡胚及组织培养细胞中增殖。易感动物是乳鼠，脑内接种多于 3～5 天出现明显脑膜脑炎病变，表现为神经系统兴奋性增高，肢体痉挛，进而麻痹、死亡。在鸡胚细胞、地鼠肾、猪肾细胞中增殖，可引起明显的细胞病变。

3. 抵抗力　弱。对热、乙醚、丙酮等脂溶剂及常用消毒剂均敏感，56℃ 30 分钟、100℃ 2 分钟、乙醚、1：1000 去氧胆酸钠及常用消毒剂均可灭活病毒。低温下可长期保存，常用低温的 50% 甘油盐水保存该病毒。

（二）致病性与免疫性

1. 致病性　乙脑病毒的传染源主要为携带病毒的家畜（猪、牛、羊等）、家禽和各种鸟类，猪是最重要的传染源和中间宿主，尤其幼猪对乙脑病毒易感性高，是重要的传染源。乙脑患者和隐性感染者也可成为传染源。乙脑病毒的传播媒介主要是三带喙库蚊，蚊虫可携带病毒越冬，可经卵传代，蚊既是乙脑病毒的传播媒介，又是重要的储存宿主。

乙脑主要在亚热带、热带国家和地区流行，以夏、秋季节流行为主，流行季节与传播媒介的孳生密度相关。蚊感染病毒后，在一定条件下，病毒在其唾液腺和肠内增殖，叮咬猪、牛、羊等家畜或家禽，可在动物与蚊之间不断循环，受感染动物有短暂的病毒血症，无明显症状；乙脑病毒也可叮咬人，在动物与蚊、蚊与人之间反复传播。

人群对乙脑病毒普遍易感，但多数表现为隐性感染或顿挫感染，10 岁以下儿童发病率较高。乙脑病毒经蚊叮咬人侵入机体后，首先在局部的毛细血管内皮细胞及淋巴结等部位增殖，随后病毒入血，形成第一次病毒血症；随血流播散至肝、脾、淋巴结等处的单核 - 巨噬细胞中继续增殖，再次大量入血形成第二次病毒血症，表现为发热、头痛、寒战、全身不适等流感样症状。绝大多数感染者表现为顿挫感染，极少数患者因机体免疫力不强或血-脑屏障发育不完善，病毒突破血-脑屏障进入脑组织神经细胞内增殖，导致神经细胞变性、坏死、脑实质和脑膜炎症，引起乙脑的发生。患者出现中枢神经症状，表现为高热、剧烈头痛、意识障碍、惊厥、频繁呕吐、抽搐和脑膜刺激征等，严重者可进一步发展为昏迷、呼吸衰竭或脑疝，呼吸衰竭是导致乙脑死亡的主要原因。病死率可高达10%～30%，部分患者恢复后可有失语、精神障碍、运动障碍等严重后遗症。

2. 免疫性　乙脑病后或隐性感染者可获得牢固的免疫力。机体的血-脑屏障、体液免疫、细胞免疫对抗乙脑病毒有抵抗作用，因此人感染乙脑病毒多表现为隐性感染或顿挫感染。

（三）微生物学检查

取患者病程初期血液、脑脊液接种并分离检测病毒。早期快速诊断是检测患者血清或脑脊液中的特异性IgM抗体，常用ELISA和免疫荧光法，也可用血凝抑制试验、补体结合试验等常规方法。检测急性期和恢复期双份血清，若后者抗体效价较前者有4倍或4倍以上增高则可确诊为感染。

（四）防治原则

乙脑病情重，危害大，目前无特异性治疗方法。防蚊灭蚊是预防乙脑的有效措施。对易感人群（主要9个月至10岁的儿童）接种乙脑灭活疫苗可有效预防感染，对流行区的猪接种疫苗，可降低猪和人的发病率。我国采用中西医结合隔离治疗法，可使用白虎汤等，对减轻乙脑的病情有一定效果。

三、人乳头瘤病毒

人乳头瘤病毒（human papillomavirus，HPV）属于乳头瘤病毒科，主要侵犯人的皮肤和黏膜上皮细胞，导致不同程度的增生性病变，引起疣和良性纤维乳头瘤，某些型别还可引起组织发生癌变。HPV是一种以人为主要感染对象的病毒，与宫颈癌的发生密切相关。

（一）生物学性状

HPV呈球形，直径为52～55nm，核心是双股环状DNA，衣壳为二十面体立体对称，无包膜。目前HPV尚不能在组织细胞中培养。

现已发现HPV有180多个型，多数病毒不致病，少数病毒可引起皮肤疣，甚至癌症。根据各型不同的病理损害和致癌性，可分为高危型和低危型。低危型有HPV6和HPV11等，主要引起皮肤和黏膜的良性肿瘤，如皮肤疣、寻常疣、生殖疣等；高危型有HPV16和HPV18等，主要与引起恶性肿瘤有关，如宫颈癌、喉癌、肺癌、口腔癌等。

（二）致病性与免疫性

1. 致病性　HPV具有宿主和组织特异性，表现为对人的皮肤和黏膜上皮细胞具有高度的亲嗜性，人类是HPV的唯一自然宿主。传播途径主要通过直接接触感染者的病损部位或间接接触病毒污染的物品而感染，新生儿可通过产道感染，生殖器感染与性行为密切相关。根据感染部位不同，可将HPV分为嗜皮肤性和嗜黏膜性两大类，见表12-6，前者主要感染皮肤，引起各种类型的疣，如寻常疣、跖疣、扁平疣等。后者主要感染生殖道和呼吸道黏膜，引起生殖器尖锐湿疣、喉乳头瘤等。

表 12-6 HPV 型别与所致疾病的关系

HPV 型别	所致疾病	HPV 型别	所致疾病
1、2、4	寻常疣	6、11	儿童咽喉乳头瘤、口腔乳头瘤
1、4	跖疣	6、11	尖锐湿疣
3、10	扁平疣	12、32	口腔癌
5、8、9、12、14、15、17、19、25、36	疣状表皮增生异常	16、18、31、33	宫颈上皮内瘤及宫颈癌
7	屠夫寻常疣		

（1）皮肤疣：皮肤疣包括寻常疣、跖疣和扁平疣，多属于自限性和一过性损害，病毒仅停留于局部皮肤和黏膜中，不产生病毒血症。寻常疣常见于手和足部角化上皮细胞感染，多见于青少年；屠夫寻常疣见于屠夫及卖肉人的手部皮肤；扁平疣多见于青少年颜面及手背、前臂等处；跖疣常见于足底角化的上皮细胞。

（2）生殖器疣：近年研究发现，HPV 阳性率与性伙伴数量成正相关，故 HPV 所致生殖道疾病属于性传播疾病。尖锐湿疣又称生殖器疣或性病疣，通过性接触传播。男性好发于肛周及外生殖器，女性好发于阴道、阴唇和宫颈。HPV 还与宫颈癌的发生密切相关。

2. 免疫性 HPV 感染后，可产生特异性抗体，但该抗体没有保护作用。

（三）微生物学检查

用免疫组织化学方法可检测病变组织中的 HPV 抗原。核酸杂交法和 PCR 法检测 HPV 的 DNA 序列，近年已被用于疣的确诊和 HPV 致病关系的研究。

（四）防治原则

HPV 核酸疫苗和重组蛋白疫苗正在研制中。治疗方法主要是通过局部涂药、激光、冷冻、电灼或手术等方法除去疣体。

对 接 临 床

为什么婴幼儿易患呼吸道、消化道病毒性感染？

由于婴幼儿免疫系统发育不完善，血清免疫球蛋白含量低，尤其是分泌型 IgA（SIgA）少，呼吸道、消化道黏膜局部抗感染能力较弱。加之婴幼儿呼吸系统尚未发育完善，鼻腔短小、无鼻毛、血管丰富，气管、支气管相对狭窄，缺乏弹性组织，纤毛运动差，肺泡巨噬细胞功能不足；消化系统发育也不成熟，胃酸及消化道分泌少、活性低，肠道正常菌群脆弱，易受内外因素影响导致菌群失调，引起消化道功能紊乱等。因此，易患呼吸道、消化道病毒性感染。

扫一扫，测一测

练习与思考

一、名词解释

1. 抗原性转变 2. 抗原性漂移

3. 柯氏斑 4. 内基小体

二、填空题

1. 流感病毒抗原变异的两种形式是_____、_____。

2. 麻疹最常见的并发症是_____，最严重的并发症是_____。

3. 主要导致婴幼儿秋季腹泻的病毒是_____。

4. HIV 病毒的感染方式有_____、_____、_____。

5. 乙肝抗原抗体检测中，一般不能在血液中查到是_____，常作为乙型肝炎病毒感染的指标是_____，提示乙型肝炎病毒大量复制的指标是_____，代表机体具有抵抗乙型肝炎病毒免疫力的是_____，提示病情进入恢复期的是_____。

6. 狂犬病主要通过_____方式感染。

7. 在肝炎病毒中，缺陷病毒是_____，可通过血液传播的有_____、_____、_____。

等，通过粪－口途径传播的有_____、_____。

8. 乙型脑炎的病原体是_____，传播媒介是_____。

三、思考题

1. 肠道病毒有哪些共同特征？

2. HBV 的抗原抗体检测有哪些临床意义？如何进行乙型肝炎的预防？

3. 艾滋病的传染源与传播方式有哪些？如何预防艾滋病？

（李桂英）

常见致病性细菌

扫一扫，知重点

第 1 节　化脓性球菌

　　球菌（coccus）种类繁多，广泛分布于自然界，大多数为非致病菌，少数对人有致病作用称为病原性球菌（pyogenic occus），因能引起化脓性感染，故又称为化脓性球菌。常见的化脓性球菌有革兰阳性的葡萄球菌、链球菌、肺炎链球菌等和革兰阴性的脑膜炎奈瑟菌、淋病奈瑟菌等。

一、葡萄球菌属

　　葡萄球菌属（*Staphylococcus*）的细菌广泛分布于自然界、人和动物的体表及与外界相通的腔道中，仅少数对人有致病作用。一般人群病原性葡萄球菌的带菌率为 20%～50%，但在医务人员中可高达 70%，是医院内交叉感染的重要来源。葡萄球菌是最常见的化脓性球菌，临床上 80% 以上的化脓性感染都由葡萄球菌引起。

（一）生物学性状

　　1. 形态与染色　葡萄球菌的菌体呈球形或近似球形，直径 1μm 左右，呈葡萄串状排列（图 13-1），在脓汁或液体培养基中生长后，可呈单个、成双或短链状排列。革兰染色阳性。无

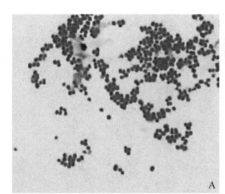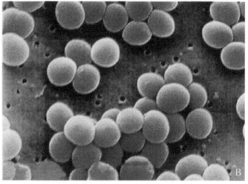

图 13-1　葡萄球菌
A. 光镜图；B. 电镜图

鞭毛和芽孢，体外培养时一般不形成荚膜，少数菌株细胞壁外层可见有荚膜样黏液物质；但在宿主体内生长的菌株可形成荚膜。在某些化学物质（如溶菌酶、青霉素）作用下，可形成 L 型细菌。

2. 培养特性与生化反应　需氧或兼性厌氧，最适生长温度为37℃，最适 pH 为7.4。营养要求不高，普通培养基上生长良好；在含有血液和葡萄糖的培养基中生长更佳。在普通琼脂平板培养基上形成圆形、隆起、边缘整齐、表面光滑的不透明菌落，并因菌种不同而呈现不同的颜色，如金黄色、白色或柠檬色。在血琼脂平板上，多数致病性葡萄球菌产生溶血素形成完全透明的溶血环。在液体培养基中呈均匀浑浊生长。

多数葡萄球菌能缓慢分解葡萄糖、麦芽糖和蔗糖，产酸不产气。致病菌株能分解甘露醇，产酸。触酶试验阳性，可与链球菌相区分。

3. 抗原结构　葡萄球菌抗原种类多，结构较为复杂，已发现30余种，与医学关系密切的主要有以下几种。

（1）葡萄球菌 A 蛋白（staphylococcal protein A，SPA）：是葡萄球菌细胞壁的表面抗原，具有属特异性，90% 以上的金黄色葡萄球菌有此抗原。SPA 能与人及多种哺乳动物 IgG 的 Fc 段发生非特异性结合，因此，可用含 SPA 的葡萄球菌作为载体结合某特异性 IgG，用以检测相应抗原，以葡萄球菌凝集与否判断抗原抗体是否发生结合反应，此试验称为协同凝集试验。该试验已广泛用于检测多种微生物抗原，具有简易、快速的特点。另外，SPA 具有抗吞噬、损伤血小板、促细胞分裂和引起超敏反应等多种生物学活性。

（2）磷壁酸多糖抗原：存在于细胞壁，具有群特异性。免疫原性弱，属半抗原，与肽聚糖结合后可引起机体的免疫应答，检测抗磷壁酸抗体，可用于细菌性心内膜炎等全身性葡萄球菌感染的诊断。

（3）荚膜多糖抗原：宿主体内的金黄色葡萄球菌表面存在有荚膜，荚膜为多糖层，具有型特异性。荚膜具有抵抗吞噬细胞的吞噬作用及体内杀菌物质的杀伤作用；有利于细菌黏附于细胞或生物合成材料（如生物性瓣膜、导管、人工关节等）表面，与细菌致病有关。

4. 分类　根据生化反应和产生色素的不同，葡萄球菌可分为金黄色葡萄球菌、表皮葡萄球菌和腐生葡萄球菌 3 类（表 13-1）。对人致病的主要为金黄色葡萄球菌；表皮葡萄球菌致病性较弱，为条件致病菌；腐生葡萄球菌一般不致病。根据是否能产生血浆凝固酶，葡萄球菌分为血浆凝固酶阳性菌和血浆凝固酶阴性菌两大类。

表 13-1　3 种葡萄球菌的主要性状

主要性状	金黄色葡萄球菌	表皮葡萄球菌	腐生葡萄球菌
菌落色素	金黄色	白色	白色或柠檬色
磷壁酸类型	核糖醇型	甘油型	两者兼有
分解葡萄糖	+	+	−
分解甘露醇	+	−	−
SPA	+	−	−
a 溶血素	+	−	−
血浆凝固酶	+	−	−
致病性	强	弱	无

注：＋，阳性　−，阴性

5．抵抗力　葡萄球菌在无芽孢菌中抵抗力最强。耐干燥，在干燥的脓汁、痰液中可存活2～3个月。耐热，加热80℃30分钟才被杀死。在3%～5%苯酚中10～15分钟死亡。对甲紫敏感，1∶100 000～1∶200 000的甲紫可抑制其生长。对青霉素、红霉素、庆大霉素及磺胺等敏感，但易产生耐药性。由于抗生素的广泛使用，金黄色葡萄球菌对青霉素的耐药菌株逐年增加。

（二）致病性与免疫性

1．致病物质　葡萄球菌的致病物质包括菌体表面结构（如SPA、荚膜等）、侵袭性酶类和多种外毒素，主要有以下几种。

（1）血浆凝固酶（coagulase）：能使含有抗凝剂的人或家兔血浆发生凝固的酶类物质，分游离凝固酶和结合凝固酶两种。前者是被分泌到菌体外，使液态纤维蛋白原变成固态纤维蛋白，导致血浆凝固；后者结合于菌体表面不释放，能与纤维蛋白原结合，使纤维蛋白原变为纤维蛋白而引起细菌凝集。

多数致病性葡萄球菌都能产生血浆凝固酶，因此可作为鉴别葡萄球菌有无致病性的重要指标。其作用在于能使血浆中液态的纤维蛋白原转变为固态的纤维蛋白，并沉积在菌体表面，可抵抗吞噬细胞的吞噬、消化和杀菌物质的杀伤作用，与葡萄球菌的致病性密切相关。此外，纤维蛋白的凝固和沉积，使葡萄球菌的感染病灶易局限化并形成血栓。

知识链接13-1

凝固酶阴性的葡萄球菌

凝固酶阴性的葡萄球菌（coagulase negative staphylococcus，CNS），是人体皮肤和黏膜的正常菌群，最常见的是表皮葡萄球菌和腐生葡萄球菌，还包括溶血葡萄球菌、人葡萄球菌等30余种。近年来临床证实，CNS已成为重要的条件致病菌和医源性感染常见的病原菌，在条件致病菌所致的感染中仅次于大肠埃希菌。如表皮葡萄球菌引起人工瓣膜性心内膜炎、静脉导管感染等；腐生葡萄球菌引起前列腺炎、泌尿系统感染和败血症；溶血葡萄球菌引起尿路感染、腹膜炎、心内膜炎和败血症等。目前临床上CNS的耐药菌株日益增多，造成诊治困难，应根据药物敏感试验选择敏感抗生素进行治疗。

（2）葡萄球菌溶血素（staphylolysin）：致病性葡萄球菌能产生多种溶血素，其中对人致病的主要是α溶血素，除对红细胞有溶血作用外，对白细胞、血小板、肝细胞等多种组织细胞也有损伤作用，并能引起小血管收缩而导致局部组织缺血坏死。

（3）杀白细胞素（leukocidine）：多数致病性葡萄球菌能产生杀白细胞素，该毒素能攻击中性粒细胞和吞噬细胞的细胞膜导致其死亡，从而降低吞噬细胞的吞噬作用。

（4）肠毒素（enterotoxin）：约50%的金黄色葡萄球菌可产生肠毒素，该毒素对热稳定，能耐100℃30分钟，并能抵抗胃肠液中蛋白酶的水解作用。肠毒素与肠道神经细胞受体作用，刺激呕吐中枢，引起以呕吐为主要表现的急性胃肠炎，即食物中毒。葡萄球菌肠毒素可用于生物作战，其气雾剂吸入后可造成多器官损伤，严重者可导致休克或死亡。

（5）表皮剥脱毒素（exfoliative toxin）：是某些金黄色葡萄球菌产生，又称表皮溶解毒素，能损伤表皮的颗粒层细胞，使表皮细胞坏死与真皮脱离，引起烫伤样皮肤综合征（又称剥脱性皮炎）。

（6）毒性休克综合征毒素-1（toxic shock syndrome toxin-1，TSST-1）：是某些金黄色葡萄球

菌在生长过程中分泌的一种外毒素。是引起毒性休克综合征的主要物质，机体可出现发热、脱屑性皮疹、低血压、休克等，并可增强机体对内毒素的敏感性，导致机体多个组织、器官功能紊乱或毒性休克综合征。

2. 所致疾病　葡萄球菌感染所致的疾病，根据致病机制不同分为侵袭性和毒素性两类。

（1）侵袭性疾病：主要指葡萄球菌引起的以脓肿形成为主的各种化脓性感染，为葡萄球菌所致疾病中较为常见的类型，根据感染范围不同分为局部感染和全身感染。

1）局部感染：感染范围多局限于皮肤组织或深部组织器官，皮肤化脓性感染多表现为疖、痈、毛囊炎、甲沟炎、睑腺炎、急性蜂窝织炎、伤口化脓性感染等，其主要特点是：脓汁黄而黏稠，病灶局限，与周围组织界线清楚。内脏器官感染可引起中耳炎、支气管炎、肺炎、胸膜炎、脑膜炎、心内膜炎等。

2）全身感染：常发生于局部感染病灶处理不当或免疫力低下者。细菌经淋巴液或血液流向全身扩散，可引起败血症，甚至转移到肝、肾等器官引起脓毒血症。

（2）毒素性疾病：由外毒素引起的中毒性疾病。不同金黄色葡萄球菌菌株产生的外毒素不同，引起不同的疾病。

1）食物中毒：葡萄球菌产肠毒素菌株可污染牛奶、肉类等食物，在合适温度下，经8～10小时便可产生大量肠毒素，食入肠毒素污染的食物后，经1～6小时即可出现恶心、呕吐、腹泻等急性胃肠炎症状，即食物中毒。多见夏、秋季节，病程短，一般1～2天，可自愈，预后良好。

2）烫伤样皮肤综合征：由表皮剥脱毒素引起，常见于新生儿或免疫力低下者。开始时皮肤出现红斑，1～2天后表皮起皱，继而形成大疱，最后表皮上层坏死脱落，病死率较高。

3）毒性休克综合征：由TSST-1引起，主要表现为起病急、高热、头痛、猩红热样皮疹、低血压、休克及肾衰竭等。过去多见于使用月经塞的经期女性，病死率高。

3. 免疫性　人体对葡萄球菌感染有一定的天然免疫力。但当皮肤、黏膜受损或患慢性疾病等原因导致机体免疫力下降时，易发生葡萄球菌感染。病后可产生一定的特异性免疫力，但因维持时间短而不足以预防再感染。

（三）微生物学检查

1. 标本采集　根据疾病的不同而采集不同标本。化脓性病灶采取相应的脓汁、分泌物；败血症则采取血液；食物中毒取呕吐物、可疑食物及粪便。标本采集、送检过程应严格无菌操作。

2. 检查方法

（1）直接涂片镜检：标本直接涂片，革兰染色镜检，根据细菌的形态、排列、染色性等特性，结合患者病史和临床表现，做出初步诊断。

（2）分离培养与鉴定：脓汁标本可直接使用血琼脂平板进行分离培养，血液标本先经肉汤培养基进行增菌，再接种于血琼脂平板，置于37℃孵育18小时，取可疑菌落涂片镜检，必要时做生化反应进一步鉴定。

（3）肠毒素检查：取可疑食物、呕吐物接种于肉汤培养基，培养后取培养液过滤，其滤液用动物实验、酶联免疫吸附实验（ELISA）等进行检查。

（四）防治原则

注意个人卫生，对皮肤黏膜的创伤应及时消毒处理，防止感染。加强饮食行业的卫生监督，对皮肤化脓性感染者，尤其是手部感染，未愈前不能从事食品加工或餐饮服务，严防葡萄球菌引起的食物中毒。加强医院管理，严格无菌操作，防止医院内感染。目前发现葡萄球菌耐药菌株日益增多，为避免滥用抗生素，治疗时应根据药物敏感试验结果选用敏感的抗菌药物。对慢性反复感染的患者，可采用自身菌苗或类毒素进行人工主动免疫，有一定疗效。

二、链 球 菌 属

链球菌属（*Streptococcus*）细菌广泛分布于自然界、人体鼻咽腔和胃肠道，多数为人体正常菌群，少数为致病性链球菌，是化脓性球菌中的另一大类常见的革兰阳性球菌。对人类致病的主要是 A 群链球菌和肺炎链球菌。

链球菌常用以下 3 种方法进行分类。

1. 溶血现象分类　根据链球菌在血琼脂平板上是否产生溶血分为 3 类：①甲型溶血性链球菌，菌落周围有 1～2mm 宽的草绿色溶血环（称甲型溶血或 α 溶血），此绿色物质可能是细菌产生的 H_2O_2 破坏血红蛋白所致，因此该菌也称草绿色链球菌，多为条件致病；②乙型溶血性链球菌，溶血能力强，菌落周围可出现 2～4mm 宽的透明无色溶血环（称乙型溶血或 β 溶血），溶血环中红细胞完全溶解，因此该菌也称溶血性链球菌，其致病力强，可引起人类和动物多种疾病；③丙型链球菌，菌落周围无溶血环，故又称不溶血链球菌，一般不致病。

2. 抗原结构分类　根据链球菌细胞壁中 C 多糖抗原的不同分为 A～H、K～V 等 20 个群。对人类致病的链球菌 90% 属于 A 群，偶见 B、C、D、G 群致病。A 群链球菌根据 M 蛋白的不同，又可分为 100 多个血清型。链球菌的群别与溶血性之间无平行关系，但以人类致病的 A 群链球菌多数呈现乙型溶血。

3. 生化反应分类　对一些不具有群特异性的链球菌，如草绿色链球菌、肺炎链球菌等，需要根据其生化反应、对药物敏感性和对氧的需要进行分类。根据链球菌对氧的需求不同分为需氧、兼性厌氧和厌氧性链球菌 3 类，其中前两类对人类有致病性，厌氧性链球菌主要为口腔、消化道、泌尿生殖道的正常菌群，在某些条件下可致病。

（一）A 群链球菌

A 群链球菌主要为化脓性链球菌，占链球菌感染的 90%，是人类常见的感染性细菌，也是链球菌中致病力最强的细菌。

1. 生物学性状

（1）形态染色：呈球形或近似球形，直径为 0.6～1.0μm，呈链状排列，长短不一，在固体培养基上形成短链，在液体培养基中则为长链（图 13-2）。革兰染色阳性。无鞭毛及芽孢，在培养早期可形成透明质酸的荚膜，但因细菌自身产生透明质酸酶而使荚膜很快消失。

（2）培养特性与生化反应：多为需氧或兼性厌氧，营养要求较高，需在培养基中加入血液、血清、葡萄糖等才能生长良好。在血琼脂平板上形成灰白色、表面光滑、边缘整齐、透明或半透明的细小菌落，多数菌株的菌落周围形成较宽的

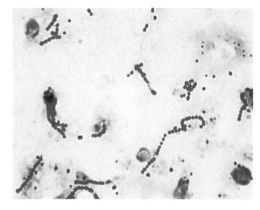

图 13-2　链球菌

透明溶血环。在血清肉汤培养基中易形成长链，呈絮状沉淀于管底。

链球菌分解葡萄糖，产酸不产气。一般不分解菊糖，不被胆汁溶解，这两种特性可用于鉴

别甲型链球菌与肺炎链球菌。链球菌不产生触酶，触酶试验阴性，可区别于葡萄球菌。

（3）抗原结构：链球菌的抗原结构较为复杂，主要有多糖抗原（或称 C 抗原）、蛋白质抗原（或称表面抗原）和核蛋白抗原（或称 P 抗原）3 种，其中蛋白质抗原中的 M 蛋白抗原与致病性有关。

（4）抵抗力：大多数链球菌抵抗力不强，60℃ 30 分钟可被杀死，对常用消毒剂敏感，在干燥尘埃中可存活数月。对青霉素、红霉素、磺胺类药物均敏感。极少发现青霉素耐药菌株，故青霉素仍为首选药。

2. 致病性与免疫性

（1）致病物质：A 群链球菌致病力强，其致病物质包括菌体结构成分、侵袭性酶类和多种外毒素。主要有：

1）M 蛋白（M protein）：是 A 群链球菌的主要致病物质，为菌体结构成分。具有抗吞噬、抗杀菌作用。M 蛋白与心肌、肾小球基底膜、关节滑膜存在共同抗原，故与某些超敏反应性疾病有关。

2）脂磷壁酸（lipoteichoic acid，LTA）：为细胞壁的组成成分，其与 M 蛋白结合并延伸至细胞壁表面，形成类似菌毛样结构，有利于链球菌附着于上皮细胞表面，有利于细菌在宿主体内定植和繁殖。

3）透明质酸酶（hyaluronidase）：能分解细胞间质中的透明质酸，导致组织疏松，有利于细菌在组织中的扩散。

4）链激酶（streptokinase，SK）：又称链球菌纤维蛋白溶酶，能使血液中的纤维蛋白酶原转变成纤维蛋白酶，溶解血块和阻止血浆凝固，有利于细菌在组织中的扩散。

5）链道酶（streptodornase，SD）：又称链球菌 DNA 酶，能分解黏稠脓汁中具有高度黏性的 DNA，使脓汁稀薄，促进细菌扩散。

6）链球菌溶素（streptolysin）：有溶解红细胞、破坏白细胞和血小板作用。根据对 O_2 的稳定性不同，A 群链球菌产生两种溶素，即链球菌溶素 O（streptolysin O，SLO）和链球菌溶素 S（streptolysin S，SLS）。① SLO。SLO 对氧敏感，遇氧时可被氧化而失去溶血活性。对红细胞溶解作用最强，对中性粒细胞、血小板、巨噬细胞、神经细胞等也有毒性作用，并可损伤心肌细胞或加重病毒性心肌炎的病变。SLO 免疫原性强，能刺激机体产生抗体，85%～90% 链球菌感染的患者，于感染后 2～3 周至病愈后数月至 1 年内可检出抗 "O" 抗体。尤其是活动性风湿热病人血清中 SLO 抗体显著增高，故检测 SLO 抗体可用于链球菌感染或风湿热的辅助诊断；② SLS。对氧稳定，菌落周围出现的透明溶血环主要由 SLS 所致。SLS 为小分子糖肽，无免疫原性，对血小板、白细胞和多种组织细胞有损伤作用。

7）致热外毒素（pyrogenic exotoxin）：又称红疹毒素或猩红热毒素，是引起人类猩红热的主要毒性物质，主要引起发热、皮疹等。化学成分为蛋白质，免疫原性强，能刺激机体产生相应的抗毒素。

（2）所致疾病：A 群链球菌主要引起 3 类疾病，即化脓性感染、毒素性疾病及超敏反应性疾病。

1）化脓性感染：包括局部化脓性感染和全身感染。A 群链球菌经皮肤伤口感染，引起皮肤及皮下组织炎症，如丹毒、蜂窝织炎、痈、脓疱疮等。由于链球菌能产生多种侵袭性酶类，故链球菌引起的化脓性病灶与周围组织界限不清，脓汁稀薄、带血色，有明显扩散倾向。链球菌经呼吸道感染可引起咽喉炎、扁桃体炎、鼻窦炎并可扩散引起中耳炎、脑膜炎等；经产道感染可引起产褥热。本菌可经淋巴管和血液扩散，引起淋巴管炎、淋巴结炎、败血症等全身感染。

2）毒素性疾病——猩红热：是由部分 A 群链球菌产生致热外毒素引起的一种急性呼吸道传染病。常见于儿童，传染源为病人和带菌者，经飞沫传播，临床主要表现为发热、咽炎、全身弥漫性鲜红色皮疹，疹退后有明显脱屑。少数患者可因超敏反应导致心、肾损害。

3）超敏反应性疾病：主要有急性肾小球肾炎和风湿热。①急性肾小球肾炎。常见于儿童、青少年。引起咽峡炎和皮肤感染的链球菌均可发生急性肾小球肾炎，其发病机制有两种：一种是游离 M 蛋白与相应抗体结合形成免疫复合物沉积于肾小球基底膜，诱发Ⅲ型超敏反应导致的肾小球损伤，此为急性肾小球肾炎的主要类型；另一种是由于链球菌某些菌株与人类肾小球基底膜存在异嗜性抗原，导致链球菌刺激机体产生的部分抗体与肾小球基底膜发生交叉反应，通过Ⅱ型超敏反应引起免疫损伤。②风湿热。常见于 5~12 岁的儿童，感染咽峡炎后有 3% 的患者发生风湿热，临床表现以心肌炎和关节炎为主。发生机制与急性肾小球肾炎相似，仍与Ⅱ、Ⅲ型超敏反应有关。

（3）免疫性：机体感染 A 群链球菌后可获一定特异性免疫力，但因链球菌型别较多，且各型间无交叉免疫，故常发生反复感染。猩红热病后可产生抗同型致热外毒素的抗体，对同型细菌有较强免疫力。

3. 微生物学检查

（1）标本采集：根据不同疾病而采集相应标本。化脓性感染取脓汁或分泌物，败血症取血液，上呼吸道感染取咽拭子，风湿热取血液等。

（2）检查方法

1）直接涂片镜检：对脓汁、分泌物、咽拭子等标本可直接涂片，革兰染色镜检，根据细菌的形态、排列、染色性等特性，做出初步诊断。

2）分离培养与鉴定：脓汁、分泌物、咽拭子等标本接种于血琼脂平板，37℃孵育 24 小时，若菌落出现 β 溶血，应与葡萄球菌鉴别，若菌落出现 α 溶血，应与肺炎链球菌鉴别。血液标本应先进行增菌培养，再接种于血琼脂平板，培养后根据菌落特征进一步鉴定。

3）血清学试验：抗链球菌溶血素 O 试验，简称抗"O"试验，常用于风湿热或急性肾小球肾炎的辅助诊断。

4. 防治原则　及时发现和治疗患者及带菌者，控制和减少传染源。对急性咽炎、扁桃体炎患者，要注意早期、彻底治疗，防止超敏反应性疾病的发生。注意个人卫生，保护皮肤黏膜，防止化脓性感染。加强医疗器械、敷料等消毒，严格无菌操作，防止医院感染。对 A 群链球菌感染者，治疗首选药物为青霉素 G。

（二）肺炎链球菌

肺炎链球菌（S. pneumoniae）广泛分布于自然界和人类鼻咽腔，呈链状排列，还可成双排列，故又称肺炎双球菌。多数不致病或致病力弱，仅少数有致病力，是细菌性大叶性肺炎、脑膜炎、支气管炎的主要病原菌。

1. 生物学性状

（1）形态染色：菌体呈矛头状或瓜子仁状，常成双排列，宽端相对，尖端向外（图 13-3）。无鞭毛和芽孢，毒力菌株在机体内或含血清的培养基中可形成较厚的荚膜。革兰染色阳性。

（2）培养特性与生化反应：营养要求较高，必须在含血液或血清的培养基中才能生长。兼

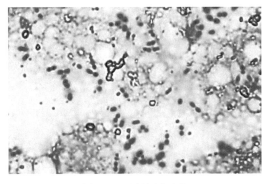

图 13-3　肺炎链球菌

性厌氧。在血琼脂平板上形成细小、圆形、光滑型菌落，形成草绿色溶血环，注意与甲型链球菌鉴别。培养时间超过 48 小时，菌体产生自溶酶，菌体溶解后使菌落中央凹陷呈"脐窝状"。

肺炎链球菌分解葡萄糖、麦芽糖、乳糖、蔗糖，产酸不产气。自溶酶可被胆汁或胆盐等活性物质激活，加速细菌溶解，故胆汁溶菌试验可鉴别肺炎链球菌。

（3）抗原结构与分型：根据荚膜多糖抗原可将肺炎链球菌分为 90 多个血清型，其中有 20 多个血清型可引起疾病。

（4）抵抗力：对理化因素抵抗力较弱，56℃ 20 分钟死亡。有荚膜的菌株抗干燥力较强，在干燥痰中能存活 1～2 个月。对一般的消毒剂、青霉素、红霉素、头孢曲松等敏感。

2．致病性与免疫性

（1）致病物质：该菌的主要致病物质是荚膜，通过荚膜的抗吞噬作用在机体内大量繁殖而致病，一旦失去荚膜，致病力也随之消失。此外，脂磷壁酸、神经氨酸酶、肺炎链球菌溶素 O 等也有一定的致病作用。

（2）所致疾病：肺炎链球菌寄居于人类的口腔和鼻咽腔，一般不致病。当感染、营养不良和机体免疫力下降时，细菌从上呼吸道经支气管侵入肺部，主要引起大叶性肺炎，其次为支气管炎。患者表现为恶寒、高热、胸痛、咳嗽等临床症状，咳铁锈色痰为大叶性肺炎的典型表现。大叶性肺炎易发于麻疹等呼吸道病毒感染后或婴幼儿、老年人。部分患者可继发胸膜炎、脓胸或中耳炎、乳突炎、脑膜炎、败血症等。

（3）免疫性：病后可获牢固的型特异性免疫，主要是机体感染过程中产生荚膜多糖抗体，发挥调理作用，增强吞噬细胞的吞噬作用。

3．微生物学检查　根据病变部位采集相应标本，如痰液、脓汁、血液或脑脊液等，及时送检。

可直接涂片镜检，如检查到有荚膜的革兰阳性、矛头状、成双排列的细菌，即可初步诊断。再在血琼脂培养基上分离培养，若血液或脑脊液须先经血清肉汤培养基中增菌，再接种于血琼脂培养基，取可疑菌落涂片镜检并通过生化反应、动物毒力实验等进一步鉴定。肺炎链球菌菌落周围有草绿色溶血环，应与甲型溶血性链球菌相鉴别。

4．防治原则　加强锻炼，增强免疫是预防肺炎链球菌感染的基本方法。对易感人群，包括儿童、老年人、慢性病患者等，可采用肺炎链球菌多价荚膜多糖疫苗预防接种，效果较好。肺炎链球菌感染可采用青霉素、林可霉素等进行治疗，耐药者可选用万古霉素等敏感药物。

（三）其他医学相关链球菌

1．甲型溶血性链球菌　也称草绿色链球菌，常寄居于口腔、上呼吸道等处，为正常菌群。当拔牙或摘除扁桃体时，甲型溶血性链球菌可侵入血流，如果心脏先天缺陷或心脏瓣膜损伤，则细菌在损伤部位繁殖后可引起亚急性细菌性心内膜炎。此外，甲型变异链球菌与龋齿关系密切。

2．B 群链球菌　学名为无乳糖链球菌，常寄居于泌尿生殖道、直肠。产妇在分娩过程中因带菌可导致新生儿感染，引起新生儿肺炎、脑膜炎、败血症等，病死率极高。

3．D群链球菌 主要有牛链球菌和马肠链球菌。正常寄居于皮肤、上呼吸道、消化道和泌尿生殖道，可引起泌尿生殖道、肠道、腹部、皮肤等部位感染，甚至引起败血症。感染者多为免疫力低下的老年人、肿瘤患者等。

三、奈瑟菌属

奈瑟菌属是一群形态相似的革兰阴性双球菌，多数无鞭毛和芽孢，有荚膜和菌毛。人类是奈瑟菌属细菌的自然宿主，对人致病的只有脑膜炎奈瑟菌和淋病奈瑟菌。

（一）脑膜炎奈瑟菌

脑膜炎奈瑟菌又称脑膜炎双球菌，是流行性脑脊髓膜炎的病原体。

1．生物学性状

（1）形态染色：革兰阴性菌。菌体呈肾形，成双排列，凹面相对（图13-4），人工培养后可呈卵圆形或球形。在患者脑脊液标本中，多位于中性粒细胞内，形态典型。新分离的菌株多有荚膜和菌毛。

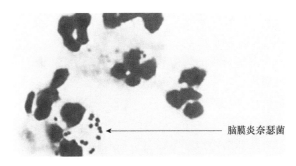

脑膜炎奈瑟菌

图 13-4 脑膜炎奈瑟菌

（2）培养特性与生化反应：专性需氧，初次分离培养需供给5%～10%的CO_2。营养要求较高，在含有血液或血清的培养基（常用巧克力色血琼脂培养基）中才能生长。经37℃24小时培养后，形成圆形、无色透明、似露滴状菌落。因产生自溶酶，人工培养超过48小时，菌体易裂解自溶。大多数脑膜炎奈瑟菌分解葡萄糖和麦芽糖，产酸不产气。

（3）抗原结构和分类：主要有3种抗原，分别为荚膜多糖特异性抗原、外膜蛋白型特异性抗原和脂多糖抗原。根据荚膜多糖抗原的不同，脑膜炎奈瑟菌可分为A、B、C等13个群，对人类致病的多为A、B、C群，我国95%以上为A群，近年来发现有B群和C群的感染。

（4）抵抗力：对理化因素的抵抗力极弱，对热、冷、干燥、紫外线等均敏感。室温下3小时或55℃5分钟死亡。常用消毒剂可将其迅速杀灭。

2．致病性与免疫性

（1）致病物质：有菌毛、荚膜和内毒素。菌毛能增强细菌黏附于上皮细胞的能力，有利于细菌的入侵；荚膜发挥抗吞噬作用，有利于细菌在人体内大量繁殖；最主要的致病物质是内毒素，引起高热、白细胞升高、皮肤瘀斑、微循环障碍，严重时可致DIC和中毒性休克。

（2）所致疾病：引起流行性脑脊髓膜炎（简称流脑），人类是其唯一易感宿主。传染源为病人或带菌者，主要经飞沫传播，6个月至2岁儿童因免疫力弱，是易感人群，发病率高。

感染后发病严重程度与机体免疫力有密切关系。免疫力强者可无症状或仅出现轻微上呼吸道感染；免疫力低下者，细菌可从鼻咽部侵入血流引起败血症，患者突然畏寒、高热、恶心呕吐，皮肤黏膜出现出血点或瘀斑；少数患者可因细菌突破血-脑屏障到达脑脊髓膜，引起化脓性炎症，导致流行性脑脊髓膜炎发生，伴有剧烈头痛、喷射性呕吐、颈项强直等脑膜刺激症状。

（3）免疫性：以体液免疫为主，机体感染或接种疫苗后两周，血清中群特异性IgA、IgM、IgG抗体水平升高。由于母体内的IgG类抗体可穿过胎盘进入胎儿体内，使婴儿在出生后一定时间内（一般 6 个月以内）有相对较强免疫力。

3. 微生物学检查　取患者脑脊液、血液、瘀斑渗出液等，带菌者可取鼻咽拭子。因本菌对低温和干燥敏感易死亡，故标本采集应注意保暖、保湿并立即送检，接种于预温培养基内，最好床边接种。标本可直接涂片染色后镜检。如发现中性粒细胞内、外有革兰阴性双球菌，结合患者病史及临床表现，可做初步诊断。脑脊液、血液标本先增菌培养，再用预温的巧克力血琼脂培养基分离培养；咽拭子可直接分离培养。培养后做生化反应和玻片凝集试验鉴定等进一步鉴定。脑膜炎奈瑟菌很容易自溶，可用敏感、特异的对流免疫电泳、SPA 协同凝集试验等做快速检测。

4. 防治原则　对患者应做到早发现、早隔离、早治疗，控制和减少传染源。易感儿童可接种流脑荚膜多糖疫苗进行特异性预防，成年人可通过口服磺胺类药物预防。治疗首选药物为青霉素 G，对青霉素 G 过敏者可选用红霉素等。

（二）淋病奈瑟菌

淋病奈瑟菌又称淋球菌，可引起人类淋病的病原菌，淋病是我国目前发病率最高的性传播疾病。

1. 生物学性状

（1）形态染色：革兰阴性菌，成双排列，两菌接触面较平坦，形似一对咖啡豆，形态与脑膜炎双球菌相似。无鞭毛及芽孢，有荚膜和菌毛。急性淋病患者脓汁标本中细菌多位于中性粒细胞内，而慢性患者的多在细胞外。

（2）培养特性与生化反应：专性需氧，初次分离培养需供给 5%～10% 的 CO_2。营养要求较高，在巧克力色血琼脂平板上生长形成圆形、灰白色、光滑凸起的菌落。分解葡萄糖产酸不产气，不分解麦芽糖等糖类，据此可与脑膜炎双球菌鉴别。氧化酶试验阳性。

（3）抗原结构和分类：本菌有 3 种抗原，即菌毛蛋白抗原、脂多糖抗原、外膜蛋白抗原。根据外膜蛋白抗原的不同，至少将淋球菌分为 18 个血清型。

（4）抵抗力：抵抗力弱，对热、冷、干燥均敏感，在干燥环境下仅能存活 1～2 小时，湿热 55℃ 5 分钟死亡。在被污染的衣服、被褥等环境可活 24 小时。对常用消毒剂及多种抗生素敏感，但对抗生素易产生耐药性。

2. 致病性与免疫性

（1）致病物质：有菌毛、外膜蛋白、脂多糖、IgA1 蛋白酶等。菌毛能使细菌黏附于泌尿生殖道上皮细胞表面；外膜蛋白可损伤中性粒细胞，抵抗吞噬；脂多糖使上皮细胞坏死脱落形成炎症反应；IgA1 蛋白酶能破坏存在于黏膜表面的特异性 IgA1 抗体，有利于细菌黏附于黏膜表面。

（2）所致疾病：人类是淋球菌的唯一宿主。主要通过性接触传播或通过患者分泌物污染的衣物、被褥等生活用品间接接触传播，引起淋病。传染源为患者和无症状携带者。本菌入侵泌尿生殖道后，潜伏期 2～5 天。男性主要引起尿道炎，表现为尿道口脓性分泌物溢出，尿频、尿急、尿痛等尿道刺激症状，有时可引起前列腺炎、输精管炎、附睾炎等；女性主要引起尿道炎、宫颈炎，可伴发宫腔炎、盆腔炎等，如果不及时治疗，细菌有可能扩散到整个生殖系统，是导致不孕的原因之一。

孕妇感染淋球菌后，可垂直传播导致胎儿宫内感染；可在分娩时胎儿经过产道可发生眼部感染，引起新生儿淋菌性结膜炎（又称脓漏眼），患儿眼内出现大量脓性分泌物。

（3）免疫性：人类对淋球菌无天然抵抗力，普遍易感，多数患者可治愈，病后免疫力不强，不能防止再感染。

3. 微生物学检查　用无菌棉拭子采集患者泌尿生殖道脓性分泌物或宫颈口分泌物。标本采集、送检过程中，因本菌对低温和干燥敏感，故标本应注意保暖、保湿，立即送检。标本可直接涂片，革兰染色后镜检，若在中性粒细胞内发现革兰染色阴性双球菌，结合病史及临床表现，可初步诊断。将标本接种于巧克力血琼脂培养基进行分离培养，取可疑菌落涂片镜检，并通过生化反应进一步鉴定。也可用协同凝集试验、直接免疫荧光法、聚合酶链反应技术等快速检测。

4. 防治原则　淋病是性传播疾病，目前尚无有效的疫苗进行特异性预防，因此杜绝不正当性关系是预防本病的关键。对患者、带菌者及其性伙伴，应做到早发现、早用药、彻底治疗。淋球菌对青霉素、磺胺类多种抗生素敏感，但易产生耐药性。由于耐药菌株的日益增多，应根据药敏试验结果合理用药。婴儿出生后，无论产妇有无淋病，均应对新生儿用 1% 硝酸银或氯霉素链霉素合剂滴眼，预防新生儿淋菌性结膜炎的发生。

第 2 节　肠 道 杆 菌

肠道杆菌是一大类生物学性状相似的革兰阴性杆菌，主要寄居在人和动物肠道中。广泛分布于土壤、水和腐物中。种类繁多，与医学有关的有埃希菌属、沙门菌属、志贺菌属、变形杆菌属、克雷伯菌属等。大多数肠道杆菌是肠道的正常菌群，在一定条件下成为条件致病菌而引起内源性感染；少数为肠道致病菌，如致病性大肠埃希菌、伤寒沙门菌、志贺菌等，侵入机体可引起外源性感染。

肠道杆菌具有下列共同特征。

1. 形态与结构　为中等大小的革兰阴性杆菌（长 $1\sim6\mu m$，宽 $0.3\sim1\mu m$）。无芽孢，多数有周鞭毛，少数有荚膜或包膜，致病菌多有菌毛。

2. 培养特性　需氧或兼性厌氧菌，营养要求不高。在普通琼脂培养基上生长良好，多形成中等大小、表面光滑、湿润、灰白色的菌落。在液体培养基中，呈均匀浑浊生长。

3. 生化反应　活泼，分解多种糖类和蛋白质，产生不同的代谢产物，是鉴别肠道杆菌主要的依据。其中乳糖发酵试验可初步鉴别肠道非致病菌和肠道致病菌，一般肠道非致病菌可分解乳糖产酸产气；而肠道致病菌多不分解乳糖。

肠道杆菌主要生化反应，见表 13-2。

表 13-2　肠杆菌科部分菌属主要生化反应

菌种	乳糖	葡萄糖	VP 试验	靛基质	硫化氢	枸橼酸盐
埃希菌属	⊕	⊕	-	+	-	-
沙门菌属	-	+/⊕	-	-	-/+	-/+
志贺菌属	-/L	+	-	-/+	-	-

注：⊕，产酸产气；+，产酸或阳性；-，不产酸或阴性；L，迟缓分解

4. 抗原构造　较复杂，可作为细菌分型的依据。主要有菌体（O）抗原、鞭毛（H）抗原、荚膜或包膜抗原，有的还有菌毛抗原。①O 抗原：是存在于细菌细胞壁脂多糖的最外层，具有属特异性；②H 抗原：存在于细菌的鞭毛蛋白；③荚膜或包膜抗原（表面抗原）：存在于 O 抗

原外围的多糖，具有型特异性，重要的有伤寒沙门菌的 Vi 抗原，大肠埃希菌的 K 抗原等，与细菌毒力有关。

5. 抵抗力　不强，加热 60℃经 30 分钟即死亡。易被一般化学消毒剂杀灭，常用氯进行饮水消毒。胆盐、煌绿等染料对大肠杆菌等肠道非致病菌有抑制作用，可用来制备选择培养基以分离肠道致病菌。

一、埃希菌属

埃希菌属（*Escherichia*）包括 6 个菌种，其中最常见、最重要的一个菌种是大肠埃希菌，俗称大肠杆菌。大肠埃希菌是肠道中重要的正常菌群，临床婴儿出生后数小时便进入肠道并伴随终生，为宿主提供一些具有营养作用的合成代谢产物；在一定条件下可成为条件致病菌，引起肠道外感染。某些血清型的大肠埃希菌有致病性（即致病性大肠埃希菌），通过消化道感染引起人类胃肠炎。大肠埃希菌在环境卫生和食品卫生中，常被用作粪便污染的检测指标。

（一）生物学性状

革兰阴性杆菌（图 13-5），多数有周鞭毛，有菌毛，有些菌株有包膜。兼性厌氧，营养要求不高，在普通琼脂培养基上呈灰白色的光滑型菌落，在液体培养基中呈均匀浑浊生长。生化反应活泼，能发酵葡萄糖等多种糖类，产酸产气。绝大多数菌株发酵乳糖，吲哚、甲基红、VP、枸橼酸盐试验（IMVIC 试验）为＋、＋、－、－。大肠埃希菌抗原主要有 O 抗原、H 抗原和 K 抗原。能产生大肠菌素，可用于大肠埃希菌的分型。

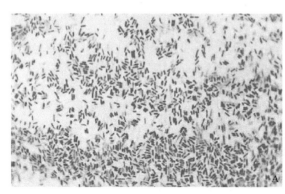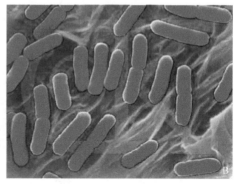

图 13-5　大肠埃希菌
A. 光镜图；B. 电镜图

（二）致病性

1. 致病物质

（1）菌毛：为重要的黏附素，能使细菌紧密黏附在肠道和泌尿道黏膜上皮细胞表面，避免因肠蠕动和尿液的冲刷而被排出体外。

（2）K 抗原：具有微荚膜作用，能抵抗吞噬细胞的吞噬。

（3）外毒素：大肠埃希菌能产生多种类型的外毒素，主要有肠毒素、志贺样毒素和肠集聚耐热毒素等。①肠毒素。分为耐热肠毒素和不耐热肠毒素两种，作用于肠黏膜细胞，使其分泌功能亢进，大量分泌水、电解质，引起水样腹泻。②志贺样毒素。能导致肠黏膜上皮细胞死亡、脱落和肠出血，引起血性腹泻；还能选择性破坏肾小球内皮细胞，引起急性肾衰竭。③肠集聚耐热毒素。可导致肠黏膜上皮细胞大量分泌液体，引起腹泻。

（4）内毒素：为细菌细胞壁的脂多糖，可破坏细胞引起肠黏膜炎症和溃疡。

2. 所致疾病

（1）肠道外感染：由正常菌群的大肠埃希菌移位至肠道外的组织或器官，引起肠道外感染，以泌尿道感染和化脓性感染最为常见。泌尿道感染最常见有尿道炎、膀胱炎、肾盂肾炎等，女性泌尿道感染高于男性，年轻女性首次尿路感染90%是由本菌引起；化脓性感染如腹膜炎、阑尾炎、手术创口感染和败血症等，也是新生儿化脓性脑膜炎常见的病原菌。

（2）肠道感染：致病性大肠埃希菌通过污染水源和食品经消化道感染，引起人类胃肠炎，临床多见于婴幼儿及旅行者，以腹泻为主要表现，为外源性感染。根据其致病机制不同，主要有5种类型，见表13-3。

表13-3　5种致病性大肠埃希菌的致病特点

菌株	作用部位	致病机制	临床表现	易感人群
肠产毒型（ETEC）	小肠	菌毛黏附，产生肠毒素致病	水样便，恶心、呕吐、腹痛、低热	旅行者、5岁以下婴幼儿
肠致病型（EPEC）	小肠	菌毛黏附，细菌繁殖引起肠微绒毛萎缩，上皮细胞功能紊乱致腹泻	水样便，恶心、呕吐、发热	婴幼儿
肠侵袭型（EIEC）	结肠	内毒素破坏结肠黏膜上皮细胞形成炎症、溃疡	水样便，继脓血便，腹痛、里急后重、发热	较大儿童、成人
肠出血型（EHEC）	结肠	菌毛黏附，产生志贺样毒素致病	水样便，继大量血便，剧烈腹痛，可并发急性肾衰竭、血小板减少，溶血性尿毒综合征	5岁以下婴幼儿
肠集聚型（EAEC）	小肠	菌毛黏附，产生肠集聚耐热毒素致病	持续性水样便，呕吐、脱水、低热	婴幼儿、旅行者

（三）微生物学检查

1. 临床细菌学检查　肠道外感染可根据感染部位采集清洁中段尿液、血液、脓汁、脑脊液等；肠道感染采集新鲜粪便。将标本（除血液标本外）作涂片染色检查，再将进行细菌的分离培养，取可疑菌落进行形态观察、生化反应、血清学方法等进行鉴定。

2. 卫生细菌学检查　寄居在肠道中的大肠埃希菌随粪便排出污染周围环境、水源及食品等。样品中检出大肠埃希菌越多，表示被粪便污染越严重，并间接表明可能有肠道致病菌污染。因此，在环境卫生学和食品卫生学中，常以"大肠菌群数"作为饮水、食品等是否被粪便污染的指标之一。

大肠菌群指在37℃24小时内发酵乳糖产酸产气的肠道杆菌，包括埃希菌属、肠杆菌属、枸橼酸杆菌属、克雷伯菌属等。

（四）防治原则

加强食品、水源的管理，注意环境和个人卫生，养成良好的卫生习惯，防止肠外感染；加强医疗器械的消毒灭菌，严格无菌操作，防止医源性感染。患者可用诺氟沙星、庆大霉素、磺胺类等药物进行治疗，但应注意其耐药性产生。

二、沙门菌属

沙门菌属（*Salmonella*）是一群寄生在人类和动物肠道内，生化反应和抗原结构相关的革兰阴性杆菌。沙门菌属种类繁多，多数为正常菌群，少数对人类致病，如伤寒沙门菌、甲型副伤寒沙门菌、乙型副伤寒沙门菌（又称肖氏沙门菌）、丙型副伤寒沙门菌（又称希氏沙门菌），引起肠热症；部分沙门菌是人畜共患病的病原菌，如猪霍乱沙门菌、鼠伤寒沙门菌、肠炎沙门菌等，引起人类食物中毒或败血症。

（一）生物学性状

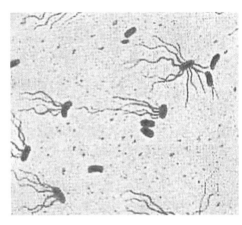

图 13-6　伤寒沙门菌

为革兰阴性杆菌，多数有周鞭毛和菌毛，一般无荚膜，均无芽孢（图 13-6）。兼性厌氧，营养要求不高。在肠道鉴别培养基上形成中等大小、无色半透明、光滑型菌落。不发酵乳糖或蔗糖，可分解葡萄糖、麦芽糖和甘露糖，除伤寒沙门菌产酸不产气外，其他沙门菌均产酸产气。

抗原结构复杂，主要有 O 抗原、H 抗原 2 种，是分群、分型的主要依据。少数菌株尚有一种表面抗原，功能上与大肠埃希菌的 K 抗原相似，认为与毒力（virulence）有关，故称毒力抗原（Vi 抗原）。

抵抗力不强，对热、一般消毒剂敏感，但对胆盐、煌绿的耐受性较其他肠道细菌强，故可用于沙门菌的分离培养。在水中能存活 2～3 周，粪便中存活 1～2 个月，可在冷冻土壤中过冬。对氯霉素、氨苄西林、环丙沙星敏感。

（二）致病性与免疫性

1. 致病物质　有菌毛、Vi 抗原、内毒素和肠毒素等，内毒素为主要的致病物质。沙门菌属借助菌毛黏附于小肠黏膜上皮细胞表面，并穿过上皮细胞层到达黏膜下组织。Vi 抗原能抵抗吞噬细胞的吞噬、杀伤，保护细菌避免补体、抗体等因素对细菌的破坏作用。内毒素导致肠道局部炎症反应，入血可引起发热、白细胞减少，大量内毒素还可导致中毒症状和休克。肠毒素由某些沙门菌（如鼠伤寒沙门菌）产生，其毒性作用导致肠黏膜细胞分泌功能亢进，引起水样腹泻。

2. 所致疾病　人类因食用病畜或带菌动物的肉、蛋、乳制品及污染的水源等患病，主要引起肠热症、食物中毒或败血症。

（1）肠热症：是以发热为主的消化道传染性疾病，包括由伤寒沙门菌引起的伤寒，以及甲型、乙型、丙型副伤寒沙门菌引起的副伤寒。伤寒和副伤寒的致病机制和临床症状基本相似，只是副伤寒病程较短、病情较轻。

沙门菌是胞内寄生菌，其传染源是患者或带菌者，病原菌污染食物或水源经口进入肠道，穿过小肠黏膜进入黏膜下组织，随吞噬细胞进入血液，引起第一次菌血症，此时患者可出现发热、全身不适、乏力等前驱症状。随之细菌随血流至肝、脾、肾、胆囊及骨髓等器官内生长繁殖后，再次进入血液引起第二次菌血症，并释放内毒素。患者可出现持续高热、肝脾大、玫瑰疹、白细胞下降等临床表现。胆囊中的细菌通过胆汁再次进入肠道，一部分随粪便排出，另一部分侵入肠壁组织发生迟发型超敏反应，引起肠壁组织坏死、溃疡，严重者可导致肠出血或肠穿孔等并发症。肾脏中的细菌可随尿液排出。若无并发症，病情逐渐好转。部分患者痊愈后，可继续排菌长达数周、数月，甚至1年以上，成为无症状带菌者，是重要的传染源。

伤寒沙门菌的致病机制，见图13-7。

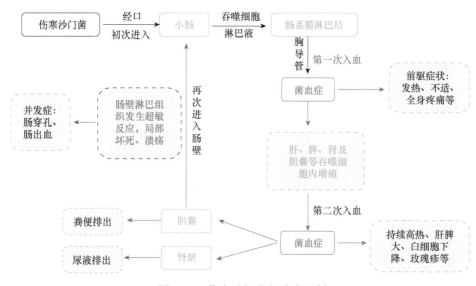

图 13-7　伤寒沙门菌的致病机制

伤寒沙门菌的致病机制

（2）急性胃肠炎（食物中毒）：沙门菌属是引起胃肠型食物中毒最常见的病原菌，多为集体食物中毒，因食入大量被鼠伤寒沙门菌、猪霍乱沙门菌、肠炎沙门菌等污染的食物（主要为畜、禽肉类食品，其次为蛋类、奶和奶制品等）引起。潜伏期短，多为6～24小时，起病急，主要症状为发热、恶心、呕吐、腹痛、水样腹泻等。一般沙门菌胃肠炎2～3天可自愈。

（3）败血症：以猪霍乱沙门菌、鼠伤寒沙门菌、肠炎沙门菌、丙型副伤寒沙门菌等感染多见，常发生于儿童和免疫力低下的成年人。经口感染，进入肠道后迅速侵入血流大量生长繁殖，引起败血症。患者病情严重，表现为高热、寒战、贫血等症状，因病菌侵入血液引起败血症，可随血液扩散导致脑膜炎、骨髓炎、心内膜炎、胆囊炎等的发生。

（4）无症状带菌者：约有3%的肠热症患者，在症状消失后1年内仍可在其粪便中检查出相应的沙门菌，成为无症状带菌者，成为重要的传染源。

知识链接13-2

"伤寒玛丽"

"伤寒玛丽"，本名叫玛丽·梅伦（Mary Mallon），1869年出生于爱尔兰，15岁时移民美国，是一名厨师，曾被许多家庭和组织雇佣，在她被雇佣的地方都曾暴发过伤寒。通过对玛丽的卫生状况检查，确认玛丽是伤寒沙门菌的无症状带菌者，是伤寒的重要传染源。医生对玛丽进行药物治疗，但毫无效果，为了防止她再度成为传染源，当局逮捕她入狱。3年后出狱，她隐姓埋名，依然从事厨师工作，再次引起伤寒的流行，于是她再度入狱。

3. 免疫性　伤寒或副伤寒病后免疫力牢固，很少发生再感染。由于沙门菌为细胞内寄生菌，机体对病原菌的杀灭和清除，主要依靠细胞免疫；在致病过程中，病原菌也可存在于细胞外，体液免疫也有辅助杀菌的作用。

（三）微生物学检查

1. 病原菌检查

（1）标本采集：伤寒、副伤寒根据病程采集不同标本，通常第1周取外周血液，第2～3周取粪便或尿液，第1～3周可取骨髓；食物中毒取患者吐泻物和可疑食物；败血症取血液。

（2）分离培养和鉴定：血液和骨髓标本需先增菌培养再接种在血琼脂平板；粪便及尿液标本直接接种于肠道选择培养基或肠道鉴别培养基进行分离培养，挑取无色半透明菌落进行生化反应和血清学鉴定。

2. 血清学诊断　用于肠热症的血清学试验有肥达试验、ELISA法、免疫印迹试验、间接血凝法等，其中最常用的是肥达试验。

肥达试验是用已知的伤寒沙门菌O、H抗原及甲型、乙型、丙型副伤寒沙门菌的H抗原与待检血清做定量凝集试验，测定血清中有无相应的抗体及其效价，辅助诊断伤寒、副伤寒。一般伤寒沙门菌O凝集效价≥1∶80，H凝集效价≥1∶160，副伤寒沙门菌H凝集效价≥1∶80时，才具有诊断意义。病程中逐周复查，若抗体效价随病程延长而逐渐增高或恢复期效价是初次效价的4倍及4倍以上时才有诊断价值。肥达试验结果必须结合临床表现、病程、病史以及地区流行病学情况进行综合分析。

在国外，肥达试验现已大多被特异而敏感的ELISA和免疫印迹试验所替代。

（四）防治原则

控制传染源，及时发现、隔离、治疗患者及带菌者。切断传播途径，加强粪便、水源和食品的卫生管理，对于感染动物的肉类、蛋等制品要彻底烹饪；带菌期间不能从事食品行业工作，严格遵循卫生注意事项。保护易感人群，对易感人群应接种伤寒Vi荚膜多糖疫苗进行特异性预防。

治疗可选氯霉素、氨苄西林、环丙沙星等药物治疗。

三、志 贺 菌 属

志贺菌属（*Shigella*）俗称痢疾杆菌，是人类细菌性痢疾（简称菌痢）的病原菌。细菌性痢疾是一种常见的消化道传染性疾病，主要流行于发展中国家。根据2013年我国卫生部公布的法定报告传染病中，细菌性痢疾发病数排在第四位，死亡数排在第十二位。

（一）生物学特性

志贺菌属为革兰阴性短小杆菌（图13-8），无荚膜、芽孢、鞭毛，有菌毛。

需氧或兼性厌氧，营养要求不高，在普通琼脂平板培养基上形成中等大小、半透明、光滑的菌落。宋内志贺菌可形成扁平、粗糙的菌落。在液体培养基中呈浑浊生长。分解葡萄糖，产酸不产气。除宋内志贺菌迟缓发酵乳糖外，均不分解乳糖。

志贺菌属主要有O抗原、K抗原。O抗原是分类

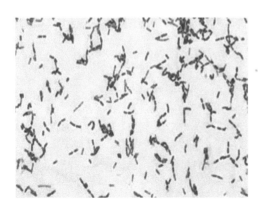

图 13-8　痢疾杆菌

的依据，根据 O 抗原和生化反应的不同，将志贺菌属分为 A 群（痢疾志贺菌）、B 群（福氏志贺菌）、C 群（鲍氏志贺菌）和 D 群（宋内志贺菌）4 群。我国以福氏志贺菌多见，其次是宋内志贺菌。痢疾志贺菌的致病力最强，宋内志贺菌最弱。

抵抗力比其他肠道杆菌弱，加热 60℃ 10 分钟可被杀死。对酸和一般消毒剂敏感。在粪便中，由于其他肠道菌产酸或噬菌体的作用常使本菌在数小时内死亡，故粪便标本应迅速送检。但在污染物品及瓜果、蔬菜上，志贺菌可存活 10～20 天。

（二）致病性与免疫性

1. 致病物质

（1）菌毛：志贺菌借助菌毛黏附于回肠末端和结肠黏膜上皮细胞，继而穿入细胞内生长繁殖。

（2）内毒素：志贺菌所有菌株都能产生强烈的内毒素，是主要的致病物质。内毒素可作用于肠黏膜，使肠壁通透性增高，促进对毒素的进一步吸收，引起发热、意识障碍、中毒性休克等中毒症状；内毒素能破坏肠黏膜，导致肠壁炎症、溃疡，引起腹泻，表现典型的黏液脓血便；内毒素还作用于肠壁自主神经系统，引起肠功能紊乱，肠蠕动失调和痉挛，尤其是直肠括约肌痉挛最明显，出现腹痛、里急后重等症状。

（3）外毒素：A 群志贺菌能产生一种外毒素称为志贺毒素。具有肠毒性、细胞毒性、神经毒性 3 种生物活性，可致水样腹泻、细胞坏死和神经麻痹。

2. 所致疾病　志贺菌属主要引起细菌性痢疾，多见于夏、秋季节。传染源是患者和带菌者，主要通过被该菌污染的水源、食物经消化道传播。志贺菌感染几乎只局限于肠道，病变部位多发生在结肠和直肠，多属于溃疡性结肠炎。一般不入侵血液。主要引起急性细菌性痢疾和慢性细菌性痢疾两种类型。

（1）急性细菌性痢疾（急性菌痢）：典型的急性细菌性痢疾发病较急，主要表现有发热、腹痛、腹泻，由水样便转为黏液脓血便，伴里急后重。若及时治疗，预后良好。

急性中毒性细菌性痢疾（中毒性菌痢），以儿童多见，常无明显的消化道症状而表现全身中毒症状。发病急骤，临床主要以高热（可在 40℃ 以上）、抽搐、休克、中毒性脑病为表现，可迅速发生循环及呼吸衰竭，病死率高。原因是患儿对内毒素敏感，内毒素迅速吸收入血引起微血管痉挛、缺血、缺氧，导致 DIC、多器官衰竭和脑水肿。

（2）慢性细菌性痢疾（慢性菌痢）：多因急性菌痢治疗不彻底，造成反复发作，迁延不愈，病程超过 2 个月以上者为慢性菌痢，临床症状不典型，易被误诊影响治疗。

有少数人群，细菌可在结肠形成无症状的带菌者，成为重要传染源。

3. 免疫性　志贺菌感染局限于肠黏膜层，一般不入血，主要依靠肠黏膜表面 SIgA 发挥抗感染作用。又因志贺菌的型别多，各型之间无交叉免疫，故病后免疫维持时间短，不牢固，不能防止再次感染。

临床　案例 13-1　　　患儿，2 岁。有不洁饮食史，因发热在个体诊所输液治疗 1 天无效，继之出现高热，体温达 40.2℃，伴惊厥、意识障碍入院。患儿血常规检查中性粒细胞增高。初步诊断：中毒性细菌性痢疾。

讨论：1. 为了确诊，需做什么检查？

2. 典型的细菌性痢疾有哪些临床表现？

3. 护士为患儿留取粪便标本应选择什么性状的粪便？标本采集有哪些注意事项？

（三）微生物学检查

1. 标本采集　尽可能在发病早期及抗生素使用之前采集新鲜粪便，挑取脓血或黏液部分，注意粪尿不能混合，及时送检。若不能及时送检，应将标本保存于30%甘油缓冲盐水或专门送检的培养基，再从速送检。中毒性菌痢可用肛门拭子检查法。

2. 分离培养与鉴定　粪便培养出痢疾杆菌是确诊细菌性疾病最直接的依据。将粪便（黏液脓血部分）或肛门拭子标本接种到肠道鉴别培养基或肠道选择培养基，经分离培养后挑取可疑菌落进行生化反应和血清学试验，以确定其菌群（种）与菌型。

此外，还可通过免疫染色法、免疫荧光菌球法、协同凝集试验、分子生物学方法等进行快速诊断。

（四）防治原则

对患者和带菌者早诊断、早隔离、早治疗，以控制传染源；加强食品卫生监督管理及水源、粪便的卫生管理，注意个人卫生，防蝇、灭蝇以切断传播途径；对从事饮食、保育工作的人员，须进行岗前健康体检。在流行季节，可口服志贺菌减毒活疫苗进行特异性预防。

治疗细菌性痢疾可选用磺胺类、庆大霉素、诺氟沙星、小檗碱等药物，但易产生耐药性，应根据药物敏感试验选择用药，提高疗效。

四、其他肠道杆菌

（一）变形杆菌属

变形杆菌属（*Proteus*）广泛分布在自然界以及人和动物的肠道中，有8个菌种，其中普通变形杆菌和奇异变形杆菌与医学密切相关。

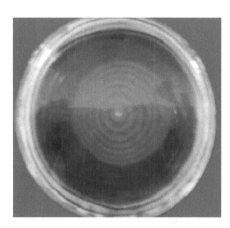

图 13-9　变形杆菌迁徙生长

革兰阴性杆菌，有明显多形性，如杆形、球形、丝状等。有周鞭毛，运动活泼；有菌毛，无荚膜。营养要求不高，在普通琼脂培养基上呈扩散生长，形成波纹状菌苔，称为迁徙生长现象（图13-9）。

变形杆菌属有O、H抗原两种，是作为分群和型的依据。普通变形杆菌 X_{19}、X_2、X_k 菌株的菌体O抗原（OX_{19}、OX_2、OX_k）与某些立克次体之间有共同抗原成分，故临床上常用这些变形杆菌菌株代替立克次体作为抗原，与相应患者血清作凝集反应，称为外斐反应，以辅助诊断立克次体病。

本菌属为条件致病菌，是医院感染的常见病原菌之一。在一定条件下引起泌尿系统感染，仅次于大肠埃希菌；变形杆菌与膀胱结石和肾结石的形成有关；此外，有的菌株还可引起创伤感染、脑膜炎、腹膜炎、败血症、胃肠型食物中毒等疾病。

（二）克雷伯菌属

克雷伯菌属（*klebsiella*）包括7个菌种，革兰阴性球杆菌，有较厚的荚膜为显著的特点，多数有菌毛，无鞭毛。兼性厌氧，营养要求不高，在普通琼脂培养基上形成较大的黏液型菌落，用接种环挑取菌落易拉成丝，有助于鉴别本菌（图13-10）。

对人类致病的主要是肺炎克雷伯菌，是重要的条件致病菌和医源性感染菌。该菌分为3个亚种，即肺炎亚种、鼻炎亚种和鼻硬结亚种。①肺炎亚种俗称肺炎杆菌，常寄居于人类的呼吸道和肠道中，一般不致病。当机体免疫力降低或长期使用抗生素导致菌群失调时，可引起多种感染，常见的有肺炎、支气管炎、泌尿道感染和创伤感染，严重者可导致败血症、脑膜炎、腹膜炎等，是目前医院感染中常见的条件致病菌。②鼻炎亚种俗称臭鼻杆菌，主要侵犯鼻咽部，引起慢性萎缩性鼻炎和鼻黏膜的化脓性感染。③鼻硬结亚种主要侵犯鼻咽部，导致慢性肉芽肿性病变和硬结形成。

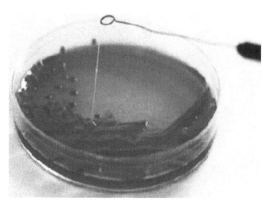

图 13-10　肺炎克雷伯菌菌落

第 3 节　螺　形　菌

　　螺形菌（*Spiral bacterium*）是一类菌体弯曲的细菌，主要包括弧菌属、螺杆菌属和弯曲菌属。对人类致病的主要有霍乱弧菌、副溶血性弧菌、幽门螺杆菌等。

一、弧　菌　属

　　弧菌属（vibrio）细菌是一大群菌体短小、弯曲呈弧形的革兰阴性菌，有单鞭毛，运动活泼。广泛分布于自然界，以水中最多。本菌属目前有 100 余种，与人类感染有关的至少 12 种，尤以霍乱弧菌和副溶血性弧菌最为重要。

知识链接 13-3

霍乱与流行

　　自 1817—1923 年间，曾发生六次世界性霍乱大流行，它起源于印度恒河三角洲，均由古典生物型引起，先后波及亚洲、非洲、欧洲和美洲的数十个国家和地区。1961 年的第七次世界大流行起源于印度尼西亚，由埃托生物型引起，至今已波及五大洲 140 个以上国家和地区。1992 年，印度等国相继发生一种新型霍乱流行，由霍乱弧菌 O139 血清群引起，这是首次由非 O1 群霍乱弧菌引起的流行，随后在亚洲传播，现已在 11 个国家中发现。

（一）霍乱弧菌

　　霍乱弧菌（Vibrio cholerae）是引起人类烈性肠道传染性霍乱的病原菌。霍乱发病急，传染性强，病死率高，为我国甲类法定传染病。自 1817 年以来，在人类历史上已发生过七次世界性霍乱大流行，属国际检疫的传染病。

　　1. 生物学性状

　　（1）形态与染色：革兰阴性菌，呈弧形或逗点状，有菌毛，在菌体一端有单鞭毛，运动非常活泼（图 13-11）。取霍乱患者米泔水样粪便或培养物做活菌悬滴法观察，可见弧菌运动活泼，呈"穿梭"样运动，涂片染色呈"鱼群状"排列。

　　（2）培养特性与生化反应：兼性厌氧，营养要求不高。耐碱不耐酸，在 pH 8.8～9.0 的碱性蛋白胨水或碱性琼脂平板上生长良好，故初次分离霍乱弧菌常用碱性蛋白胨水增菌。霍乱弧菌

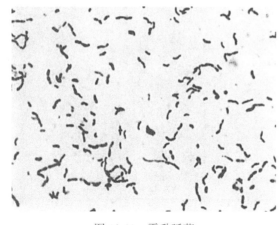

图 13-11　霍乱弧菌

可在无盐环境中生长，而其他致病性弧菌则不能生长，可用于鉴别。霍乱弧菌能分解葡萄糖、蔗糖、麦芽糖，产酸不产气；靛基质试验阳性，过氧化氢酶试验阳性，氧化酶试验阳性。

（3）抗原构造与分型：霍乱弧菌有 O 抗原和 H 抗原。根据 O 抗原不同，可将霍乱弧菌分为 155 个血清群，其中 O1 群和 O139 群引起霍乱，其余的血清群分布于地面水中，可引起人类胃肠炎等疾病。O1 群霍乱弧菌又可分为古典生物型和埃托生物型。

（4）抵抗力：对酸敏感，在正常胃酸中仅能存活 4 分钟。对热、干燥和一般消毒剂敏感，100℃煮沸 1～2 分钟可杀死细菌。对氯敏感，以 1 : 4 漂白粉水溶液处理患者排泄物或呕吐物 1 小时，0.5% 漂白粉澄清液或 0.1% 高锰酸钾浸泡水果、蔬菜均可达到消毒目的。在自然界的水中可存活 1～3 周，在鲜鱼、贝壳类食物上可存活 1～2 周，有时还可在水中越冬。

2. 致病性与免疫性

（1）致病物质：包括单鞭毛、菌毛和霍乱肠毒素。

1）单鞭毛：单鞭毛的运动有助于细菌穿过小肠黏膜表面的黏液层而到达肠壁上皮细胞。

2）菌毛：细菌依靠普通菌毛的黏附作用定植于小肠黏膜细胞。

3）霍乱肠毒素：目前已知的致腹泻能力最强的毒素，是主要的致病物质。由 A、B 两个亚单位组成，A 亚单位是霍乱肠毒素的毒性部分，B 亚单位是毒素的结合部分。B 亚单位可与小肠黏膜上皮细胞结合，介导 A 亚单位进入细胞，激活细胞膜上的腺苷酸环化酶，使 ATP 转变为 cAMP，细胞内 cAMP 浓度增高，导致肠黏膜上皮细胞的分泌功能亢进，分泌大量肠液，引起剧烈的呕吐、腹泻。

（2）所致疾病：引起霍乱。人是霍乱弧菌的唯一易感者。传染源为患者或带菌者，传播途径主要通过污染的水源或食物经消化道感染。正常胃酸条件下，需大量细菌进入才可感染，如胃酸减少时，少量细菌可引起感染。当病菌通过胃到达小肠后，黏附在小肠黏膜表面迅速繁殖，不侵入肠上皮细胞和肠腺，仅在黏膜局部繁殖产生霍乱肠毒素而致病。典型病例一般在病菌进入机体后的 2～3 天，突然出现剧烈的呕吐和腹泻，米泔水样排泄物。由于大量水分、电解质丢失而导致脱水、酸碱失衡、电解质紊乱及微循环功能障碍，引起代谢性酸中毒、低容量性休克、肾衰竭。如未及时治疗，病死率可达 60%；若及时补充液体及电解质，病死率可小于 1%。

（3）免疫性：病后可获得牢固的免疫力，以体液免疫为主，肠道黏膜分泌的 SIgA 发挥主要的保护性免疫作用，再感染者少见。

3. 微生物学检查

（1）标本采集与送检：采集患者米泔水样便、呕吐物、肛拭子等。霍乱弧菌不耐酸和干燥，注意粪、尿不能混合，快速送检。若不能及时送检，应将标本存放于碱性保存液中，标本要严密包装，专人运送。

（2）直接镜检：通过革兰染色进行显微镜下观察，呈鱼群状排列的革兰阴性弧菌；通过悬滴法观察细菌呈穿梭样运动有助于诊断。

（3）分离培养与鉴定：将标本接种至碱性蛋白胨水进行增菌，再作分离培养。挑取可疑菌落进行生化反应及血清学鉴定。

4. 防治原则　加强水源、食物卫生管理及粪便的管理；培养良好的卫生习惯，切断传播途径。加强进口物品的检疫工作，做好疫情报告；在流行区域，对人群接种霍乱疫苗进行特异性预防，保护易感人群。

及时发现患者，早隔离、早治疗，对患者的排泄物、污染物进行消毒灭菌。治疗关键是及时补充液体、电解质和抗菌治疗。常用的抗菌药物有四环素、多西环素、呋喃唑酮、氯霉素等，但可产生耐药性。

（二）副溶血性弧菌

副溶血性弧菌（V. parahemolyticus）是主要存在于近海岸的海水、海底沉积物及鱼类、贝壳等海产品中，是我国大陆沿海地区食物中毒最常见的一种病原菌。

1. 生物学性状　为革兰阴性菌，常呈弧状、杆状、丝状等多形性。有菌毛和单鞭毛，运动活泼，无芽孢和荚膜。与霍乱弧菌最显著的差别是嗜盐，在含有 3.5%NaCl 培养基中生长良好，无盐则不能生长。抵抗力弱，对热、酸敏感，加热 90℃ 1 分钟即死亡，1% 醋酸或 50% 食醋中 1 分钟死亡。在淡水中存活不超过 2 天，但在海水中能存活 47 天以上，冰冻海鱼中生存数月。

2. 致病性　引起食物中毒（胃肠型食物中毒）。人因食入未煮熟的海产品或被本菌污染的咸菜、咸蛋等盐渍食物而感染。该病常年均可发生，多发生在夏秋季节。潜伏期 5～72 小时，主要症状有呕吐、腹痛、腹泻和低热等，粪便多为水样，少数为血水样，病程短，恢复较快，病后免疫力不强，可重复感染。

3. 防治原则　加强食品卫生，对海产品、盐渍食品应煮熟后食用，可用食醋杀菌。治疗可选用庆大霉素、诺氟沙星、磺胺类药物，严重患者需输液和补充电解质。

二、螺杆菌属

螺杆菌属（*Helicobacter*）是一个新的菌属，目前已有 20 余种。其代表菌种是幽门螺杆菌，该菌为慢性胃炎的主要病原菌，与消化性溃疡、胃癌的发生密切相关，世界卫生组织已将该菌确定为Ⅰ类致癌因子。

（一）生物学性状

幽门螺杆菌（Helicobacter pylori，HP）为革兰阴性菌，菌体弯曲呈螺旋形、S 形或海鸥状（图 13-12），一端或两端有 2～6 根鞭毛，运动活泼。

微需氧菌，营养要求高，需在含有血液或血清等培养基上生长。生长缓慢，37℃培养 3～6 天可见针尖状、无色半透明菌落。生化反应不活泼，不分解糖类，尿素酶丰富，可迅速分解尿素释放氨，是鉴定该菌的主要依据之一。

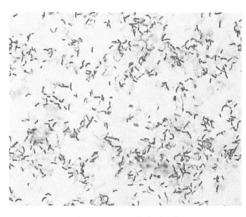

图 13-12　幽门螺杆菌

（二）致病性与免疫性

幽门螺杆菌是一种专门寄生于人胃黏膜上的细菌，人群感染较普遍，尤其在胃炎、胃溃疡和十二指肠溃疡患者的胃黏膜中，本菌的检出率可高达 80%～100%。传染源主要是人，传播途径主要是粪-口途径。

目前认为主要致病物质与尿素酶、菌毛、鞭毛、蛋白酶和毒素等多种致病因子有关。可引起慢性胃炎、消化性溃疡，与胃癌、胃黏膜相关 B 细胞淋巴瘤的发生有关。幽门螺杆菌的致病机制尚不明确，导致的疾病特征包括胃部的炎症，胃酸产生的改变和组织的破坏。该菌鞭毛的运动使细菌穿过胃黏膜的黏液层，到达胃黏膜上皮细胞的表面，依靠黏附素黏附定植于细胞表面，生长繁殖；尿素酶分解尿素产氨，中和胃酸，形成有利于幽门螺杆菌生存的微环境；幽门螺杆菌可产生空泡毒素和细胞毒素等，损伤胃黏膜，造成炎症、溃疡。幽门螺杆菌感染后，胃内亚硝胺、亚硝基化合物增多，可能使细胞发生基因突变，诱发胃癌或胃黏膜相关 B 细胞淋巴瘤。

机体感染幽门螺杆菌后，可产生相应的抗体，但对机体是否有保护作用尚不清楚。

（三）微生物学检查

胃窥镜下取胃黏膜活组织标本进行组织学检查是目前检出率最高的方法，还可进行尿素酶活性检测、细菌的分离培养、血清学检测及核酸检测等。

（四）防治原则

目前尚无有效的预防措施，幽门螺杆菌疫苗正在研制中。治疗可用抗菌疗法，多采用在胶体铋剂及质子泵抑酸剂的基础上，加两种抗生素的联合用药方法。

第 4 节　厌氧性细菌

厌氧性细菌（anaerobic bacteria）是一群必须在无氧环境下才能生长繁殖的细菌。根据能否形成芽孢，将厌氧性细菌分为厌氧芽孢梭菌属和无芽孢厌氧菌两大类。

一、厌氧芽孢梭菌属

厌氧芽孢梭菌属是一群能形成芽孢的革兰阳性杆菌，芽孢直径大多宽于菌体，使菌体膨大呈梭状而得名。主要分布于土壤、人和动物肠道，多为腐生菌，少数为致病菌，在适宜条件下，芽孢发芽形成繁殖体，产生外毒素，引起人和动物疾病，导致外源性感染。对人致病的主要有破伤风梭菌、产气荚膜梭菌和肉毒梭菌。

（一）破伤风梭菌

破伤风梭菌（C. tetani）俗称破伤风杆菌，是破伤风的病原菌。多因创伤或分娩过程中使用不洁器械剪断脐带等引起外源性感染，在感染的局部生长繁殖，释放外毒素致病。据估计，世界上每年约有 100 万病例发生，死亡率在 30%～50%，其中一半的死亡病例为新生儿。

1. 生物学性状　革兰阳性杆菌，菌体细长，有周鞭毛，无荚膜。芽孢圆形，直径比菌体宽，位于菌体顶端，使细菌呈鼓槌状，是本菌典型的形态特征（图 13-13）。专性厌氧，在普通琼脂平板上培养形成中心紧密、周边疏松、边缘不整齐

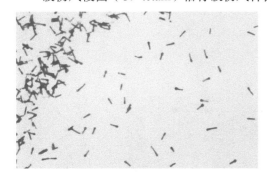

图 13-13　破伤风梭菌

似羽毛状的菌落；在血琼脂平板上形成薄膜状菌膜，易在培养基表面呈迁徙生长，有明显的溶血环。不发酵糖类，不分解蛋白质。

芽孢的抵抗力强，100℃煮沸1小时可被破坏，在干燥的土壤中可存活数10年。本菌繁殖体的抵抗力不强，对青霉素敏感。

2. 致病性与免疫性

（1）致病条件：破伤风梭菌广泛存在于自然界，尤以土壤最为常见，主要经伤口感染。致病的主要条件是伤口形成厌氧微环境：窄而深的伤口，伴有泥土或异物污染；大面积创伤、烧伤，坏死组织多、凝血块多，局部组织缺血；伤口同时伴有需氧菌或兼性厌氧菌的混合感染，都易使伤口形成厌氧微环境，有利于破伤风梭菌的生长繁殖。

（2）致病物质：破伤风梭菌能产生破伤风痉挛毒素和破伤风溶血毒素。破伤风痉挛毒素毒性极强，仅次于肉毒毒素，属神经毒素，对脊髓前角神经细胞和脑干神经细胞有高度的亲和性，是引起破伤风的主要致病物质。破伤风痉挛毒素化学成分为蛋白质，不耐热，65℃ 30分钟即被破坏，也可被肠道中的蛋白酶破坏。破伤风溶血素对氧敏感，在破伤风致病中的作用尚不清楚。

（3）致病机制：破伤风梭菌经伤口感染，只在局部生长繁殖，不进入血液，所产生的破伤风痉挛毒素入血形成毒血症。毒素主要经局部神经细胞扩散，也可经淋巴液、血液到达中枢神经系统，与脊髓前角神经及脑干神经的抑制性神经细胞结合，阻止抑制性介质的释放，干扰抑制性神经的神经元协调作用，使肌肉活动的兴奋与抑制失调，导致伸肌与屈肌同时强烈收缩，骨骼肌强直性痉挛。

（4）所致疾病：主要引起破伤风，多因较深的外伤如木刺伤、锈钉刺伤、开放性骨折、火器伤及烧伤等感染破伤风梭菌芽孢而致病。本病的潜伏期一般为7～14天，与原发感染部位与中枢神经系统的远近有关。发病早期有全身乏力、头痛、发热、肌肉酸痛、多汗、烦躁不安等前驱症状，以张口不便为特点；继而出现全身肌肉持续性收缩，首先为咀嚼肌痉挛，出现张口困难，牙关紧闭；面肌痉挛出现苦笑面容；继之颈部肌肉、背部肌肉和肢体肌肉发生强直性痉挛，出现典型的角弓反张（图13-14）。可因呼吸肌痉挛导致呼吸困难，自主神经系统功能紊乱引起心律不

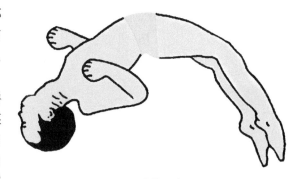

图13-14 破伤风角弓反张

齐、血压波动、出大汗等。严重患者可出现肺部感染、尿潴留、心力衰竭等并发症，多因窒息而死亡。

此外，还可因不洁的分娩引起新生儿破伤风，因其肌肉纤细而症状不典型，常表现不能哭啼和吸吮乳汁、活动少、呼吸弱，甚至出现呼吸困难。

（5）免疫性：机体对破伤风的免疫属于体液免疫，主要是抗毒素发挥中和作用。因破伤风痉挛毒素毒性极强，极少量即可致病尚不足以引起机体的免疫效应，故一般病愈后不会获得牢固免疫力。

　　　　患者，女，21岁。因赤脚在田间劳动时踩到碎玻片，自行包扎处理。4天
　　　　　　后出现头痛、烦躁、张口困难，继之牙关紧闭、面肌痉挛、苦笑面容，入院后
诊断为破伤风。医嘱：注射破伤风抗毒素及青霉素。
　　思考题：1. 该患者是由哪种病原菌引起的感染？
　　　　　　2. 诊断的依据是什么？

　　3. 微生物学检查　伤口直接涂片镜检和病菌分离培养阳性率很低，故一般不采集标本。根据典型的症状和病史即可做出临床诊断。

　　4. 防治原则　破伤风一旦发生，治疗效果不佳，故预防极为重要。

　　（1）一般性预防：加强宣传教育，不使用不洁的医疗器械或剪刀断脐及手术。正确处理伤口，及时清创、扩创，防止伤口内形成厌氧微环境。

　　（2）特异性预防：①对儿童等易受伤的人群接种破伤风类毒素进行人工主动免疫。我国目前对3～6个月的儿童接种百白破三联疫苗（含百日咳杆菌死疫苗、白喉类毒素和破伤风类毒素），接种3次，使机体产生特异性免疫力。②对伤口深且污染严重者，可立即注射破伤风抗毒素（tetanus antitoxin，TAT）以获得被动免疫作紧急预防，以阻止发病或减轻症状。

　　（3）治疗患者：①对破伤风患者的特异性治疗需用破伤风抗毒素（TAT），原则是早期、足量，TAT只能中和游离的破伤风痉挛毒素，毒素一旦与神经细胞结合，抗毒素就不能中和其毒性作用；因TAT为动物免疫血清制剂，必须做皮肤试验，检测有无超敏反应。②同时大剂量使用青霉素等抗生素抑制或杀死伤口内的破伤风梭菌和混合感染的细菌，减少毒素的产生。③采取镇静药、解痉药进行对症治疗，控制和解除痉挛，防止并发症的发生。

（二）产气荚膜梭菌

　　产气荚膜梭菌（C. perfringens）广泛分布于自然界及人和动物的肠道中，其芽孢常存在于土壤中，是人类气性坏疽和食物中毒的主要病原菌。根据其产生的毒素情况，将该菌分为A、B、C、D、E 5型，对人致病的主要为A型。

　　1. 生物学性状　为两端齐平的革兰阳性粗大杆菌，芽孢呈椭圆形，位于菌体中央或次极端，直径不大于菌体（图13-15）。在机体内可形成明显的荚膜，无鞭毛。

　　专性厌氧，最适温度为42℃，在血琼脂平板上生长呈中等大小光滑型菌落，多数菌株有双层溶血环。本菌代谢活跃，能分解多种糖类产酸产气。在牛奶培养基中能分解乳糖产酸，使牛奶中的酪蛋白凝固，并产生大量的气体，将凝固的酪蛋白冲成蜂窝状，气势凶猛，称为"汹涌发酵"（图13-16），为本菌鉴别的主要特征。

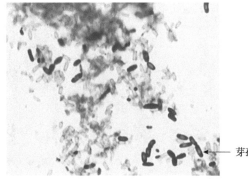

芽孢

图 13-15　产气荚膜梭菌

　　2. 致病性

　　（1）致病物质：产气荚膜梭菌能产生10余种外毒素，有些外毒素同时又是胞外酶。α毒素是最重要的毒素，能分解细胞膜上的磷脂，造成红细胞、白细胞、血小板和内皮细胞溶解，血

管通透性增加，引起溶血、组织坏死、肝脏及心功能受损，在气性坏疽的形成中起主要作用。此外，还能产生肠毒素，主要作用于回肠和空肠，改变肠黏膜细胞膜的通透性，导致腹泻。

（2）所致疾病

1）气性坏疽：是严重的创伤感染性疾病，60%～80%由A型引起。多见于战伤和地震灾害，也可见于大面积创伤的工伤、车祸等。其致病条件与破伤风梭菌相似，多见于四肢。因本菌产生多种毒素和侵袭性酶，发酵肌肉和组织中的糖类，产生大量气体，造成气肿；同时血管通透性增加，水分外渗，造成局部水肿（图13-17）。表现为组织胀痛剧烈，水气夹杂，触摸有捻发音，继之局部组织进行性坏死，伴

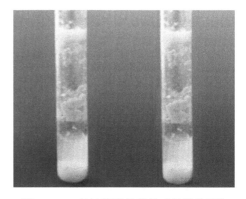

图13-16　产气荚膜梭菌的"汹涌发酵"

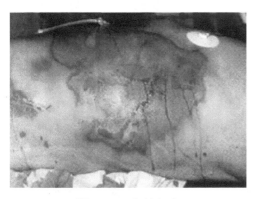

图13-17　气性坏疽

有恶臭，严重者可引起毒血症、休克、死亡。

2）食物中毒：食入被本菌污染的食物（主要为肉类食品）引起胃肠型食物中毒。主要由A型产气荚膜梭菌可产生肠毒素致病。潜伏期短，临床表现为腹痛、腹胀、水样腹泻等，无发热、恶心和呕吐，1～2天可自愈。

3）坏死性肠炎：由C型产气荚膜梭菌污染食物而引起。发病急，临床表现为腹痛、腹泻、血便，可并发腹膜炎、周围循环衰竭，病死率高达40%。

3. 防治原则　对感染部位尽早清创扩创，彻底清除感染和坏死组织，必要时截肢以防止病变扩散。治疗患者，使用大剂量青霉素等抗生素杀死病原菌和其他细菌。早期可使用气性坏疽多价抗毒素血清和高压氧舱法，后者可抑制厌氧菌的生长与毒素产生。

（三）肉毒梭菌

肉毒梭菌（C. botulinum）广泛存在于土壤及动物粪便中，主要引起食物中毒和婴儿肉毒中毒，病死率极高。

1. 生物学性状　为革兰阳性粗短杆菌，无荚膜，有周鞭毛。芽孢椭圆形，直径比菌体宽，位于次极端，使菌体呈网球拍状或汤匙状（图13-18）。专性厌氧，在普通琼脂平板上生长，能产生脂酶，在卵黄培养基上，菌落周围出现混浊圈。

2. 致病性

（1）致病物质：肉毒毒素是其主要的致病物质，是目前已知毒性最强烈的细菌毒素，毒性比氰化钾强1万倍，对人的致死量约为0.1μg。肉毒毒素不耐热，煮沸1分钟即可被破坏；对酸和蛋白酶的抵抗力较

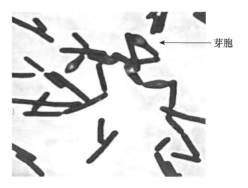

芽胞

图13-18　肉毒梭菌

强，不易被胃肠道消化液破坏。

该毒素属于神经毒素，主要作用于中枢神经系统的脑神经核、外周神经肌肉接头及自主神经末梢，阻碍乙酰胆碱释放，导致肌肉弛缓性麻痹。

（2）所致疾病

1）食物中毒：多为食入肉毒毒素污染的食物引起的神经型食物中毒，如发酵豆制品、罐头、火腿、香肠等，因食品在制作过程中被肉毒梭菌芽孢污染，未彻底灭菌而引起食物中毒。该病是单纯性肉毒毒素中毒。其特点是消化道症状很轻或完全缺如，以肌肉麻痹为主要表现，如眼睑下垂、复视、斜视等眼肌麻痹，吞咽、咀嚼困难、口齿不清等咽部肌肉麻痹，进而膈肌麻痹、呼吸困难导致死亡。

2）婴儿肉毒中毒：多见于1岁以下，特别是6个月以内的婴儿。因肠道特殊的环境及缺乏能拮抗肉毒梭菌的正常菌群，食入被本菌芽孢污染的食品（如蜂蜜），芽孢发芽转变为繁殖体，产生毒素而致病。临床表现与肉毒毒素引起的食物中毒类似，婴儿肉毒中毒者的首发症状是便秘，还可表现为吮吸、啼哭无力，并迅速出现脑神经麻痹，多因中枢性呼吸衰竭死亡，是婴儿猝死的原因之一。

3）创伤感染中毒：因外伤感染肉毒梭菌芽孢，芽孢在局部厌氧环境中发芽转变为繁殖体，并释放肉毒毒素，导致机体肉毒中毒。

3. 防治原则　加强食品卫生的管理和监督，个人防护包括低温保存食品，防止芽孢发芽，加强食品的加热消毒措施，破坏毒素。对患者应尽早治疗，早期注射肉毒梭菌的多价抗毒素；同时加强护理和对症治疗，尤其是维持呼吸功能，降低死亡率。

（四）艰难梭菌

艰难梭菌为革兰阳性粗大杆菌，无荚膜，有鞭毛，有芽孢。芽孢为卵圆形，位于菌体次极端，直径比菌体宽。本菌对氧气极敏感，芽孢可在外界存活数月，一般消毒剂难以将其杀灭。

大多数艰难梭菌能产生A、B两种毒素，其中毒素A为肠毒素，可损伤肠道黏膜，导致大量液体分泌及出血性坏死；毒素B为细胞毒素，能使肌动蛋白解聚，可破坏细胞骨架，使局部肠壁细胞坏死。

艰难梭菌是人类肠道中正常菌群之一，当长期使用或不正当使用某些抗生素（如克林霉素、头孢霉素、氨苄西林、红霉素等）后，引起肠道内的菌群失调，耐药的艰难梭菌大量繁殖并释放毒素，引起内源性感染。临床常见抗生素相关性腹泻和假膜性肠炎等疾病，严重者可危及生命。治疗需及时停用相关抗生素，改用本菌敏感的万古霉素或甲硝唑等。

知识拓展 13-1

假膜性肠炎

正常人的肠道内有少量金黄色葡萄球菌寄居。当长期使用广谱抗生素后，引起肠道内菌群失调，耐药性金黄色葡萄球菌在肠道内大量生长繁殖产生肠毒素，患者主要表现为腹泻、呕吐等，因患者的肠黏膜被一层炎性假膜所覆盖，此假膜由炎性渗出物、肠黏膜坏死组织和细菌组成，故称假膜性肠炎。但随着研究深入，现在普遍认为滥用抗生素引起的假膜性肠炎主要是由艰难梭菌所致，金黄色葡萄球菌仅为协同菌。

二、无芽孢厌氧菌

无芽孢厌氧菌是一大类寄生于人和动物体内厌氧生长的正常菌群，主要分布在皮肤、口腔、上呼吸道、胃肠道及泌尿生殖道，在数量上占绝对优势，是其他非厌氧性细菌的 10～1000 倍。如在肠道菌群中，无芽孢厌氧菌占 99.9%，大肠埃希菌仅占 0.1%。在一定条件下可成为条件致病菌导致内源性感染。在临床厌氧菌感染中，无芽孢厌氧菌的感染率占 90%，以混合感染多见。

（一）常见无芽孢厌氧菌的种类与分布

无芽孢厌氧菌种类繁多，与人类疾病相关的主要有 10 个菌属。无芽孢厌氧菌包括革兰阳性球菌、杆菌与革兰阴性球菌、杆菌 4 类。临床上以革兰阴性的脆弱类杆菌、产黑色素类杆菌及革兰阳性的消化链球菌所引起的感染最为多见，其中临床上以脆弱类杆菌的感染占首位。

常见无芽孢厌氧菌的种类与分布，见表 13-4。

表 13-4　常见无芽孢厌氧菌的种类与分布

形态与染色	常见菌属	主要分布部位
革兰阳性杆菌	丙酸杆菌属：痤疮丙酸杆菌	皮肤
	双歧杆菌属：双歧杆菌（有益）	肠道
	齿双歧杆菌	口腔
	真杆菌属：迟钝真杆菌	肠道
	放线菌属：衣氏放线菌	口腔、呼吸道、肠道
革兰阴性杆菌	类杆菌：脆弱类杆菌	肠道、泌尿道
	产黑色素类杆菌	口腔、肠道、泌尿道
	梭杆菌：核梭杆菌	口咽部、牙龈沟
	坏死梭杆菌	口腔、胃肠道
	普雷沃菌属：普雷沃菌	口腔
	紫单胞菌属	口腔
革兰阳性球菌	消化链球菌属：普氏消化链球菌	阴道
革兰阴性球菌	韦荣菌属：韦荣球菌	咽喉部

（二）致病性

1. 致病条件　无芽孢厌氧菌是寄生于皮肤和黏膜上的正常菌群，在某些特定条件下成为条件致病菌，导致内源性感染。致病条件包括：寄居部位改变；机体的免疫功能下降；菌群失调；局部厌氧微环境的形成。

2. 致病物质　主要有：①菌毛、荚膜等表面结构，可吸附和侵入上皮细胞及各种组织；②产生多种侵袭性酶、毒素等，如透明质酸酶，胶原酶、蛋白酶、DNA 酶、内毒素、溶血素、肠毒素等。

3. 感染特征　无芽孢厌氧菌感染的特征主要有：①多为内源性感染，呈慢性过程；②无特定病型，大多为化脓性感染，形成局部炎症、脓肿、组织坏死，亦可入血引起败血症；③分泌物或脓液黏稠，多为血色或棕黑色，有恶臭，有时有气体产生；④使用氨基糖苷类抗生素（链霉素、庆大霉素、卡那霉素）长期治疗无效；⑤分泌物直接涂片可见细菌，但常规培养无细菌生长。

4. 所致疾病　无芽孢厌氧菌的感染可遍及全身各部位，临床常见的有以下疾病。

（1）口腔感染：主要由革兰阴性无芽孢厌氧杆菌引起，大多为牙源性感染，如牙周炎、牙髓炎等。

（2）呼吸道感染：厌氧菌可感染上、下呼吸道的任何部位，如扁桃体周围蜂窝织炎、吸入性肺炎、坏死性肺炎、肺脓肿和脓胸等。厌氧菌的肺部感染发生率仅次于肺炎链球菌性肺炎。

（3）腹腔感染：胃肠道因手术、创伤、穿孔及其他异常引起的腹膜炎、腹腔脓肿等感染，主要与消化道厌氧菌有关。在腹腔感染中，脆弱类杆菌占病原菌的 60% 以上。

（4）女性生殖道和盆腔感染：手术或其他并发症引起的女性生殖道一系列严重感染中，如盆腔脓肿、输卵管卵巢脓肿、子宫内膜炎、脓毒性流产等，厌氧菌是主要病原体。

（5）中枢神经系统感染：最常见的是脑脓肿，多因中耳炎、乳突炎、鼻窦炎等扩散和转移所致，以革兰阴性无芽孢厌氧杆菌常见。

（6）皮肤及软组织感染：多因外伤、手术、局部缺血所致。

（7）败血症：主要因腹腔和女性生殖道感染扩散所致，多为脆弱类杆菌，其次为消化链球菌。

（三）微生物学检查

1. 标本采集　无芽孢厌氧菌大多是人体正常菌群，采集标本应注意避免正常菌群的污染，应从感染的中心处采取标本；最可靠的标本是切取或活检得到的组织标本和从感染深部吸取的渗出物或脓汁。由于厌氧菌对氧敏感，故采集的标本应置于厌氧标本瓶中，迅速送检。

2. 直接镜检、分离培养与鉴定　将标本直接涂片染色，进行细菌形态、染色性等观察；并将标本接种到特殊培养基或选择培养基，需在厌氧环境中进行。根据生长情况再进行生化反应鉴定。此外，还可用核酸杂交、PCR 等分子生物学方法进行快速诊断。

（四）防治原则

目前尚无特异的预防方法。注意清洗创面，去除坏死组织和异物，维持局部良好的血液循环，防止局部形成厌氧微环境是预防厌氧菌感染的防治原则。正确选择抗生素，大多数革兰阴性厌氧菌对甲硝唑、克林霉素、亚胺培南、哌拉西林等敏感；革兰阳性厌氧菌对万古霉素敏感；对氨基糖苷类及四环素类抗生素不敏感。近年来，由于耐药菌的出现，因此在治疗前应对分离菌进行药物敏感试验，指导临床选用药物。

第 5 节　分枝杆菌属

分枝杆菌属（*Mycobacterium*）是一类菌体细长、略带弯曲的杆菌，因有分枝生长的趋势而得名。本属细菌的细胞壁中含有大量脂质，故生长形成粗糙的疏水性菌落，且细菌一般不易着色，需在染色时加温或延长染色时间。常用抗酸染色法，因能抵抗盐酸乙醇的脱色，故又称抗酸杆菌。分枝杆菌属的种类繁多，对人有致病作用的最典型的代表是结核分枝杆菌。

结核分枝杆菌（mycobacterium tuberculosis）俗称结核杆菌，是引起结核病的病原菌。本菌分为人型、牛型、非洲型及鼠型，人型是人类结核病的主要病原菌，其次是牛型。可侵犯身体各组织器官，其中以肺结核（也称痨病）最多见。目前结核病是全球尤其是发展中国家严重的慢性传染病之一。

知识链接 13-4

结核病的流行

随着抗结核药物的产生和发展，社会卫生及经济状况的改善，全球结核的发病率和死亡率曾大幅度下降。但 20 世纪 80 年代，由于耐药菌株的出现，人群流动的增多及艾滋病、吸毒、免疫抑制剂、酗酒、贫困等原因，结核病的发病率又呈上升趋势。世界卫生组织（WHO）指出，全球每年约有 900 万新发病例，每年死于结核病的约 300 万人，其中 95% 发生在发展中国家。近年来我国肺结核的发病率和死亡人数在 27 种法定报告传染病中居首位，每年因结核病死亡人数约为 25 万人。结核病至今仍是世界范围内危害严重的传染病之一。

一、生物学性状

1. 形态与染色　菌体细长略带弯曲，长 1～4μm，宽约 0.4μm，常呈分枝状或聚集成团。有荚膜，无芽孢和鞭毛。常用齐 - 尼抗酸染色法，结核分枝杆菌染成红色，为抗酸染色阳性菌（图 13-19）；其他非抗酸菌和细胞杂质等均染成蓝色。在结核性脓疡、痰等标本中可见非抗酸性革兰阳性颗粒，为莫赫（Much）颗粒，呈丝状或颗粒状，为 L 型细菌。

2. 培养特性　专性需氧，营养要求高，常用含有蛋黄、马铃薯、甘油等的罗氏培养基分离培养。最适生长温度为 37℃，最适 pH 为 6.5～6.8，生长缓慢，分裂一代需要 18～24 小时，一般培养 3～4 周可见菌落生长。菌落干燥呈颗粒状、乳白色或米黄色，不透明，形似菜花状（图 13-20）。在液体培养基中，由于细菌含有大量脂质，形成菌膜浮于液面。

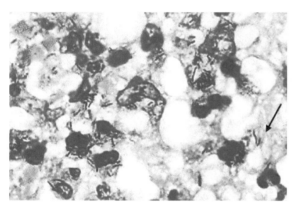
图 13-19　结核分枝杆菌

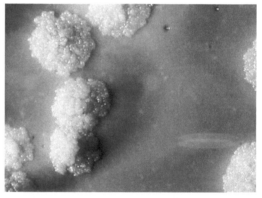
图 13-20　结核分枝杆菌菌落

3. 抵抗力　因结核分枝杆菌细胞壁中含有大量脂质，对某些理化因素的抵抗力较强。①耐干燥，在干燥的痰液中可存活 6～8 个月，黏附在灰尘上可保持传染性 8～10 天。②耐酸碱，在 3% 盐酸、6% 硫酸或 4% 氢氧化钠溶液中 30 分钟仍具有活性。③耐染料，结核分枝杆菌对一定浓度的孔雀绿或结晶紫有抵抗力，加在培养基中可抑制杂菌生长。④对湿热、紫外线、乙醇敏感，加热 62～63℃ 15 分钟可杀死结核杆菌，用于牛奶消毒；烈日曝晒下 2～7 小时或 75% 乙醇消毒 2 分钟即可被杀死。⑤对异烟肼、链霉素、利福平、乙胺丁醇等抗结核药敏感，但长期使用易出现耐药性。

4. 变异性　结核分枝杆菌因环境改变而易发生形态（L 型细菌）、菌落、毒力、免疫原性和耐药性等变异。卡介苗（BCG）即为牛型结核分枝杆菌的变异株，由 Calmette 和 Guerin 二人将有毒的牛型结核分枝杆菌进行培养，经 13 年 230 次传代，使其毒力发生变异，制成减毒活疫苗，广泛用于结核病的预防。

二、致病性与免疫性

结核分枝杆菌不产生内、外毒素，也不产生侵袭性的酶类。其致病作用主要靠菌体成分，还可能与细菌在组织细胞内大量繁殖引起炎症、代谢产物的毒性、机体对菌体成分产生的免疫病理损伤有关。

1. 致病物质　主要是细胞壁中的脂质及菌体蛋白，与其致病性密切相关。

（1）荚膜：有助于细菌在宿主细胞上黏附，并有抗吞噬及保护菌体的作用。

（2）菌体成分：包括脂质、蛋白质和多糖。①脂质。约占细胞壁干重的60%，其含量与细菌毒力密切相关。主要成分有磷脂、索状因子、腊质D、硫酸脑苷脂等。磷脂能刺激单核细胞增生，抑制蛋白酶的分解，使病灶组织溶解不完全，形成干酪样坏死和结核结节；索状因子因能使结核分枝杆菌呈索状生长而得名，能破坏线粒体膜，抑制中性粒细胞游走和吞噬，引起慢性肉芽肿；蜡质D可诱发机体产生迟发型超敏反应，并有免疫佐剂的作用；硫酸脑苷脂可抑制吞噬细胞中的吞噬体与溶酶体融合，使结核分枝杆菌在吞噬细胞内长期存活。②蛋白质。结核分枝杆菌含有多种蛋白质，其中最重要的是结核菌素。结核菌素与蜡质D结合，能诱发机体对结核菌素的迟发型超敏反应。③多糖。可使中性粒细胞增多，引起局部病灶细胞浸润。

2. 所致疾病　引起结核病。传染源主要是患者，尤其是排菌的结核患者。传播途径主要是呼吸道、消化道和破损的皮肤黏膜等，侵犯多种组织器官引起相应器官的结核病，其中以呼吸道感染引起的肺结核最为多见。

（1）肺部感染（肺结核）：由于结核杆菌的毒力、数量及机体的免疫状态不同，肺结核可分为原发感染和原发后感染两大类。

1）原发感染：为初次感染，多见于儿童。病菌随飞沫、尘埃经呼吸道进入肺泡，被巨噬细胞吞噬，在其中生长繁殖，并最终导致细胞死亡裂解。释放出的结核分枝杆菌在肺泡内形成以中性粒细胞及淋巴细胞浸润为主的渗出性炎症病灶，称为原发病灶。因机体缺乏特异性免疫，原发病灶内的病菌可经淋巴管扩散至肺门淋巴结，引起淋巴管炎和肺门淋巴结肿大。原发病灶、淋巴管炎及肿大的肺门淋巴结，X线胸片显示哑铃状阴影称为原发复合征。随着机体抗结核免疫力的建立，原发灶大多纤维化和钙化而自愈。极少数患者因免疫力低下，病菌可经血流扩散至全身，引起全身粟粒性结核或结核性脑膜炎。原发感染以病灶易扩散为特点。

2）原发后感染：为再次感染，多发生于成人或较大儿童。感染多为潜伏于原发病灶内的细菌（内源性感染），也可是外来的细菌（外源性感染）。由于机体已建立了特异性的细胞免疫，对结核分枝杆菌有较强的局限能力，故原发后感染主要表现为肺部出现慢性肉芽肿性炎症，形成结核结节，发生纤维化或干酪样坏死，甚至液化形成空洞。以病灶局限为特点，一般不累及邻近的淋巴结，病变常发生在肺尖部位。

（2）肺外感染：部分肺结核患者体内的结核分枝杆菌可经血液、淋巴液扩散侵入肺外组织器官，引起脑、肾、骨、关节、生殖器官等结核；痰菌咽入消化道可引起肠结核、结核性腹膜炎等；通过破损皮肤感染可引起皮肤结核。

3. 免疫性与超敏反应

（1）免疫性：人类对结核分枝杆菌的感染率很高，但发病率较低，这表明人类机体对结核分枝杆菌有一定的免疫力。结核分枝杆菌为胞内寄生菌，机体抗结核免疫主要依靠细胞免疫，这种免疫属于有菌免疫或传染性免疫，即只有结核分枝杆菌或其组成成分在体内存在时才有免疫力，当机体内的结核分枝杆菌或组成成分全部消失，免疫力也随之消失。

（2）超敏反应：机体获得对结核分枝杆菌免疫力的同时，菌体的一些成分如蛋白质与蜡质D共同刺激机体T淋巴细胞，引起强烈的Ⅳ型超敏反应（主要表现为局部组织的炎症反应）。T

淋巴细胞发挥细胞免疫清除靶细胞内寄生的结核分枝杆菌，同时损伤靶细胞，造成局部组织的炎症反应。因此，在结核感染的免疫机制中，同时伴有特异性 T 细胞介导的Ⅳ型超敏反应的发生。

（3）结核菌素试验：是用结核菌素进行皮肤试验来测定机体对结核分枝杆菌是否存在Ⅳ型超敏反应的一种体内试验。用以判断受试者是否感染过结核分枝杆菌及检测机体的免疫功能状况。

1）原理：结核的免疫属于有菌免疫，人类感染结核分枝杆菌后，机体发挥免疫力的同时可产生Ⅳ型超敏反应。将一定量的结核菌素注入皮内，若受试者曾感染结核分枝杆菌，则在注射的部位出现Ⅳ型超敏反，表现为红肿、硬结等炎症反应；若未感染过结核分枝杆菌，注射部位反应不明显。

2）试剂：结核菌素试剂有旧结核菌素（old tuberculin，OT）和纯蛋白衍生物（purified protein derivative，PPD）两种。前者是将结核分枝杆菌培养物加热处理的粗制品，主要成分为结核分枝杆菌蛋白；后者是将 OT 经三氯醋酸沉淀后的纯化物，目前多用 PPD。

3）方法：常规试验取 PPD 5U 在受试者前臂掌侧做皮内注射，48～72 小时后观察结果。

4）结果判断及意义：①阴性反应。注射部位红肿硬结直径小于 5mm，表明机体未感染过结核分枝杆菌，对结核分枝杆菌无免疫力，但应考虑以下情况：原发感染初期、严重的结核病患者、患其他严重疾病致免疫功能低下者或使用免疫抑制药者等。②弱阳性反应。注射部位红肿硬结直径为 5～9mm。③阳性反应。注射部位红肿硬结直径 10～19mm，表明机体已感染结核分枝杆菌或卡介苗接种成功，对结核分枝杆菌有免疫力。④强阳性反应。注射部位红肿硬结直径在 20mm 以上或局部有水疱、坏死，表示机体可能有活动性结核，应进一步检查。如 3 岁以下的幼儿呈强阳性，则提示为新近感染的活动性结核病。

5）应用：结核菌素试验可用于选择卡介苗接种对象及卡介苗接种后免疫效果的测定；婴幼儿（未接种过卡介苗）结核病的辅助诊断；测定肿瘤患者的细胞免疫功能；对未接种卡介苗的人群作结核分枝杆菌感染的流行病学调查。

三、微生物学检查

1. 标本采集　根据感染部位不同，采集不同标本。如痰液、粪便、尿液、脓汁、脑脊液、胸腔积液、腹水等。无杂菌标本直接离心沉淀集菌，有杂菌的标本需经酸碱处理、浓缩、集菌，再进行检测。

2. 检查方法　标本直接涂片或集菌后涂片，用抗酸染色镜检，若镜检找到抗酸阳性杆菌，可初步诊断，需进一步分离培养鉴定；必要时可做生化反应和动物实验进行鉴定。近年来可采用聚合酶链反应扩增（PCR）技术快速鉴定结核分枝杆菌的 DNA，阳性检测率高。

在痰液中找到结核分枝杆菌是确诊肺结核的重要依据。

四、防治原则

1. 一般性预防　加强卫生宣传教育，隔离和有效治疗排菌患者是控制结核病传播的最主要措施；注意个人卫生，尤其肺结核患者严禁随意吐痰，将痰吐在纸上用火焚烧；接触痰液后用流水清洗双手；实行分餐制，用具单独使用，定期消毒；与排菌阳性的结核病患者密切接触的家庭成员（结核菌素试验阳性者），尤其是儿童，可服用异烟肼进行药物预防。

2. 特异性预防　对人群进行卡介苗接种是预防结核病流行最有效的措施。目前我国规定新生儿出生后即接种卡介苗，7 岁时复种，若在农村 12 岁时再复种一次。目前正在研制一些新的结核疫苗，如亚单位疫苗、基因重组疫苗、核糖体 RNA 疫苗等。

3. 治疗患者　抗结核治疗原则是早期、联合、适量、规则、全程用药，尤以联合和规则用药可提高疗效并减少耐药性。目前常用药物有异烟肼、利福平、链霉素、乙胺丁醇、喹诺酮类等。

第6节　其他致病性细菌

现将其他重要致病性细菌种类与要点列表，见表13-5。

表13-5　其他致病性细菌

菌名	生物学性状	致病物质	所致疾病	防治原则
白喉棒状杆菌	G^+，菌体细长弯曲，一端或两端膨大呈棒状，异染颗粒明显。营养要求高，吕氏培养基生长良好。抵抗力强	白喉外毒素	经呼吸道传播，引起白喉	用百白破三联疫苗或白喉类毒素预防；用白喉抗毒素紧急预防和治疗
炭疽芽孢杆菌	G^+，菌体呈竹节状排列，可形成荚膜，芽孢位于菌体中央，小于菌体宽度。抵抗力强	荚膜、炭疽毒素	通过皮肤接触、呼吸道或消化道感染，引起人畜炭疽病	加强动物检疫，病畜严禁解剖，需深埋或焚烧。接种炭疽减毒活疫苗预防
铜绿假单胞菌（即绿脓杆菌）	G^-，小杆菌，有鞭毛、荚膜、菌毛，能产生水溶性绿色色素。对外界抵抗力强，对多种抗生素耐药	内毒素、菌毛、荚膜、外毒素	是医院感染的常见病原菌，通过空气、接触等传播，引起各种继发感染，如术后伤口感染、败血症等	严格无菌操作，防止医源性感染。合理用药，防止耐药性产生
百日咳鲍特菌（即百日咳杆菌）	G^-，小杆菌，新分离菌株有荚膜和菌毛，用鲍氏培养基培养生长良好。抵抗力较弱	荚膜、菌毛、内毒素及外毒素	经呼吸道传播，引起百日咳	早期隔离患儿，接种百日咳菌苗或百白破三联疫苗
流感嗜血杆菌	G^-，短小球杆菌，毒力株有荚膜。与葡萄球菌一起培养，出现卫星现象。营养要求高，抵抗力弱	荚膜、菌毛、内毒素等	原发性感染多见于婴幼儿；继发性感染多见于成人	接种荚膜多糖疫苗预防
嗜肺军团菌	G^-，小杆菌，呈多形性。有鞭毛、菌毛。抵抗力较强。	菌毛、多种酶与毒素	经呼吸道传播，引起军团菌病	无特异性疫苗。对供水系统定期检查和消毒
布鲁菌	G^-，小球杆菌，专性需氧，营养要求高，生长缓慢，抵抗力较强	内毒素、荚膜、侵袭性酶	通过消化道、呼吸道、皮肤等多途径感染，引起动物母畜流产和人类波浪热	加强动物检疫和食品卫生管理。接种减毒活疫苗进行预防

对　接　临　床

1. 为什么面部危险三角区的疖肿不能用手挤压？

面部危险三角区的疖肿受挤压时，化脓性病原菌（如金黄色葡萄球菌等）可沿眼静脉和内眦静脉进入颅内海绵状静脉窦，引起化脓性海绵状静脉窦炎，出现眼部及其周围组织红肿和疼痛，并伴有寒战、高热、头痛、甚至昏迷，病死率很高。

2. 龋齿是怎样形成的？如何预防？

龋齿又称虫牙、蛀牙，是细菌性疾病，也是口腔主要的常见病。是变形链球菌、放线菌属和乳杆菌等分解食物糖（特别是蔗糖和精制糖类等），紧紧贴附于牙面，由唾液蛋白形成的获得性膜。这种获得性膜可以牢固的黏着于牙面，而且在适宜温度下，有足够的时间在菌斑深层产酸，侵袭牙齿，使之脱矿，并进而破坏有机质，产生龋洞。可降低咀嚼功能，影响儿童生长发育、正确发音和美观。对于龋齿的预防，关键在于：①养成早晚刷牙、饭后漱口的好习惯；②经常参加体育锻炼，定期检查口腔，一般 12 岁以下者应每年检查一次；③少吃酸性、含糖量高的食物，多摄入富含钙、无机盐等营养食物，尽可能食用高纤维粗糙食物等。

　　3. 肉毒毒素有强烈的毒性，为什么能应用于美容领域？

　　肉毒毒素应用于美容领域主要体现在局部注射除皱。毒素首先结合于神经元，进而进入神经细胞胞浆中，最后抑制乙酰胆碱作用于神经肌肉接头使肌肉发生麻痹，称神经肌肉功能去神经。通常注射 2～3 天出现肌肉运动的减弱。但最终轴突可萌芽形成新运动终板，同时无功能的运动单位被吸收，从而肌肉功能逐渐得以恢复。在皱纹处注射一针肉毒素，一般 3～14 天后皱纹就会逐渐展平。临床上肉毒毒素注射除皱的效果一般可维持 3～6 个月。与化学剥皮、胶原注射等手术相比，具有损伤小、无创伤、见效快等优点。

　　但是，肉毒毒素也有副作用。它是由于麻痹了肌肉使得肌肉没有跳动能力而消除了皱纹，所以也具有维持时间短，需要定期反复注射，偶尔产生淤青、头痛、过敏、复视、眼睑下垂或面部表情不自然等缺点。

扫一扫，测一测

练习与思考

一、名词解释

　　1. 肥达试验　2. 结核菌素试验

　　3. "汹涌发酵"

二、填空题

1. 对人致病的革兰阴性化脓性葡萄球菌有_____和_____。

2. A 群溶血性链球菌引起的超敏反应性疾病主要有_____和_____。

3. 肺炎链球菌主要致病物质是_____，主要通过_____传播，引起的疾病主要是_____。

4. 甲型溶血性链球菌菌落周围可形成_____溶血环，故甲型链球菌又称_____链球菌。

5. 沙门菌属主要引起的疾病有_____、_____、_____等。

6. 志贺菌属根据 O 抗原不同分为_____、_____、_____ 和_____ 4 个群，其中我国最常见的是_____。

7. 霍乱弧菌主要的致病物质是_____，引起的疾病是_____。

8. 目前已知毒性最强的细菌毒素是_____。

9. 结核分枝杆菌常用染色法是_____，被染成_____色，为抗酸菌。

10. 白喉是一种急性呼吸道传染病，主要特征为患者咽喉部出现_____，引起的病原菌是_____。

三、思考题

1. 叙述破伤风梭菌的致病条件与防治原则。

2. 葡萄球菌和链球菌引起局部化脓性炎症的特点是什么？为什么？

3. 结核菌素试验的原理是什么？其结果怎样判断？有何意义？

（谢玲林）

第14章 其他原核细胞型微生物

学习目标

1. 掌握：肺炎支原体、沙眼衣原体、梅毒螺旋体、钩端螺旋体、立克次体和放线菌的致病性。
2. 熟悉：支原体、衣原体、立克次体、螺旋体和放线菌主要的生物学特性。
3. 了解：支原体、衣原体、立克次体、螺旋体和放线菌的防治原则。

扫一扫，知重点

第1节 支　原　体

支原体（mycoplasma）是一类缺乏细胞壁，呈高度多形性，能通过滤菌器、能独立生活的最小原核细胞型微生物。

一、生物学性状

1. 形态结构　支原体无细胞壁，呈多形性，有球形、杆形、丝状和分枝状等。菌体大小一般在 0.3～0.5μm，革兰染色阴性，但不易着色，常用 Giemsa 染色，染成淡紫色。细胞膜中含有大量的胆固醇，作用于胆固醇的物质（如两性霉素 B、皂素等）均可破坏支原体细胞膜而导致支原体死亡。有的支原体在膜外还有一层由多聚糖构成的荚膜；有的支原体具有特殊的顶端结构，能黏附在宿主上皮细胞表面，与支原体的致病有关。

知识链接14-1

支原体与 L 型细菌

支原体与 L 型细菌有许多特性极为相似。它们的区别主要是在遗传上支原体与细菌无关，L 型细菌与细菌相关；支原体细胞膜含高浓度胆固醇，而细菌 L 型细胞膜不含胆固醇；支原体生长慢，菌落小，而 L 型细菌菌落稍大。

2. 培养特性　兼性厌氧，营养要求高，在含有 10%～20% 血清、酵母浸膏及胆固醇等的培养基中才能生长良好。最适 pH 为 7.0～8.0，生长缓慢，37℃经 1 周左右培养可形成"油煎蛋"样微小菌落（图 14-1）。

3. 抵抗力　对理化因素的作用比细菌敏感，易被消毒剂灭活，而对结晶紫、醋酸铊的抵抗力比细菌强。支原体对干扰细胞壁合成的抗生素不敏感，对干扰蛋白质合成的抗生素如红霉素、多西环素、交沙霉素等敏感。

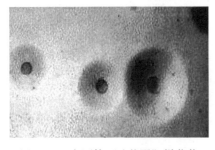

图 14-1　支原体"油煎蛋"样菌落

二、致　病　性

支原体广泛存在于自然界。现已知支原体属有 150 余种，对人致病的主要有肺炎支原体、人型支原体、生殖器支原体。脲原体属有 6 种，对人致病的主要有溶脲脲原体。

1. 肺炎支原体　是下呼吸道重要的致病性支原体，主要引起人的原发性非典型性肺炎（人支原体肺炎），占非细菌性肺炎的 50% 左右。病理变化以间质肺炎为主。易发生在夏、秋季，以儿童和青少年多见，主要通过咳嗽、飞沫经呼吸道感染，一般为外源性感染。肺炎支原体感染后症状一般较轻，首先引起上呼吸道感染，继而下行引起气管炎、支气管炎和肺炎。临床表现为发热、头痛、咽痛、持续性咳嗽、胸痛等症状，有时也可出现呼吸道以外的并发症，如心肌炎、心包炎、脑膜炎和皮疹等。

2. 解脲脲原体　也称溶脲脲原体，是引起泌尿生殖道感染的重要病原体之一，主要通过性接触传播，引起人类非淋菌性尿道炎、前列腺炎、盆腔炎、阴道炎、附睾炎等；也可经胎盘感染胎儿或分娩时经产道感染新生儿，引起早产、流产、死胎等；还可引起男性不育，这可能是由于病原体可吸附在精子表面，影响其运动；产生神经氨酸酶样物质干扰了精子和卵子的结合；与精子有共同抗原成分，对精子造成免疫损伤。

3. 其他病原性支原体　人型支原体是寄居于泌尿生殖道的一种支原体，主要通过性接触传播，可引起附睾炎、盆腔炎、产褥热等；生殖支原体主要通过性接触传播，引起非淋菌性尿道炎、盆腔炎、阴道炎、前列腺炎等；穿透支原体感染可能是引起艾滋病的一个辅助致病因素。

第 2 节　衣　原　体

衣原体是一类严格细胞内寄生、有独特发育周期、能通过滤菌器的原核细胞型微生物。具有类似革兰阴性菌的细胞壁，因缺乏代谢活动所需的能量来源，须在宿主细胞寄生。广泛寄生于人类、禽类和哺乳动物，仅少数能致病。

知识链接 14-2

沙眼衣原体的发现者

汤飞凡（1897—1958），中国第一代医学病毒学学家。1956 年他从卵黄囊接种并首次分离出沙眼衣原体，是世界上发现重要病原体的第一个中国人。为证明所分离出来的衣原体确实能在人眼内引起沙眼，他不惜将沙眼衣原体种进自己的左眼，以右眼作为对照。为了观察典型沙眼整个病理过程，他肿着眼睛坚持了 40 多天才接受治疗，并重新把自己眼中的沙眼衣原体分离出来，证实了所分离的衣原体对人的致病性。后来证明有许多简单方法如日晒、热水烫、干燥及许多常用的消毒剂等都能有效地消毒，同时还筛选了许多特效药等，使得沙眼的防治取得了很大的发展。

一、生物学性状

1. 形态染色与发育周期　衣原体具有特殊的发育周期，光镜下可观察到两种不同的颗粒结构：原体和始体。①原体：呈球形、椭圆形或梨形，小而致密，是发育成熟的衣原体，为细胞外形式，无繁殖能力，具高度感染性。Giemsa 染色呈紫色，Macchiavello 染色呈红色。②始体：呈圆形或椭圆形，大而疏松，是衣原体的繁殖型，为细胞内形式，有繁殖力但无感染性。Giemsa 染色和 Macchiavello 染色均呈蓝色。

当原体吸附于宿主易感细胞后，宿主细胞细胞膜围于原体外形成空泡，原体在空泡中逐渐发育、增大成为始体。始体在空泡内以二分裂方式繁殖，形成大量子代原体，并聚集成各种形态的包涵体。最后成熟的子代原体从宿主易感细胞中释出，再去感染新的宿主细胞，开始新的发育周期。每个发育周期为 48 ～ 72 小时。

2. 培养特性　为专性细胞内寄生，主要以二分裂方式繁殖。绝大多数能在 6～8 天龄鸡胚或鸭胚卵黄囊中生长繁殖，并可在卵黄囊膜内找到包涵体、原体和始体颗粒。

3. 抵抗力　耐冷不耐热，对热和常用消毒剂敏感，在 60℃仅能存活 5～10 分钟，在 -70℃可保存多年，冷冻干燥可保存数 10 年以上仍有活性。用 75% 乙醇 30 秒或 2% 来苏液 5 分钟均可杀死衣原体。对红霉素、多西环素、四环素及利福平等药物敏感。

二、致　病　性

衣原体能产生类似革兰阴性细菌的内毒素样物质，是主要的致病物质。衣原体感染引起宿主发生病理性免疫应答也是重要的致病机制。对人致病的衣原体主要有沙眼衣原体、肺炎嗜衣原体、鹦鹉热嗜衣原体和兽类嗜衣原体等。

1. 沙眼衣原体　不同亚种及血清型可引起多种不同的疾病。

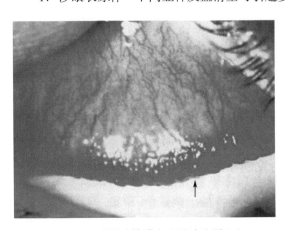

图 14-2　沙眼（结膜充血及滤泡增生）

（1）沙眼：沙眼由沙眼衣原体生物变种 A、B、Ba 和 C 血清型引起。传播途径是通过眼—眼或眼—手—眼直接或间接接触传播。沙眼衣原体感染眼结膜上皮细胞并在其内增殖，在细胞质中形成包涵体，引起炎症。早期症状有流泪、有黏液脓性分泌物、结膜充血及滤泡增生等；后期出现结膜瘢痕、眼睑内翻、倒睫及角膜血管翳引起的角膜损伤，影响视力甚至致盲，是世界致盲病因之首（图 14-2）。

（2）包涵体结膜炎：由沙眼生物亚种 D～K 血清型感染所致，病变类似沙眼，一般数周或数月痊愈，无后遗症。包括成人结膜炎和婴儿结膜炎两种。成人主要经眼—手—眼或接触污染的游泳池水而感染，引起滤泡性结膜炎。新生儿可经产道感染，引起急性化脓性结膜炎（也称包涵体性脓漏眼），不侵犯角膜，可自愈。

（3）泌尿生殖道感染：主要由沙眼生物亚种 D～K 血清型引起。经性接触传播引起的非淋菌性泌尿生殖道感染。男性多表现为尿道炎，未经治疗者多数转为慢性，呈周期性加重，并可合并附睾炎、前列腺炎等。女性可引起尿道炎、宫颈炎、输卵管炎和盆腔炎等，若输卵管炎反复发作可导致不孕或异位妊娠等。

（4）性病淋巴肉芽肿：由沙眼衣原体性病淋巴肉芽肿亚种引起。主要通过性接触感染，病原体侵犯男性腹股沟淋巴结，引起化脓性淋巴结炎和慢性淋巴肉芽肿，常形成瘘管。女性可侵犯会阴、肛门、直肠及盆腔淋巴结，引起会阴 - 肛门 - 直肠组织狭窄。

2. 其他衣原体　肺炎嗜衣原体在人之间经飞沫或呼吸道分泌物传播，易引起青少年急性呼吸道感染，以肺炎多见，也可致支气管炎、咽炎等。鹦鹉热嗜衣原体主要在鸟类及家禽中传播，人类主要经呼吸道吸入鸟的粪便、分泌物或羽毛的气雾等而感染，多表现为非典型性肺炎。

三、防 治 原 则

尚无特异性预防方法。沙眼主要通过加强卫生宣传，做好个人防护，不使用公共毛巾和脸盆，避免接触传染源。泌尿生殖道感染的预防应广泛开展性病知识的宣传，提倡健康的性行为，积极治疗患者和带菌者。治疗可用利福平、红霉素、四环素、诺氟沙星等抗菌药物。

第 3 节　立 克 次 体

立克次体（rickettsia）是一类严格的活细胞内寄生、以节肢动物为传播媒介的原核细胞型微生物。立克次体是由美国医师霍华德·泰勒·立克次（Howard Taylor Ricketts）于 1909 年首先发现的。对人致病的立克次体主要有立克次体属的普氏立克次体和莫氏立克次体，柯可斯体科的贝纳柯克斯体，东方体属的恙虫病立克次体等。

知识链接14-3

研究斑疹伤寒的献身者

20 世纪初，美国一些地区流行一种被称为洛基山斑点热的急性传染病，很多医生为找出病因，付出了生命的代价。1909 年，美国病理学家霍华德·泰勒·立克次深入疫区，发现患者血液中有一种杆形小体；1910 年，他又在斑疹伤寒患者血液和衣虱粪中也发现类似小体，但他还没阐述其想法就因感染斑疹伤寒而不幸离世；1915 年，捷克的普劳沃泽克在患者衣虱粪中也发现了类似小体，1916 年他和葡萄牙的罗沙·利马发现患者的血液喂养的衣虱粪中有大量小体，但他们都染上了斑疹伤寒，普劳沃泽克不幸离世，罗沙·利马康复后继续研究，最终确定这种小体就是斑疹伤寒的病原体。为纪念霍华德·泰勒·立克次，医学家把斑疹伤寒病原体的属名定为立克次体。

一、生物学性状

1. 形态与染色　呈多形性，主要为球杆状或杆状，大小为（0.25～0.6）μm×（0.8～2.0）μm。革兰染色不易着色，常用 Gimenza 或 Giemsa 染色，前者立克次体被染成红色，后者染成紫红色。在感染的细胞内常集聚呈致密团块状（图 14-3）。大多数立克次体结构与一般革兰阴性菌相似，有细胞壁和细胞膜。

2. 培养特性　大多数立克次体只能在活细胞内才能生长，以二分裂方式繁殖。常用的方法有鸡胚接种、组织细胞培养和动物接种。动物接种是最常用的立克次体培养的方法，常选用的动物是豚鼠或小鼠。

3. 抗原构造　立克次体抗原主要有两种，一种是群特异性抗原，与细胞壁的脂多糖有关，

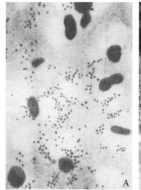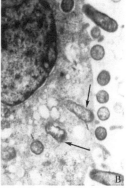

图 14-3　普氏立克次体形态
A. 光镜图（Giemsa 染色）；B. 电镜图

为可溶性抗原，耐热。另一种是种特异性抗原，与外膜蛋白有关，不耐热。

斑疹伤寒等立克次体与变形杆菌的某些菌株（如 OX_2、OX_{19}、OX_K）有共同抗原，临床常用这些变形杆菌代替相应的立克次体抗原进行定量的非特异性凝集反应，以检测相应的立克次体抗体，这种交叉凝集试验称为外斐反应，可用于某些立克次体病的辅助诊断。

4. 抵抗力　大多数立克次体对理化因素抵抗力不强，56℃经 30 分钟即死亡。对低温和干燥有较强抵抗力。对氯霉素和四环素敏感，但对磺胺类药物不敏感，磺胺类药物不但不具有杀伤和抑制作用，反而可促进其生长增殖。

二、致病性与免疫性

1. 致病物质　立克次体的致病物质有内毒素和磷脂酶 A。内毒素类似于革兰阴性菌的内毒素，有多种生物学活性，如致热、损伤血管内皮细胞、导致微循环障碍和内毒素性休克、DIC 等。磷脂酶 A 能溶解宿主细胞膜或细胞内吞噬体膜，有利于立克次体进入宿主细胞并在其中生长增殖。

2. 流行环节　节肢动物如人虱、鼠蚤、蜱或螨等是立克次体的传播媒介或储存宿主，啮齿类动物等常成为寄生宿主和储存宿主。

3. 致病机制　立克次体侵入机体后，在局部淋巴结或小血管内皮细胞内增殖，导致血管内皮细胞破裂，释放立克次体入血，产生第一次菌血症。经血流扩散到全身组织器官的小血管内皮细胞中大量增殖，再次释放入血导致第二次菌血症，出现典型的临床表现，即发热、皮疹及脏器功能紊乱。严重者伴有全身实质性脏器的血管周围广泛性病变，常见于皮肤、心脏、肺和脑，可因心、肾衰竭而死亡。

4. 所致疾病　大多数立克次体引起人兽共患性疾病，多为自然疫源性疾病，有明显的地方性。由立克次体引起的疾病统称为立克次体，不同立克次体引起的疾病各不相同，包括流行性斑疹伤害、地方性斑疹伤寒、恙虫病等。

（1）流行性斑疹伤寒：又称虱传斑疹伤寒。病原体为普氏立克次体，患者是唯一的传染源，传播媒介是人虱，在人与人之间传播，主要在冬、春季流行。人被感染后，潜伏期为 2 周左右，骤然发病，出现持续性高热、剧烈头痛、全身疼痛和皮肤出现瘀点样皮疹，还可伴神经系统、心血管系统及其他器官损害。

（2）地方性斑疹伤寒：又称为鼠型斑疹伤寒。病原体是莫氏立克次体（又称斑疹伤寒立克次体），鼠是主要的储存宿主，传播媒介主要是鼠蚤或鼠虱，以鼠—蚤—鼠在自然界循环，传播方式，见图 14-4。鼠蚤叮咬人时，将立克次体传染给人，在人群中有人虱寄生时，人虱便取代

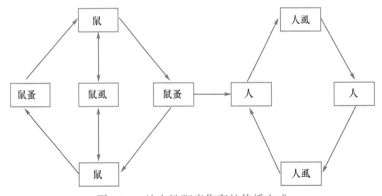

图 14-4　地方性斑疹伤寒的传播方式

鼠虱而使病原体在人群中传播。人感染后，其临床症状与流行性斑疹伤寒相似，但发病缓慢，病情较轻，很少累及中枢神经系统和心血管系统。

（3）恙虫病：属于自然疫源性疾病。病原体为恙虫病立克次体，又称东方立克次体，主要在啮齿类动物间传播。恙螨既是传播媒介又是储存宿主。当人被带有病原体的恙螨叮咬，恙虫病立克次体从叮咬处侵入皮肤，经1～2周的潜伏期，突发高热，叮咬处出现红肿、丘疹，形成水疱直至溃疡，溃疡处形成黑色痂皮（焦痂），是恙虫病特征之一。

5. 免疫性　病后机体可获得较强的免疫力，以细胞免疫为主，体液免疫为辅。

三、防 治 原 则

灭虱、灭蚤、灭螨、灭鼠，做好个人防护及注意个人卫生是预防立克次体病的主要措施。特异性预防主要是接种死疫苗或减毒活疫苗。治疗常用氯霉素、四环素类抗生素等。

第4节　螺　旋　体

螺旋体是一大类菌体细长、柔软、弯曲呈螺旋状、运动活泼的原核细胞型微生物。其基本结构与细菌相似，多以二分裂方式增殖，细胞壁内有脂多糖和磷壁酸，对抗生素敏感。

螺旋体在自然界和动物体内广泛存在，种类多。但对人有致病作用的主要有3个属：①钩端螺旋体属，螺旋细密而规则，菌体的一端或两端弯曲呈钩状。对人致病的主要有钩端螺旋体；②密螺旋体属，有8～14个细密而规则的螺旋，两端尖直，对人致病的主要是梅毒螺旋体等；③疏螺旋体属，有3～10个稀疏不规则的螺旋，对人致病的有回归热螺旋体、伯氏螺旋体等。

一、钩端螺旋体

钩端螺旋体简称钩体，是引起人和动物钩体病的病原体。钩体病属人畜共患性疾病，也是一种自然疫源性传染病，我国绝大多数地区均有不同程度的流行。

（一）生物学性状

1. 形态与染色　钩体纤细，长短不等，菌体一端或两端弯曲呈钩状，常呈"S"形或"C"形，能通过滤菌器。在暗视野显微镜下，菌体呈串珠状。革兰染色阴性，不易着色。故常用镀银法染色，菌体呈棕褐色（图14-5）。

2. 培养特性　营养要求复杂，一般在含有8%～10%兔血清的柯索夫培养基中生长良好。最适pH7.2～7.4，最适生长温度28～30℃，生长缓慢。在固体培养基上培养1～2周可形成扁平、透明、针尖大小的圆形菌落；在液体培养基呈半透明云雾状生长。

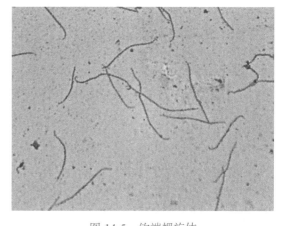

图14-5　钩端螺旋体

3. 抵抗力　对理化因素抵抗力较其他致病性螺旋体强。不耐热和干燥，56℃ 10分钟或60℃ 1分钟即死亡。在池塘水、河水和潮湿的土壤中可存活20天，甚至几个月。在碱性水源或碱性尿液中可生存数10天。对青霉素、四环素和常用消毒剂等敏感。

（二）致病性与免疫性

1. 致病物质　钩体的主要致病物质是内毒素样物质（ELS）、溶血素、黏附素等。钩体的细胞壁中含有类似革兰阴性菌的脂多糖样物质，其致病机制与细菌的内毒素相似，但毒性较低；溶血素能破坏红细胞膜而致溶血；黏附素有利于螺旋体黏附在细胞表面。

2. 所致疾病　引起钩体病，多好发于农民、渔民及一些临时进入疫区的人群等，多流行于春、夏季。传染源主要为带钩体的鼠类和猪。动物感染钩体后，大多为慢性或隐性感染，随尿液不断排出污染水和土壤。人若接触疫水或疫土，钩体可经黏膜或破损皮肤侵入人体，经淋巴系统或直接进入血液循环引起钩端螺旋体血症，出现全身中毒症状，表现为发热、头痛、乏力、全身酸痛，眼结膜充血，腓肠肌压痛，局部淋巴结肿大等症状。继之侵入肝、脾、肾、肺、心、淋巴结和中枢神经系统等，引起相关脏器和组织的损害。临床常见的类型有流感伤寒型、黄疸出血型、脑膜脑炎型、肾衰竭型及肺出血型等。

3. 免疫性　病后或隐性感染后，机体可获得对同型钩体持久的免疫力，以体液免疫为主。

临床　案例　14-1　　患者，女，42 岁。自述发热、头痛、小腿痛 4 天而入院治疗。查体：体温 40℃，脉搏 140 次 / 分，呼吸 27 次 / 分，血压 135/82mmHg，心率快，节律不齐，呼吸急促，眼结膜充血，胸、腹可见有粉红色斑丘疹，腓肠肌压痛。白细胞计数及分类正常，肝功能正常，X 线胸片正常，心电图示窦性心动过速，外斐反应 OX_{19} 1 : 160。

思考题：1. 初步诊断该患者是什么疾病？
　　　　2. 治疗原则是什么？

（三）微生物学检查

1. 病原学诊断　发病第 1 周采集血液，第 2 周采集尿液，有脑膜刺激症状者采集脑脊液。检查方法包括直接镜检、分离培养、动物接种和分子生物学方法。目前用 PCR 技术或 DNA 探针检测标本中钩体 DNA 片段，较培养法更快速，特异性高，敏感性高。

2. 血清学诊断　一般在发病初期及发病 2～3 周各采血一次做显微镜凝集试验，若单份血清效价在 1 : 300 以上或双份血清标本凝集效价升高在 4 倍以上有诊断价值。

（四）防治原则

控制传染源、切断传播途径和增强机体免疫力是钩体病防治的主要措施。消灭鼠类，圈养家畜，加强带菌家畜的防治工作；对流行地区的相关人员接种多价钩体疫苗，避免与疫水或疫土接触，已接触者可口服多西环素进行紧急预防。对患者治疗首选青霉素，过敏者可用庆大霉素或多西环素。

二、梅毒螺旋体

梅毒螺旋体是人类梅毒的病原体。梅毒属于性传播疾病。

（一）生物学性状

1. 形态与染色　梅毒螺旋体纤细，螺旋致密而规则，有 8～14 个螺旋，菌体两端尖直，运动活泼。革兰染色阴性，但不易着染。镀银染色法可将菌体染成棕褐色（图 14-6），新鲜标本在暗视野显微镜下，可观察其形态和运动方式。

2. 培养特性　梅毒螺旋体的人工培养较难，在家兔上皮细胞培养中能生长，但繁殖慢，只能维持数代。

3. 抵抗力　极弱，对冷、热、干燥均敏感。加热 50℃ 5 分钟或离体干燥 1～2 小时即死亡。在 4℃下 3 天后死亡，故血库 4℃冷藏 3 天以上的血液无传染梅毒的危险。对常用化学消毒剂敏感。对青霉素、红霉素、四环素或砷剂均敏感。

（二）致病性与免疫性

1. 致病物质　梅毒螺旋体有很强的侵袭力，致病物质主要有荚膜样物质、具有黏附作用的外膜蛋白、透明质酸酶等。梅毒中出现的组织坏死、溃疡等特征性病理改变，与免疫病理损伤有关。

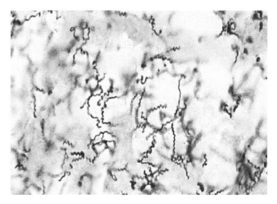

图 14-6　梅毒螺旋体形态

2. 所致疾病　引起梅毒，人是梅毒螺旋体的唯一宿主。传染源是梅毒患者，梅毒分为先天性梅毒和获得性梅毒两种，前者的主要通过胎盘传播，后者主要通过性接触或血液传播等。

（1）先天性梅毒：由梅毒孕妇经胎盘传播给胎儿，可致胎儿全身感染，引起胎儿流产、早产或死胎，新生儿出生后有皮肤病变、马鞍鼻、神经性耳聋和间质性角膜炎、出现锯齿牙等，俗称"梅毒儿"。

（2）获得性梅毒：临床上可分为 3 期，表现有发作、潜伏和再发作交替的现象。①Ⅰ期（初期）梅毒：梅毒螺旋体感染后 2～10 周，在外生殖器局部出现无痛性硬性下疳，传染性极强，但可自愈。进入血液中梅毒螺旋体潜伏于体内，经 2～3 个月无症状的潜伏期后进入第二期。②Ⅱ期梅毒：主要为全身皮肤黏膜出现梅毒疹和全身淋巴结肿大。梅毒疹及淋巴结中有大量梅毒螺旋体，此阶段损害轻，未经治疗在 3 周～3 个月后症状消退，但可有反复发作，传染性强。多数患者发展成第 3 期梅毒。③Ⅲ期（晚期）梅毒：一般发生在初次感染 2 年后，亦可见潜伏期长达 10～15 年的患者。病变可波及全身各组织和器官，呈慢性炎性损伤，主要表现为皮肤黏膜出现溃疡性坏死灶或内脏器官肉芽肿样病变（梅毒瘤），以神经梅毒和心血管梅毒最为常见。此期病灶中螺旋体很少，不易检出，传染性小，但组织破坏大、病程长，可危及生命。

3. 免疫性　梅毒病后的免疫属于传染性免疫，以细胞免疫为主，体液免疫有一定的辅助作用。

（三）微生物学检查

病原学检查，取Ⅰ期梅毒硬下疳渗出液、Ⅱ期梅毒疹渗出液或局部淋巴结抽出液，直接用暗视野显微镜检查，如见有运动活泼的密螺旋体即可初步诊断。也可与荧光标记的相应抗体结合后用荧光显微镜检查出。目前使用较多的为血清学试验，有非梅毒螺旋体抗原试验和梅毒螺旋体抗原试验等。

（四）防治原则

梅毒的主要预防措施是加强性卫生教育和严格社会管理，对患者要早确诊、早治疗。治疗首选青霉素，但剂量和疗程要足够，治疗 3 个月～1 年后，以患者血清抗体转阴为治愈指标，否则要继续治疗。

第 5 节　放 线 菌

放线菌是一类丝状或链状、呈分枝生长的原核细胞型微生物，介于细菌和真菌之间。其菌落呈放射状，细胞结构简单，细胞壁结构与细菌相似。在自然界分布广泛，种类繁多。多数放线菌不致病，对人致病的主要有放线菌属和诺卡菌属。

一、放 线 菌 属

放线菌属（*Actinomyces*）是寄居在人和动物口腔、上呼吸道、胃肠道和泌尿生殖道的正常菌群。对人致病的主要有衣氏放线菌（A. israelii），主要引起内源性感染。

（一）生物学性状

放线菌属为无芽孢、荚膜、鞭毛的丝状菌，菌丝细长、有分枝，常缠绕成团，以裂殖方式繁殖，革兰染色阳性。放线菌属培养较困难，生长缓慢，厌氧或微需氧，初次分离加 5%CO_2 可促进生长。在患者病灶组织和脓样物质中形成肉眼可见的黄色小颗粒，称为硫黄样颗粒，这种颗粒是放线菌在组织中形成的菌落。将颗粒置于载玻片上压平，镜检时可见菌体排列成菊花状（图 14-7）。因此，硫黄样颗粒的检测有助于放线菌感染的诊断。

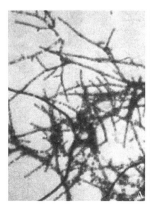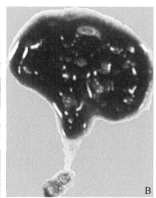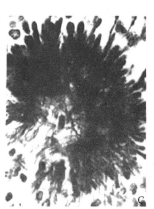

图 14-7　放线菌

A. 放线菌形态；B. 硫黄样颗粒；C. "菊花状"放线菌菌丝

（二）致病性与免疫性

衣氏放线菌存在于人的口腔、齿垢、齿龈、扁桃体与咽部，属于人体正常菌群。当机体抵抗力减弱、口腔卫生不良、拔牙或外伤时可致内源性感染，引起放线菌病。放线菌病是一种软组织的化脓性炎症，多呈慢性肉芽肿，常伴有多发性瘘管，病灶中脓液中可找到硫黄样颗粒。本菌引起的放线菌病，主要侵犯面部、颈部、胸部、盆腔和中枢神经系统等，最常见的为面颈部感染，约占患者的 60%。面颈部放线菌病患者多与龋齿、牙周炎、拔牙或下颌骨骨折等有关。严重者可引起脑膜炎、脑脓肿和肺部感染等。

放线菌病后血清中可检测到多种抗体，但机体主要依靠细胞免疫发挥作用。

（三）防治原则

保持口腔卫生，及时治疗牙病和口腔疾病是预防本病的有效方法。患者的脓肿和瘘管应采取外科手术彻底清创处理，同时给予大剂量、长期使用抗生素，首选青霉素治疗。

二、诺 卡 菌 属

诺卡菌属（*Nocardia*）是一类需氧性放线菌，主要分布在土壤中，多为腐生菌，不属于人体的正常菌群。对人致病的有星形诺卡菌和巴西诺卡菌，在我国以星形诺卡菌最为常见。

诺卡菌属为革兰阳性杆菌，形态与衣氏放线菌相似，菌丝纤细可分支或断裂形成杆菌或球菌样。专性需氧，营养要求不高，生长缓慢，一般5～7天长出菌落，菌落表面干燥、有皱褶呈蜡样，不同菌株可产生不同的色素。

诺卡菌属感染主要为外源性感染。星形诺卡菌主要经呼吸道及皮肤伤口感染，引起原发性、化脓性感染，常见于免疫力低下的患者，如艾滋病患者、器官移植后免疫抑制药治疗者及肿瘤患者。感染后可引起肺炎、肺脓肿，慢性者出现类似肺真菌病。病菌还可从肺部病灶转移至皮下组织，引起脓疡和多发性瘘管，或扩散至其他脏器，引起腹膜炎、脑膜炎、脑脓肿等。在病变组织或脓汁中可见黄、红、黑等色素颗粒，为诺卡菌属的菌落。巴西诺卡菌可以伤口侵入皮下组织，引起慢性化脓性肉芽肿，可形成多发性瘘管，感染部位好发于足部和腿部，称足分枝菌病。

诺卡菌属感染无特异性预防方法。对脓肿、瘘管等局部病变主要为手术清创，切除坏死组织及支持治疗。可选用抗生素或磺胺类药物治疗。

对 接 临 床

为什么夏季洪水泛滥时易暴发钩体病？

钩体病的全称是钩端螺旋体病，是由钩端螺旋体引起的一种急性传染病。钩体主要经皮肤（特别是破损的皮肤）感染，也可经消化道黏膜感染，引发钩体病。鼠和猪为钩体的主要储存宿主，特别是野鼠的带菌率较高，带菌时间长，不断从尿排菌，有的可长达3年。夏季洪水促使鼠群迁徙，猪圈的污染水被雨水和洪水冲刷，即扩大污染范围。洪水泛滥时，人群对自我防护措施不全，易接触钩体污染的疫水，易造成钩体病流行。此外，犬、牛也是为传染源，犬、牛的活动范围大，并随处便溺，污染土壤和水源，也易引起钩体病流行。因此，钩体病的预防，应开展灭鼠工作，家猪要圈养，管理好水源，疫区应接种钩体疫苗。

扫一扫，测一测

练习与思考

一、名词解释
1. 衣原体　2. 立克次体　3. 放线菌

二、填空题
1. 梅毒分两种，包括_____和_____，其病原体是_____。
2. 钩体病是一类的传染病，其传染源主要是_____。
3. 能独立生活的最小微生物是_____。
4. 缺乏细胞壁的原核细胞型微生物是_____，必须在活细胞内寄生的原核细胞型微生物主要有_____、_____等。

三、思考题
1. 简述梅毒螺旋体的传播途径及临床表现。
2. 简述衣原体的发育周期。

（谢玲林）

常见致病性真菌

1. 掌握：皮肤癣菌和条件致病性真菌的常见种类及所致疾病。
2. 熟悉：常见致病性真菌的主要生物学特性。
3. 了解：常见致病性真菌的防治原则。

扫一扫，知重点

真菌（fungus）是一类不分根、茎、叶，不含叶绿素，具有典型细胞核和完整细胞器的真核细胞型微生物。在自然界分布广泛，种类繁多，少数真菌可以引起人类及动、植物疾病，目前发现对人有致病性和机会致病性真菌约有几百余种，但 90% 的人类真菌病仅由其中几十种真菌引起，包括致病性真菌、条件致病性真菌、产毒性真菌及致癌性真菌等。近年来，因肿瘤、艾滋病、糖尿病等免疫功能低下的患者增多，各种移植、插管、介入等侵入性诊疗技术的开展，滥用抗生素引起的菌群失调，导致真菌感染日益增多。

根据真菌侵犯人体组织和器官的不同，将其分为浅部感染真菌和深部感染真菌。

第 1 节　浅部感染的真菌

浅部感染的真菌系指寄生或腐生于角蛋白组织的真菌，一般不侵犯皮下等深部组织及内脏，不引起全身性感染。该菌多数由于接触患者或患病动物而引起感染。浅部感染真菌包括皮肤感染真菌和皮下组织感染真菌。

一、皮肤感染真菌

皮肤感染真菌是指寄生或腐生于表皮角质层、毛发、甲板等浅表部位的真菌，一般侵入皮下组织或内脏，故不引起全身感染。可分为皮肤癣菌和角层癣菌两类。

（一）皮肤癣菌

皮肤癣菌（dermatophytes）又称皮肤丝状菌，为多细胞真菌，是临床上最多见的浅部感染真菌，具有嗜角质蛋白的特性，侵犯部位仅局限于角化的表皮、指（趾）甲和毛发，引起各种皮肤癣症。皮肤癣菌感染属外源性感染，常因接触患者、患病动物或染菌物体而感染。在临床上，同一种癣菌因侵害部位不同，可引起不同的癣症，而同一种癣症又可由多种不同的皮肤癣菌引起。

皮肤癣菌包括毛癣菌、表皮癣菌和小孢子癣菌 3 个属。营养要求不高，常用沙堡培养基培养，适应温度为 28～30℃，需氧，喜湿，形成丝状菌落，产生各种分生孢子和菌丝。3 种癣菌均可侵犯皮肤，引起手足癣、体癣、股癣等，其中手足癣最多见。毛癣菌属和表皮癣菌属可侵犯指（趾）甲，引起甲癣，俗称"灰指（趾）甲"，使指（趾）甲失去光泽、增厚变形（图 15-1）。毛癣菌属和小孢子癣菌属还可侵犯毛发，引起头癣（表 15-1）。

表 15-1 皮肤癣菌的感染部位

类型	皮肤	指（趾）甲	毛发
毛癣菌属	+	+	+
表皮癣菌属	+	+	−
小孢子菌属	+	−	+

注：＋，可感染；－，不感染

在预防方面主要是注意个人卫生，避免直接或间接接触患者；足癣应保持鞋袜干燥、清洁，防止真菌孳生。治疗可用伊曲康唑、灰黄霉素等。

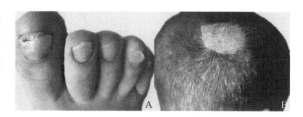

图 15-1 甲癣与头癣
A. 甲癣；B. 头癣

（二）角层癣菌

角层癣菌是寄生于皮肤角层或毛干表面的浅部真菌，引起角层型和毛发型病变。主要的致病性真菌有糠秕马拉色菌、何德毛结节癣及白吉利毛孢子菌等。

糠秕马拉色菌可引起皮肤角质层慢性、无症状或症状轻微的浅表感染，表现为皮肤黄褐色薄糠屑样鳞屑样的花斑癣，形如汗渍斑点，俗称汗斑。多发生于夏季，好发于颈、上臂、胸、腹和背等汗腺丰富部位，不影响健康。取患者标本直接镜检可见短粗、分枝状有隔菌丝及成丛状的酵母样细胞。汗斑重在预防，出汗后及时清洁皮肤，更换衣物，不随便穿用他人衣物，患病后及时治疗，疗效较好。

二、皮下组织感染真菌

皮下组织感染真菌主要有申克孢子丝菌和着色真菌，经外伤侵入皮下，一般感染只限于局部，但也可扩散至周围组织。

（一）申克孢子丝菌

申克孢子丝菌（sporothrix schenckii）属于腐生性真菌，广泛分布于土壤、植物和尘埃中。申克孢子丝菌在沙堡培养基 25～28℃培养 3～5 天，可长出灰褐色皱膜状菌落；而在营养丰富的培养基（如含胱氨酸的血平板培养基等）37℃或组织内培养，则以芽生方式形成酵母型菌落。

申克孢子丝菌可经微小创伤侵入皮肤，孢子菌丝侵入皮下组织、淋巴管，形成亚急性或慢性肉芽肿，使淋巴管出现链状硬结，称为孢子丝菌性下疳。也可经口或呼吸道侵入，沿血行扩散至其他器官引起深部感染。此病在我国传播较广，全国各地均已发现本病，以东北地区为多见。

孢子丝菌病在某些患者可以是自限性疾病。治疗可口服饱和碘化钾溶液或伊曲康唑。若引起深部感染，可用两性霉素 B 治疗。

（二）着色真菌

着色真菌是分类上相近、引起临床症状相似的一些真菌的总称。多为腐生菌，广泛存在于土壤、植物中。一般由外伤侵入人体，病损皮肤呈边界鲜明的暗红色或黑色区域，故称着色真菌病。多发生于颜面、下肢、臀部等暴露部位，也可侵犯深部组织，呈慢性感染过程。当机体免疫力低下时可侵犯中枢神经系统，引发脑内感染。

第2节 深部感染的真菌

深部感染的真菌是指侵犯表皮及其附属器以外的组织和器官的致病性真菌和机会致病性真菌。

一、白假丝酵母菌

白假丝酵母菌（candida albicans）又称白念珠菌，广泛存在于自然界，也存在于正常人体的口腔、上呼吸道、肠道和阴道中。可引起皮肤、黏膜和内脏的急性或慢性炎症，即白假丝酵母病。

（一）生物学性状

白假丝酵母菌为单细胞真菌，圆形或卵圆形。革兰染色阳性，以出芽方式繁殖，形成芽生孢子，孢子伸长成芽管，不与母体脱离，形成较长的假菌丝（图15-2）。芽生孢子多集中在假菌丝的连接部位。在各种临床标本及活检组织标本中，除芽生孢子外，还见有大量假菌丝，表明白假丝酵母菌处于活动状态，有诊断意义；在普通的琼脂、血琼脂与沙保培养基上均生长良好，形成类酵母型菌落。

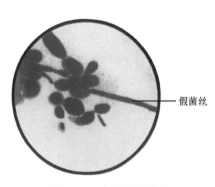

假菌丝

图15-2 白假丝酵母菌

（二）致病性

白假丝酵母菌属条件致病菌，通常存在于人的体表与腔道中，当机体正常菌群失调或抵抗力降低时，白假丝酵母菌则可侵犯人体许多部位，引起各种白假丝酵母病。

1. 皮肤黏膜感染 皮肤感染好发于皮肤皱褶、潮湿处，如腹股沟、腋窝、乳房下、会阴部和指（趾）间等部位，引起湿疹样皮肤念珠菌病、肛门周围瘙痒症、湿疹及指（趾）间糜烂症等。黏膜感染常见于鹅口疮、口角糜烂、外阴炎及阴道炎等，其中以鹅口疮最多。鹅口疮患者口腔黏膜表面覆盖有凝乳块状大小不等的白色薄膜，剥除后留下潮红基底，产生裂隙及浅表溃疡。白假丝酵母菌引起的外阴炎与阴道炎，主要表现为外阴瘙痒，灼痛，可伴有尿频，尿痛及性交痛，部分患者阴道分泌物增多。

2. 内脏感染　主要有肺炎、支气管炎、食管炎、肠炎、膀胱炎和肾盂肾炎等。偶尔可引起全身感染，如败血症。

3. 中枢神经系统感染　主要有脑膜炎、脑膜脑炎、脑脓肿等。

（三）防治原则

目前尚无有效的预防措施。局部治疗可用各种抗真菌霜剂或膏剂，全身治疗可用氟康唑、酮康唑、两性霉素 B、伊曲康唑等，内脏和中枢神经系统感染可用两性霉素 B 和 5- 氟胞嘧啶。

二、新生隐球菌

新生隐球菌（cryptococcus neoformans）属于隐球菌属，该属种类多，广泛分布于自然界，存在于土壤、鸟粪，尤其是鸽粪中大量存在，也存在于人体体表、口腔和粪便中。

（一）生物学性状

新生隐球菌又称为新型隐球菌，为圆形的酵母型菌，菌体外周有一层肥厚的荚膜，比菌体大 1～3 倍（图 15-3），折光性强。用墨汁负染后镜检，可见在黑色的背景中有圆形或卵圆形的透亮菌体，直径为 4～12μm。荚膜由多糖构成，根据其抗原性可分为 A、B、C、D 4 个血清型，临床分离株大多属于 A 型和 D 型。

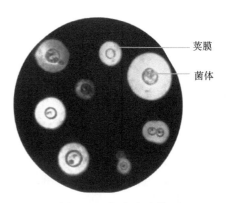

图 15-3　新生隐球菌

该菌以芽生方式繁殖，常呈单芽，有时出现多芽，但不产生假菌丝。

在沙保培养基或血琼脂培养基中，25℃和 37℃下均生长良好。数天后形成酵母型菌落，初为乳白色小菌落，增大后表面黏稠、光滑，转为橘黄色，最后变成棕褐色。

（二）致病性

新生隐球菌的荚膜多糖是重要的致病物质，可抑制吞噬细胞的吞噬、诱使动物免疫无反应性、降低机体的免疫力。

新生隐球菌多为外源性感染，属于条件致病菌。引起人和动物的隐球菌病。传染源主要是鸽子，其传播途径主要经呼吸道吸入，偶尔也可经皮肤、伤口及胃肠道侵入。菌体自呼吸道进入后，首先在肺部引起轻度炎症，肺部感染一般预后良好。当机体免疫力下降时，可从肺部播散至全身其他部位，如皮肤、黏膜、淋巴结、骨骼、内脏等，引起慢性炎症和脓肿，其中最易侵犯的是中枢神经系统，引起亚急性或慢性脑膜炎，如不及早诊治，常导致患者死亡。

（三）防治原则

预防新生隐球菌感染主要是控制传染源，用碱处理鸽粪，免疫力低下者避免接触鸽粪，可控制该病的发生。治疗肺部或皮肤感染可用 5- 氟胞嘧啶、酮康唑、伊曲康唑等；中枢神经系统感染则应用两性霉素 B 静脉滴注或口服伊曲康唑，必要时加用鞘内注射。

三、曲　霉　菌

曲霉菌（aspergillus）广泛分布于自然界，种类多达 800 余种，一般不致病，只有少数属于机会致病菌。对人致病的主要有烟曲霉菌、黄曲霉菌、黑曲霉菌、土曲霉菌、构巢曲霉菌等，以烟曲霉菌最为常见（表 15-2）。

表 15-2　5 种致病性曲霉菌比较

曲霉菌	菌落	小梗	顶囊	孢子
烟曲霉菌	绿色或深绿色	单层，顶囊上半部	烧瓶状	球形，绿色，有小棘，呈链状排列
黄曲霉菌	黄色	双层，第一层长，布满顶囊表面，放射状	球形或近球形	球形或梨形，有小棘，呈链状排列
黑曲霉菌	黑色	双层，第一层长，布满顶囊表面，放射状	球形或近球形	球形，黑褐色，有小棘，呈链状排列
土曲霉菌	褐色或浅褐色	双层，第一层短，顶囊的 2/3，放射状	半球形	球形，小，表面平滑，呈链状排列
构巢曲霉菌	绿色或暗绿色	双层，第一层略长，顶囊的上半，放射状	半球形	球形，绿色，呈链状排列

（一）生物学性状

曲霉菌为多细胞真菌，由菌丝和孢子构成。菌丝为分枝状多细胞性有隔菌丝，接触培养基的菌丝部分可分化出厚壁而膨大的足细胞，并向上生长出直立的分生孢子梗。孢子梗顶端膨大形成球形或半球形的顶囊，在顶囊上以辐射方式长出一二层小梗，小梗顶端再形成一串分生孢子。分生孢子有黄、蓝、棕黑等不同颜色，呈球形或柱状，并形成一个菊花样的头状结构，称为分生孢子头。

在沙保培养基上发育良好，菌落开始为白色、柔软有光泽，逐渐形成绒毛状或絮状丝状菌落，由于产生分生孢子而形成不同的颜色，是曲霉菌分类的主要特征之一。

（二）致病性

曲霉菌能侵犯机体许多部位而致病，统称曲霉菌病，所致疾病有直接感染、超敏反应及曲霉毒素中毒等。

1. 肺曲霉病　最多见，主要通过呼吸道侵入，包括真菌球型肺曲霉病（又称局限性肺曲霉病）、肺炎型曲霉病和过敏性支气管肺曲霉病。真菌球型肺曲霉病是在器官早已有空腔存在（如结核空洞、鼻旁窦、扩张的支气管等）的基础上发生，曲霉不侵犯组织，也不扩散；肺炎型曲霉病常见于免疫缺损或免疫抑制剂的患者，曲霉在肺内播散，引起坏死性肺炎或咯血，可继发播散到其他器官；过敏性支气管肺曲霉病是一种超敏反应疾病。

2. 全身性曲霉病　原发病灶多在肺部，多因败血症而引起全身性曲霉菌病。本病多发生在某些重症疾病的晚期。

3. 中毒与致癌　有些曲霉产生的毒素可导致人或动物的急、慢性中毒，主要损伤肝、肾及神经等组织。黄曲霉菌产生的黄曲霉毒素与人类原发性肝癌的发生有密切关系。

知识拓展 15-1

黄曲霉毒素

　　黄曲霉菌产生的黄曲霉毒素是毒性最强的真菌毒素，可引起肝脏变性、肝细胞坏死或肝硬化，甚至诱发肝癌。黄曲霉毒素毒性稳定，耐热性强，加热至280℃以上才被破坏，用一般的烹饪方法不能去除毒性。由于目前不能完全去除食品中的黄曲霉毒素，只能将其控制在一个比较安全的水平，世界各国都制定了在各类食品和饲料中的最高允许标准。

　　常见的容易污染黄曲霉毒素的食品包括花生、玉米、大米等粮食及其制品、植物油、坚果以及酿造酱油、醋等调味品。黄曲霉毒素M1和M2主要存在于动物性食品中，最常见的是奶制品，另外在动物肾脏、肝脏、蛋、肉中也可能含有。国家卫生健康委员会规定在婴儿食品和药品中不得检出黄曲霉毒素。

四、肺 孢 子 菌

　　肺孢子菌（pneumocystis）分布于自然界及人和多种哺乳动物肺内，该菌曾被称为肺孢子虫，常见的有卡氏肺孢子菌和伊氏肺孢子菌。

　　肺孢子菌为单细胞真菌，兼有原虫和酵母菌的特点。发育经历小滋养体、大滋养体、囊前期、孢子囊等阶段。自然界中存在的孢子囊被吸入肺内，孢子从孢子囊释放，形成小滋养体，小滋养体逐渐增大成大滋养体，大滋养体接合生殖后细胞膜逐渐增厚形成囊壁，进入囊前期。随后囊壁继续增厚形成孢子囊，成熟的孢子囊内含4～8个孢子。

　　肺孢子菌经呼吸道进入肺内，多为隐性感染。当宿主抵抗力下降时，潜伏在肺内以及新侵入的肺孢子菌得以大量繁殖，引起肺孢子菌肺炎（pneumocystis pneumonia, PCP）。多见于身体虚弱和营养不良的儿童、接受免疫抑制剂治疗或抗癌治疗、先天性免疫缺陷的患者，近年来成为艾滋病患者常见的并发症。发病初期为间质性肺炎，病情迅速发展，重症患者因窒息在2～6周死亡，未经治疗的患者病死率几乎100%。

　　目前尚无有效的预防方法。对长期大量使用免疫抑制剂治疗的患者应警惕诱发肺孢子菌肺炎，对患者应进行隔离，及早治疗降低死亡率。本菌对多种抗真菌药物不敏感，治疗首选复方新诺明，喷他脒气雾吸入效果较好，还可联合使用伯氨喹和克林霉素等治疗。

对 接 临 床

为什么艾滋病患者易发生肺孢子菌肺炎？

　　肺孢子菌肺炎是由肺孢子菌引起的急性肺炎，为一种发生于免疫功能低下患者的严重肺部机会性感染。艾滋病是由人类免疫缺陷病毒（HIV）所引起的获得性免疫缺陷综合征。HIV侵入人体后，与人体的CD4$^+$T淋巴细胞有特殊的亲和力，可在CD4$^+$T细胞内生长繁殖，使其大量破坏，导致细胞免疫缺陷。进而使机体对自然界的各种病原微生物失去抵抗力，容易发生一系列条件致病菌的感染，包括真菌感染。而肺孢子菌是一种广泛存在于动物和人的机会性致病性真菌，自然栖息地是肺，是导致免疫功能低下宿主肺炎的重要病原体，因此肺孢子菌肺炎是艾滋病患者的一个常见并发症。

扫一扫，测一测

练习与思考

一、名词解释

1. 浅部感染真菌　2. 曲霉菌病

二、填空题

1. 皮肤癣菌包括＿＿＿＿＿＿、＿＿＿＿＿＿和＿＿＿＿＿＿3个属。

2. 假丝酵母菌为＿＿＿＿真菌，属于＿＿＿＿菌。

3. 新生隐球菌主要的致病物质是＿＿＿＿＿＿。

4. 肺孢子菌肺炎的病原体是＿＿＿＿＿＿。

三、思考题

叙述白假丝酵母菌引起感染的类型有哪些?

（谢玲林）

常见人体寄生虫

1. 掌握：常见医学蠕虫、医学原虫的形态特征、生活史和致病性。
2. 熟悉：常见医学蠕虫、医学原虫的流行及防治。
3. 了解：常见人体寄生虫的实验诊断，医学节肢动物的分类、致病性及防制原则。

扫一扫，知重点

寄生虫病是人类最早认识的疾病之一，严重危害人类健康。我国寄生虫病的防治工作取得巨大成就。目前，随着市场开放、对外交往和旅游业的发展，家畜、家禽、鱼类等肉类供应渠道增加，城乡食品卫生监督不严，生食、半生食的饮食习惯，以及国内外人口流动频繁等，使已消灭或控制的寄生虫病又有再现趋势，且新的寄生虫病不断出现，给我国人民健康带来威胁。

人体寄生虫的种类繁多，常见的有蛔虫、钩虫、蛲虫、血吸虫、肝吸虫、疟原虫、阴道毛滴虫、蚊、蝇、螨等。按生物学分类，分为医学原虫、医学蠕虫和医学节肢动物。

第 1 节 医 学 原 虫

医学原虫是寄生于人体的单细胞真核动物，个体微小、结构简单，大部分营自生生活。现在已发现的医学原虫大约有 40 多种。原虫由细胞膜、细胞质和细胞核 3 部分构成。①细胞膜：包被于原虫的体表，由单位膜构成，参与原虫的营养、排泄、运动、感觉、侵袭及逃避宿主免疫效应等多种功能。②细胞质：由基质、细胞器和内含物组成，是原虫代谢、营养储存的场所，有些原虫还具有伪足、鞭毛或纤毛等运动细胞器。根据其运动细胞器的不同，可将医学原虫分为叶足虫、鞭毛虫、孢子虫和纤毛虫四大类。③细胞核：是原虫维持生命和繁殖的重要结构，由核膜、核质、核仁和染色质构成。

医学原虫根据其生活史中的传播方式不同，可将其分为 3 型。①人际传播型：指原虫完成整个生活史过程中只需一种宿主，通过接触方式或中间媒介在人群中传播。如阴道毛滴虫主要通过性接触传播。②虫媒传播型：指原虫需在吸血节肢动物体内繁殖发育至感染阶段，再通过节肢动物叮咬、吸血将其传播给人体或动物。如疟原虫主要通过蚊叮咬人传播。③循环传播型：指原虫在完成生活史和传播过程中，需要一种以上的脊椎动物作为终宿主或中间宿主，并在二者之间传播。如刚地弓形虫在猫或其他猫科动物（为终宿主）与人和多种动物（为中间宿主）之间传播。本节主要介绍溶组织内阿米巴、阴道毛滴虫病、疟原虫和弓形虫。

一、溶组织内阿米巴

溶组织内阿米巴（entamoeba histolytica）又称为痢疾阿米巴，主要寄生在人体的结肠内，

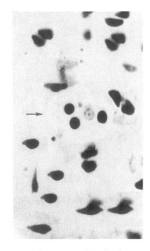

图 16-1　溶组织内
阿米巴滋养体

引起阿米巴痢疾，也可侵入肝、肺、脑等组织器官，引起肠外阿米巴病。

（一）形态特征

溶组织内阿米巴的生活史包含滋养体和包囊两个时期。

1. 滋养体　分为大滋养体和小滋养体两种。大滋养体为致病型，寄生于组织中，形态多变而且不规则，虫体大小为 20～60μm，靠伪足而运动，有透明的外质和富含颗粒的内质，有一球形的泡状核，患者组织中分离的大滋养体内常有被吞噬的红细胞（图 16-1）。小滋养体为无害寄生型，寄生于肠腔内，虫体大小在 10～20μm，内质、外质分界不清，不含红细胞。

2. 包囊　呈圆球形，直径为 10～16μm，外有一层包囊壁，内含 1～4 个细胞核。含有 1～2 个细胞核的为未成熟包囊，胞质内可见糖原泡和呈棒状的拟染色体；含有 4 个核的为成熟包囊，糖原泡和拟染色体消失，具有感染性（图 16-2）。

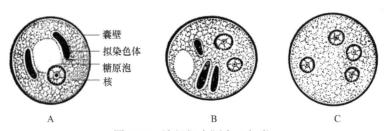

| 囊壁 |
| 拟染色体 |
| 糖原泡 |
| 核 |

A　　　　　　B　　　　　　C

图 16-2　溶组织内阿米巴包囊
A. 包囊（单核）；B. 包囊（2 核）；C. 成熟包囊（4 核）

（二）生活史

溶组织内阿米巴的生活史简单，其基本过程为：包囊—滋养体—包囊。成熟的 4 核包囊为感染阶段，经口进入人体消化道，在小肠的下段虫体脱囊而出，4 核虫体分裂为 4 个小滋养体，摄食细菌、已消化的食物或宿主肠黏液，通过二分裂进行增殖，在肠腔内产生大量的小滋养体。小滋养体随肠蠕动下移，当肠腔内环境发生变化，如水分、营养减少，滋养体停止活动，虫体缩小成圆形，分泌囊壁包裹虫体，形成 1～4 个细胞核的包囊，并随粪便排出体外，成为流行病学上的重要传染源。据估计，一个带虫者每天排出包囊数可达 0.5 亿～4 亿个。

当宿主抵抗力下降、肠功能紊乱或肠壁受损时，结肠内的小滋养体可侵入肠黏膜组织内，吞噬红细胞，转变为大滋养体并大量繁殖，破坏肠壁组织，引起肠壁溃疡。部分滋养体随坏死的组织、炎症渗出液和血液一起落入肠腔，形成黏液脓血便排出体外（图 16-3）；侵入肠壁组织的滋养体也可侵入血管，随

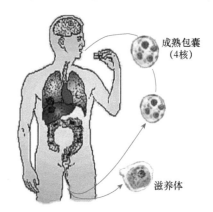

成熟包囊
（4 核）

滋养体

图 16-3　溶组织内阿米巴生活史

血液进入其他组织器官，引起肠外阿米巴病。

临床 案例 16-1　　患者，男，因恶心、呕吐、腹痛、腹泻、里急后重1周来就诊。询问病史，喜欢生吃蔬菜，粪便呈果酱样黏液脓血便，伴腥臭。初步考虑肠阿米巴病。

思考题： 1. 为什么初步考虑肠阿米巴病？

2. 如果要确诊，诊断最有效的检查是什么？

（三）致病性

溶组织内阿米巴的致病机制比较复杂，与虫体致病力、寄生环境和宿主免疫状态等多种因素有关。90%以上的感染者为无症状带虫者。其致病机制与凝集素、穿孔素和半胱氨酸蛋白酶有关，造成组织坏死、溃疡，引起阿米巴病，根据病变部位不同分为肠阿米巴病和肠外阿米巴病。

1. 肠阿米巴病　由溶组织内阿米巴滋养体侵入肠黏膜层引起，又称为阿米巴结肠炎。病变部位多发生于盲肠和阑尾，也可累及升结肠、乙状结肠和直肠，典型的病理损伤是口小底大的烧瓶状溃疡，一般累及黏膜层。典型的阿米巴痢疾患者表现为恶心、呕吐、腹痛、腹泻、里急后重，粪便呈暗红色、果酱样黏液脓血便，伴腥臭。

2. 肠外阿米巴病　主要是滋养体进入门静脉系统，经血液循环播散至其他组织器官引起的阿米巴病。如阿米巴肝脓肿、肺脓肿、脑脓肿等，其中以阿米巴肝脓肿最常见，表现为右上腹并可向右肩放射，发热、肝大，也可表现为寒战、盗汗、厌食和体重下降，少数患者可出现黄疸。

（四）实验室诊断

主要包括病原学诊断、血清学诊断和影像学诊断。粪便检查是阿米巴病诊断最有效的手段。也可进行间接血凝试验（IHA）、间接荧光抗体试验（IFA）和ELISA等血清学诊断方法，在患者血清中检查到不同滴度的抗体，血清IgA抗体阳性对阿米巴病的诊断有辅助意义，检测到IgM抗体有助于诊断急性感染。还可采用结肠镜进行影像学检查，取活检或吸取分泌物，进行固定染色、免疫组织化学、免疫荧光试验或进行PCR分析等。

（五）流行与防治

溶组织内阿米巴病呈世界性分布，多因水源污染、食品污染导致传播。我国主要在西北、西南和华北地区，全国平均感染率约1%。

防治的措施主要包括加强粪便的管理，保护水源，防止粪便污染；加强卫生宣传教育，注意饮食卫生和环境卫生；消灭苍蝇、蟑螂等传播媒介；对患者或带虫者进行普查普治，目前甲硝唑是治疗溶组织内阿米巴病的首选药物。

二、阴道毛滴虫

阴道毛滴虫（trichomoniasis vaginalis），是寄生于人体阴道和泌尿道的鞭毛虫，主要引起滴虫阴道炎和尿道炎，是以性传播为主的一种传染病。

（一）形态特征

阴道毛滴虫的生活史仅有滋养体期，无包囊期。虫体无色透明，有折光性，体态多变，活动力强。固定染色后呈梨形，体长7~23μm，虫体有4根前鞭毛和1根后鞭毛，体外侧前1/2处，有一波动膜，其外缘与向后延伸的后鞭毛相连。虫体借助鞭毛摆动前进，经波动膜的波动

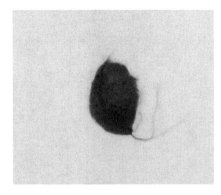

图 16-4　阴道毛滴虫

作旋转式运动。虫体前端 1/3 处有 1 个泡状核，1 根纤细透明的轴柱纵贯虫体，自后端伸出体外，胞质内有深染的颗粒状物质，为该虫特有的氢化酶体（图 16-4）。

（二）生活史

阴道毛滴虫的生活史较简单。其滋养体主要寄生在女性的阴道，尤以后穹窿多见，偶见侵入尿道。男性感染一般寄生于尿道和前列腺，也可寄生在睾丸、附睾和包皮下组织。虫体以二分裂法繁殖，通过直接或间接接触方式在人群中传播。滋养体既是繁殖阶段，也是感染和致病阶段。

（三）致病性

正常情况下，健康女性阴道的内环境，因乳酸杆菌的作用而保持酸性（pH3.8～4.4），可抑制虫体及细菌的生长繁殖，即阴道的自净作用。当妊娠或月经后，阴道 pH 接近中性，有利于滴虫和细菌生长繁殖，当阴道毛滴虫寄生阴道时，消耗糖原会降低乳酸的浓度，导致阴道的 pH 由原来的酸性转变为中性或碱性，从而破坏阴道的自净作用，致使虫体大量繁殖并促进细菌的继发性感染，加重炎症反应。

患者或带虫者均为传染源，阴道毛滴虫主要通过性接触传播，也可通过公共浴池、浴具、游泳池、坐式马桶等间接接触传播，引起滴虫阴道炎和尿道炎。多数女性感染临床症状不明显，滴虫阴道炎患者最常见的表现是阴部瘙痒，伴有烧灼感、白带增多。阴道内镜检查可见分泌物增多，呈灰黄色或乳白色、泡状、异味。如果伴有细菌感染，白带呈脓液状或粉红色黏液状。当虫体侵入尿道，可出现尿频、尿急和尿痛等症状。男性感染多数为带虫者，少数可引起膀胱炎、前列腺炎和附睾炎等。

（四）实验室诊断

取阴道后穹窿分泌物、尿液沉淀物或前列腺分泌物，直接涂片或涂片染色镜检，检出滋养体即可确诊。也可采用培养法和免疫学诊断方法进行辅助诊断。

（五）流行与防治

阴道毛滴虫呈世界性分布，在我国流行也较为广泛，以 16～35 岁的女性感染率最高。

注意个人卫生和经期卫生，不共用游泳衣裤和浴具，在公共浴室提倡用淋浴，慎用公共马桶。及时治疗无症状的带虫者和患者，以减少和控制传染源。常用口服药物为甲硝唑，局部治疗可用乙酰肿胺或 1∶5000 高锰酸钾溶液冲洗阴道。

三、疟　原　虫

疟原虫是引起人类疟疾的病原体。在自然界寄生于人类、哺乳类、鸟类和爬行类等动物体内。寄生于人类的疟原虫有间日疟原虫、恶性疟原虫、三日疟原虫和卵形疟原虫四种，分别引起间日疟、恶性疟、三日疟和卵形疟。在我国主要是间日疟原虫和恶性疟原虫，三日疟原虫少见，卵形疟原虫罕见。

（一）形态特征

4 种疟原虫的形态有所区别，但基本结构相似，现以间日疟原虫为例介绍各期的形态特征（图 16-5）。

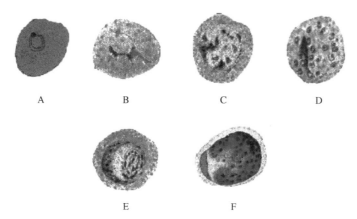

图 16-5　间日疟原虫在红细胞内各期的形态
A. 环状体；B. 大滋养体；C. 未成熟繁殖体；D. 成熟繁殖体；E. 雄配子体；F. 雌配子体

1. 滋养体　疟原虫侵入红细胞后开始摄食和生长、发育的阶段。按发育先后分为早期滋养体和晚期滋养体。早期滋养体细胞核小，胞质少，中间有空泡，虫体多成环状，故又称为环状体或小滋养体。随后虫体长大，胞核增大，胞质增多，可伸出伪足，胞质中开始出现疟色素，此时称为晚期滋养体或大滋养体。红细胞变大、变形，颜色变浅，有明显的红色薛氏点。

2. 裂殖体　晚期滋养体发育成熟，胞核开始分裂后即称为裂殖体。早期裂殖体仅有胞核分裂而无胞质分裂，称未成熟裂殖体；当胞核分裂到一定数量后，胞质开始分裂，包裹分裂核质，形成一定数量裂殖子，同时疟色素已经集中成团，称为成熟裂殖体。成熟裂殖体最终导致红细胞破裂，裂殖子被释放入血液，又可侵入新的红细胞，进行新的一轮增殖，称为裂殖增殖。

3. 配子体　侵入红细胞的裂殖子，发育长大，核增大而不再分裂，胞质增多而无伪足，形成圆形、卵圆形或新月形的个体，称为配子体。配子体分为雌配子体和雄配子体：雌配子体体积大，胞质致密，疟色素多而粗大，核致密并偏于虫体一侧或居中；雄配子体体积小，胞质稀薄，疟色素少而细小，核质疏松、较大居于虫体中央。

（二）生活史

寄生于人体的 4 种疟原虫生活史基本相同，需要人和按蚊两个宿主。在人体内进行裂体增殖，部分裂殖子形成配子体；在蚊体内完成配子生殖，继而进行孢子增殖（图 16-6）。

1. 在人体内的发育　包括肝细胞内的发育和红细胞内的发育。

（1）肝细胞内期：又称为红细胞外期（红外期）。当雌性按蚊唾液腺中带有成熟子孢子吸取人血时，子孢子进入人体，大约 30 分钟后随血液侵入肝细胞，在肝细胞内发育，进行裂体增殖，形成红细胞外期裂殖体。成熟裂殖体内含数以万计的裂殖子，成熟裂殖体胀破肝细胞大量释放裂殖子，部分裂殖子被巨噬细胞吞噬，部分进入红细胞，开始红细胞内的发育。

目前认为间日疟原虫和卵形疟原虫的子孢子具有遗传学上不同的两种类型，即速发型子孢子和迟发型子孢子。当子孢子进入肝细胞后，速发型子孢子继续发育完成红细胞外期的裂体增殖，而迟发型子孢子则进入休眠期，约数月或 1 年后才完成红细胞外期的裂体增殖。处于休眠期的子孢子称为休眠子。

（2）红细胞内期（红内期）：红外期的裂殖子从肝细胞释放出来，进入血流很快侵入红细胞。侵入红细胞内的裂殖子，经环状体—大滋养体—未成熟裂殖体—成熟裂殖体的裂体增殖过程，产生大量的裂殖子。裂殖子破裂红细胞释放出来，部分裂殖子被吞噬细胞吞噬，其余裂殖

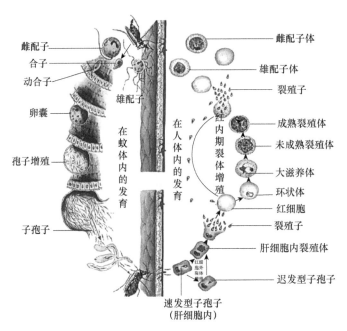

图 16-6　间日疟原虫生活史

子再次侵入红细胞，重复其红细胞内期的发育过程。红细胞内期经几代裂殖体增殖后，部分裂殖子不再增殖而发育成雌、雄配子体。

2. 在蚊体内的发育　雌性按蚊叮咬患者或带虫者吸血时，红细胞内各期原虫随血液进入蚊胃内，仅有雌、雄配子体能在蚊胃内继续发育为雌、雄配子，进入有性生殖阶段。雌、雄配子结合形成合子，合子变长，成为动合子。动合子穿过胃壁上皮细胞或其间隙，在胃基底膜下形成圆球形的卵囊（囊合子）。卵囊长大，囊内的胞核和胞质反复分裂进行孢子增殖，形成数以万计的子孢子。子孢子随卵囊破裂而释放，经血、淋巴集中于按蚊的唾液腺内。当受染蚊再次叮咬人吸血时，子孢子随唾液进入人体，又开始在人体内发育。子孢子是疟原虫的感染阶段。

疟原虫生活史

临床 案例 16-2　　　　患者，男，在非洲工作1年回国。近期出现周期性寒战、高热、出大汗，到医院就诊。

思考题：1. 该患者初步诊断什么疾病？诊断依据是什么？
　　　　2. 该疾病通过什么方式感染？
　　　　3. 如果要确诊，最常用的病原学检查方法是什么？

（三）致病性

疟原虫的主要致病阶段是红细胞内期的裂体增殖，其致病强弱与侵入的虫种、数量和人体免疫状态有关。

1. 潜伏期　是指疟原虫侵入人体到出现临床症状的间隔时间。间日疟原虫的潜伏期 11～25 天，恶性疟原虫的潜伏期 7～27 天，卵形疟原虫的潜伏期 11～16 天，三日疟原虫的潜伏期 18～35 天。

2. 疟疾发作　疟疾的一次典型发作表现为寒战、高热和出汗退热 3 个连续阶段。发作的周期性与红细胞内期的裂殖体增殖一致，间日疟和卵形疟隔日发作 1 次；恶性疟 36～48 小时发作 1 次；三日疟间隔 2 天发作 1 次。不同种疟原虫混合感染时或有不同批次的同种疟原虫重复感染时，发作的周期及间隔多不典型。

3．再燃与复发 疟疾初发停止后，因红细胞内疟原虫未彻底清除，在一定条件下重新大量繁殖又引起疟疾发作，即为疟疾的再燃。疟疾复发是指疟疾初发患者红细胞内期疟原虫已被消灭，未再经蚊媒传播感染，经过数周至年余，又出现疟疾的发作。复发的机理目前尚未研究清楚，多数学者认为是由于肝细胞内的休眠子复苏，发育并释放的裂殖子，进入红细胞繁殖引起的疟疾发作。间日疟和卵形疟既有再燃也有复发。恶性疟和三日疟无迟发型子孢子，只有再燃而无复发。

4．并发症 疟原虫感染人体，可引起多种并发症。

（1）贫血：疟疾发作数次后，导致贫血，尤其是恶性疟原虫。主要是疟原虫对红细胞的破坏；脾功能亢进，吞噬大量的正常红细胞；骨髓造血功能受到抑制；由于疟原虫寄生于红细胞，导致红细胞隐蔽的抗原暴露，刺激机体产生抗体，引起红细胞破坏，即免疫病理的损害。

（2）脾大：因疟原虫及其代谢产物的刺激，使脾充血和单核－巨噬细胞增生，引起脾大十分明显，可达脐下。

（3）凶险型疟疾：绝大多数是由恶性疟原虫所引起的。常见的有脑型和超高热型，多表现为持续高热、全身衰竭、意识障碍、昏迷、异常出血、黄疸、肾衰竭、血红蛋白尿、恶性贫血等症状，死亡率极高。

此外，还可引起黑尿热、疟疾性肾病等。孕妇感染后，可经胎盘传播，造成流产、早产，甚至死亡。

（四）实验室诊断

1．病原学检查 从患者外周血液中检出疟原虫是疟疾确诊的依据。取外周血制作厚、薄两种血膜，用瑞氏或姬氏染色后镜检查找疟原虫是目前最常用的方法。

2．免疫学诊断 常用的有间接荧光抗体试验、间接血凝试验和酶联免疫吸附试验等检测疟原虫的抗原或抗体。

3．分子生物学技术 PCR 和核酸探针已用于疟原虫基因片段的检测，其敏感性高，可鉴别虫体。

（五）流行与防治

疟疾分布广泛，危害严重，尤其是热带和亚热带地区，遍及 100 多个国家和地区。我国疟疾发病区域几乎遍及全国。

防治的首要措施是防蚊灭蚊，切断传播途径；积极治疗患者和带虫者控制传播源，防止传播。在流行区域采用氯喹、哌喹或哌喹加乙胺嘧啶或乙胺嘧啶加伯胺喹进行预防性服药；对疟疾患者的治疗，包括对现症患者的治疗和疟疾发作休眠期的治疗，可使用药物青蒿素类、乙胺嘧啶、伯氨喹等。

知识拓展 16-1

屠呦呦与青蒿素

疟疾肆虐人间，全世界都在寻找对抗疟疾的方法，中国也抓紧研制新药。古籍中所记载的青蒿让屠呦呦找到了对抗疟疾的曙光，通过多年研究，屠呦呦在继承发扬祖国医药学的基础上进行中药研究，充分运用传统及现代科学理论、方法及技术，精制出青蒿素，挽救了大批疟疾患者的性命。

她带领她的团队继续深入研究，并成功研制出青蒿素类衍生药物，大大提高了青蒿素的疗效。青蒿素为中医药未来发展树立了一个良好的榜样，是全世界几亿名疟疾患者新一代安全、有效的创新药，使防疟、抗疟工作有了划时代的进展。屠呦呦也因此获得了拉斯克－底巴克临床医学研究奖与诺贝尔医学奖。

四、弓 形 虫

刚地弓形虫（toxoplasma gondii），简称弓形虫，呈世界性分布，广泛寄生于人和多种动物，能引起人兽共患的弓形虫病。弓形虫是一种重要的机会性致病原虫。

（一）形态特征

弓形虫发育过程中有 5 种不同形态的阶段，即速殖子、包囊、裂殖体、配子体和卵囊（图 16-7）。其中与人体致病和传播有关的是速殖子、包囊和卵囊。

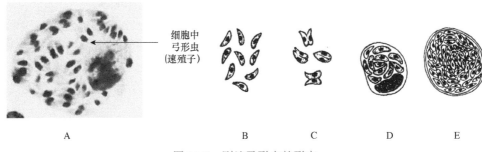

细胞中
弓形虫
（速殖子）

A   B   C   D   E

图 16-7　刚地弓形虫的形态

A. 细胞中弓形虫；B. 速殖子；C. 分裂中速殖子；D. 假包囊；E. 包囊

1. 速殖子　速殖子呈香蕉形或半月形，大小（4～7）μm×（2～4）μm。细胞内寄生速殖子不断增殖，形成数个或十几个虫体，宿主细胞膜将这些虫体包绕，形成假包囊。

2. 包囊　组织中的包囊呈圆形或椭圆形，具有一层富有弹性的坚韧囊壁。囊内虫体反复增殖，可含数个至数百个虫体，囊内的虫体称为缓殖子，虫体较速殖子小。

3. 裂殖体　成熟的裂殖体为长椭圆形，内含 4～40 个裂殖子，呈扇状排列，裂殖子形如新月状，前尖后钝，较滋养体小。

4. 配子体　游离的裂殖子侵入新的肠上皮细胞发育形成配子母细胞，进而发育为雌、雄配子体，形成雌、雄配子。雌、雄配子结合发育为合子，合子发育为卵囊。

5. 卵囊（囊合子）　是从猫粪排出的未孢子化卵囊，呈圆形或椭圆形，具有两层光滑透明的囊壁，其内充满均匀小颗粒。卵囊在适宜的温度和湿度下，继续发育，最终形成含有 2 个孢子囊的成熟包囊（每个孢子囊含有 4 个子孢子）。

（二）生活史

弓形虫的生活史较为复杂，全过程需要两个宿主，分别进行无性繁殖和有性繁殖（图 16-8）。猫科动物为终宿主，哺乳类、鸟类和人都可以作用中间宿主；猫既可作为终宿主，也可作为中间宿主。卵囊、包囊和假包囊均为感染阶段。

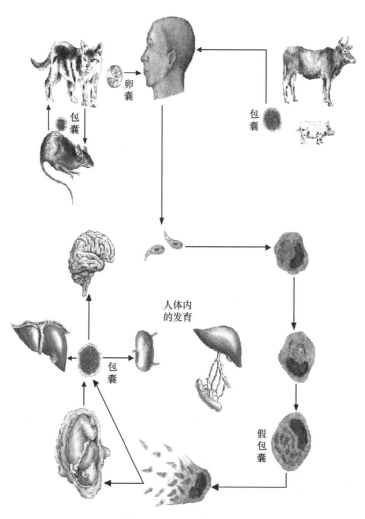

图 16-8　弓形虫生活史

1. **终宿主体内的发育**　当猫科动物食入带有弓形虫包囊或假包囊的动物内脏或肉类被感染；也可因食入或饮入被成熟卵囊污染的食物或水而感染。包囊内的缓殖子、卵囊内的子孢子、假包囊内的速殖子在肠腔逸出，侵入小肠上皮细胞进行裂体增殖，经多次增殖后，部分裂殖子发育为配子体，继而形成配子，雌、雄配子结合形成合子，最终形成卵囊。卵囊随粪便排出体外，在适宜环境中发育成感染性的成熟卵囊。受染猫每天可排出卵囊 1000 万个，持续 10～20 天。

2. **中间宿主体内的发育**　人、牛、羊、猪等中间宿主误食入卵囊、包囊或假包囊后，在肠内逸出子孢子、缓殖子或速殖子，侵入肠壁随血液或淋巴扩散至全身器官和组织，进入细胞内发育增殖形成假包囊。假包囊内释出的速殖子反复侵入新的组织细胞进行反复增殖。当宿主免疫力正常时，速殖子侵入宿主细胞后，不再进行增殖，而是分泌特殊物质形成囊壁，最终形成包囊。包囊在宿主体可存在数月、数年甚至终身。当宿主免疫力低下时则形成假包囊，假包囊内的速殖子快速增殖，胀破细胞释放后又侵入新的细胞，造成全身感染。

（三）致病性

弓形虫寄生于人体各种有核细胞内，反复增殖破坏细胞，引起组织炎症、水肿、坏死或形成肉芽肿。可分为先天性感染和免疫功能低下者的获得性感染，引起严重的弓形虫病。

1. **先天性弓形虫病**　是由于孕妇感染将弓形虫，经胎盘传给了胎儿引起的疾病。妊娠前3个月感染引起的后果较严重，可出现流产、早产、死胎，妊娠后期感染可引起脑积水、小脑畸形等先天畸形。

2. **获得性弓形虫病**　指出生后由外界获得的弓形虫感染。可因虫体侵入的部位和机体的免疫应答程度的不同而出现不同的临床表现，没有特异的症状和体征，最常见的是淋巴结肿大，多见于颌下和颈后淋巴结。弓形虫感染可引起多组织、多器官损害，常累及脑及眼部，引起中枢神经系统损害，如脑炎、脑膜脑炎、癫痫和精神异常；弓形虫眼病以视网膜脉络膜炎多见。

绝大多数的弓形虫感染为隐性感染，一般无症状。当机体免疫功能低下时，可转为急性感染或亚急性感染，出现严重的全身性弓形虫病，多因并发弓形虫脑炎而死亡。

（四）实验室诊断

可以通过病原学检查和血清学检查进行诊断。病原学检查可收集患者的脑积液、血液、羊水等不同标本进行涂片或离心取沉淀物涂片镜检，检出率较低。血清学检查是目前应用较广的重要辅助检验手段，如染色试验（DT）、IHA、ELISA等检测可疑患者血清中的特异性抗体。

（五）流行与防治

弓形虫呈世界性分布，广泛存在于多种哺乳动物体内，猫及猫科动物是主要的传染源。可因食入含有弓形虫污染的食品、水源导致感染；也可经破损的皮肤、黏膜感染；还可因输血、器官移植等导致感染。

加强家禽、家畜和可疑动物的隔离与管理；加强食品卫生管理和肉类食品卫生检疫制度，改变不良的饮食卫生习惯；孕妇应避免接触生肉、猫和猫粪。使用乙胺嘧啶、磺胺类等药物对患者及时治疗。对孕妇感染治疗首选螺旋霉素。

第2节　医学蠕虫

医学蠕虫是一类寄生于人体的多细胞软体无脊椎动物，借助身体的肌肉收缩而蠕动。根据蠕虫生活史中是否需要中间宿主，分为土源性蠕虫和生物源性蠕虫两类。土源性蠕虫在发育过程中不需要中间宿主，在外界适宜的环境中能直接发育至感染阶段，感染人体发育成成虫，如蛔虫、鞭虫等；生物源性蠕虫在发育过程中需要中间宿主，必须在中间宿主体内发育至感染阶段，再感染人体，如肝吸虫、血吸虫、牛带绦虫等。

根据蠕虫的形态特征的不同，医学蠕虫主要分为线虫、吸虫和绦虫。

一、线　　虫

线虫是无脊椎动物中一个很大的类群，种类多且分布广，全球有1万余种。常见的寄生于人体并能导致严重疾病的线虫有10余种，主要有蛔虫、钩虫、蛲虫、鞭虫、丝虫等。

线虫（nematoda）多为土源性蠕虫；体形呈线状或圆柱形，体表光滑，虫种不同大小差异较大，小的不到1cm，大的可达35cm以上；雌雄异体，雌虫较雄虫大，尾端尖直，雄虫尾端卷曲或膨大呈伞状；消化器官简单、较完整，肠管为一直形管道；生殖器官发达，雌虫的生殖系统多为双管形。

（一）似蚓蛔线虫

似蚓蛔线虫（ascaris lumbricoides）因形似蚯蚓而得名，简称蛔虫，是人体内最常见的肠道寄生虫之一。成虫寄生于小肠，可引起蛔虫病。我国一般南方高发于北方，农村高发于城市，儿童高发于成人。

1. 形态特征

（1）成虫：呈长圆柱形，头、尾两端略细，形似蚯蚓，为肠道最大的寄生虫（图 16-9）。活虫呈肉红色或微黄色，死后呈灰白色。体表光滑有不同的环形细纹，两侧有明显的侧线。头钝尾尖，口孔位于虫体顶端，唇瓣呈"品"字形排列（图 16-10）。雌虫长 15～35cm，尾端尖直；雄虫长 10～30cm，尾部向腹部卷曲。

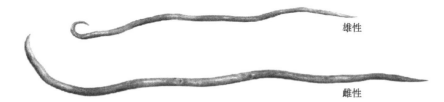

图 16-9　似蚓蛔线虫（成虫）

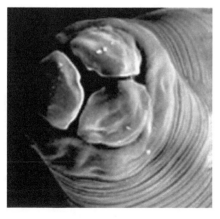 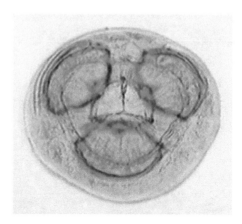

图 16-10　蛔虫唇瓣

（2）虫卵：蛔虫的虫卵分为受精卵、未受精卵两种（图 16-11）。①受精卵呈宽椭圆形，棕黄色，大小（45～75）μm×（35～50）μm，卵壳厚而透明，表面有凹凸不平的蛋白质膜，壳内有一个大而圆的卵细胞，卵细胞与卵壳两端各有 1 个半月形空隙；②未受精卵呈长椭圆形，呈棕黄色，大小（88～94）μm×（44～49）μm，卵壳和蛋白质膜均较受精卵薄，卵内含大小不等的折光颗粒。受精卵和未受精卵的蛋白质膜容易脱落，成为卵壳透明的脱蛋白质膜卵，临床上应注意与钩虫卵区别。

2. 生活史　蛔虫的生活史不需要中间宿主，属直接发育型，为土源性蠕虫。包括在外界环境中的虫卵发育和在人体内的虫体发育两个阶段。

成虫寄生在人体的小肠，以肠腔中消化或半消化食物为营养来源。雌、雄成虫交配后产卵，一条雌虫日产卵量达 24 万个左右，虫卵随粪便排出体外。在潮湿、荫蔽、氧气充足及适宜温度（21～31℃）的土壤环境中，受精卵约经过 2 周，卵细胞分裂发育为幼虫。再经过 1 周，卵内的

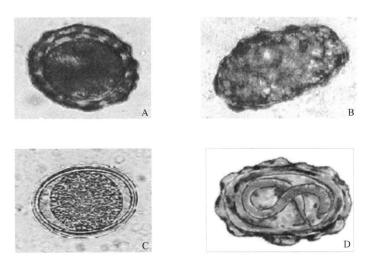

图 16-11　蛔虫虫卵
A. 受精卵；B. 未受精卵；C. 脱蛋白膜卵；D. 感染期虫卵

幼虫经过第一次蜕皮，发育为感染期虫卵，即蛔虫的感染阶段。

蛔虫生活史

人误食感染期虫卵后，在消化液的作用下，卵内幼虫破壳孵出，幼虫侵入小肠壁淋巴管或毛细血管，经血液循环到达肝、右心及肺，穿过肺毛细血管进入肺泡，幼虫在肺泡内停留 2 周左右，经第二、三次蜕皮后沿支气管、气管移行至咽部。随宿主吞咽动作再次进入消化道，在小肠内进行第四次蜕皮逐渐发育为成虫（图 16-12）。从误食感染期虫卵到发育成雌虫产卵需 60～75 天，成虫寿命约为 1 年。

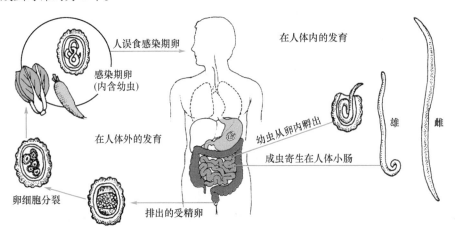

图 16-12　蛔虫生活史

3. 致病性　蛔虫幼虫和成虫对人体均有致病作用。

（1）幼虫的致病性：大量幼虫在肺部移行，引起细支气管上皮脱落，幼虫发育因蜕皮、释放变应原物质和机械损伤，导致肺点状出血、水肿，引起蛔蚴性肺炎，患者表现为发热、咳嗽、哮喘、胸痛或荨麻疹，甚至出现呼吸困难等症状，可在 1～2 周消失。

（2）成虫的致病性：寄生在人体的蛔虫少则几条，多则数十条，成虫对人体的致病主要有：①掠夺营养引起的营养不良。大量的蛔虫寄生在体内，以消化或半消化食物为食，可造成宿主消化不良和对营养物质的吸收障碍。患者还表现食欲缺乏、恶心、呕吐、间歇性脐周疼痛、腹泻等消化道症状，称肠蛔虫症。可伴有神经精神症状，如惊厥、夜惊、磨牙等。严重感染的儿童，可出现生长发育障碍。②超敏反应。蛔虫虫体的代谢产物或死后的分解物均为变应原，可引起 I 型超敏反应，患者可表现荨麻疹、皮肤瘙痒、血管神经性水肿等症状。③并发症。由于蛔虫具有钻孔的习性，宿主在发热、食入大量辛辣食物或不适当的驱虫治疗时，虫体活动能力增强，很容易钻入开口于肠壁的各种孔道，引起胆道蛔虫症、蛔虫性胰腺炎、阑尾炎、肠穿孔等疾病，感染虫体的数量较多时，可导致肠梗阻，其中胆道蛔虫症最常见。

4. 实验室诊断 从粪便中检查到虫卵或成虫即可确诊。常采用粪便直接涂片查粪便中的虫卵，必要的时候可以采用饱和盐水漂浮法或沉淀法检查虫卵，以提高检出率。若粪便或呕吐物中查到成虫，即可诊断。

5. 流行与防治 蛔虫呈世界性分布，特别是温暖、潮湿和卫生条件差的地区，人群感染率高。蛔虫广泛流行的主要原因有：①蛔虫的生活史简单，产卵量大，虫卵对外界的抵抗力强，虫卵一般能存活 1 年；②传播途径广泛，使用未经处理的人粪便施肥导致虫卵广泛污染土壤及环境，虫卵还可随家禽、昆虫的机械性传播扩大污染范围；③人群不良的卫生习惯，如生吃不洁瓜果蔬菜、生食泡菜等会增加虫卵感染机会。

对蛔虫病的防治应采取综合防治措施。加强宣传教育，注意个人卫生和环境卫生；对粪便进行无害化处理，减少传播途径；治疗患者和带虫者减少传染源。常用药物有阿本达唑、甲本达唑等。

（二）蠕形住肠线虫

蠕形住肠线虫（enterobius vermicularis）又称为蛲虫（pinworm），主要寄生于人体回盲部、结肠，引起蛲虫病。儿童明显高于成人，尤以集体生活儿童多见。

1. 形态特征

（1）成虫：虫体细小如线头，乳白色。前端角皮膨大成头翼，咽管末端膨大呈球形。雄虫小于雌虫，雄虫长为 0.2～0.5cm，尾端向腹部卷曲（图 16-13）；雌虫长为 0.8～1.3cm，尾端尖直（图 16-13）。

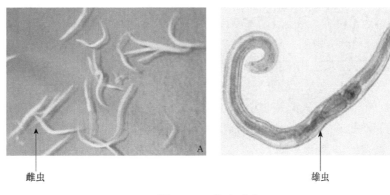

图 16-13 蛲虫成虫

A. 雌虫；B. 雄虫

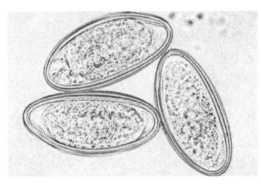

图 16-14　蛲虫虫卵

（2）虫卵：呈椭圆形，无色透明，卵壳一侧较平，一侧稍凸，大小为（50～60）μm×（20～30）μm（图 16-14）。虫卵自虫体排出时，卵壳内细胞多已发育成蝌蚪期的胚胎。

2. 生活史　成虫主要寄生于人体的盲肠、结肠、直肠及回肠下段，以肠内容物、组织液及血液为食。雌、雄虫交配后，雄虫多数死亡，雌虫子宫内充满虫卵，在肠内高温和低氧的环境条件下，一般不排出虫卵，雌虫向肠腔下段移行至直肠。当宿主入睡后，在肛周产卵，一条雌虫可产卵 6000～16 000 个。产卵后的雌虫多数死亡，但少数雌虫可移行返回肠腔或误入阴道、尿道等导致异位寄生。肛周的虫卵在温度、湿度适宜和充足的氧气环境条件下，约经过 6 小时，卵壳内幼虫发育成熟，蜕皮一次成为感染期虫卵，即蛲虫的感染阶段。

感染期虫卵以人的肛—手—口方式使其形成自身感染，或散落到衣裤、被褥、用具、食物等上面经口进入人体，也可随空气吸入咽下到消化道。进入人体的感染期虫卵，在十二指肠内孵出幼虫，并下行至回盲部蜕皮后发育为成虫。自误食虫卵到发育为有产卵能力的雌虫大约需要 1 个月的时间，雌虫寿命为 2～4 周，一般不超过 2 个月（图 16-15）。

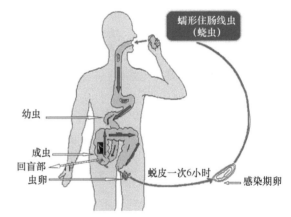

图 16-15　蛲虫生活史

3. 致病性　蛲虫主要引起宿主肛门及会阴部皮肤瘙痒和继发性炎症，患者表现为烦躁不安、失眠、食欲减退、夜惊等，抓破皮肤可致继发感染，长期反复感染会影响儿童的健康成长。虫体附着局部肠黏膜也可引起肠黏膜轻度损伤，导致消化不良或慢性炎症；异位寄生可导致阴道、尿道等相应部位的炎症。由于蛲虫存活的寿命比较短，感染后如果没有重复感染，可不治自愈。

4. 实验室诊断　由于蛲虫一般不在肠道内产卵，故粪便检查虫卵的阳性率极低，诊断蛲虫病常采用透明胶纸拭子法或棉签拭子法于清晨排便前或洗澡前在肛周采集虫卵，检出率极高。也可在宿主夜晚入睡后 1～2 小时在肛周检查成虫。

5. 流行与防治　蛲虫病呈世界性分布，常在儿童集聚群体中传播。加强卫生知识的宣传，注意个人、家庭和幼儿园的卫生，做到饭前便后洗手，勤剪指甲，不吸吮手指，定期烫洗被褥和玩具消毒。普查普治患者和带虫者，防止反复感染。使用蛲虫膏、甲紫等涂抹于肛周，有较好的止痒杀虫的作用。驱虫常用药物阿苯达唑、甲苯达唑等。

（三）毛首鞭形线虫

毛首鞭形线虫（trihuris trichiura），简称鞭虫（whipworm），是人体常见的肠道寄生线虫之一，成虫寄生于人体回盲部引起鞭虫病。

1. 形态特征

（1）成虫：外形似马鞭，故名鞭虫。前端 3/5 细长如发，后端 2/5 明显粗大。雌虫长 35～50mm，尾端钝圆且直，生殖系统为单管型；雄虫长 30～45mm，尾端向腹部呈环状卷曲，有交合刺 1 根。

（2）虫卵：呈腰鼓形，黄棕色，大小（50～54）μm×（22～23）μm，卵壳较厚，两端各有 1 个透明栓，内含 1 个卵细胞（图 16-16）。

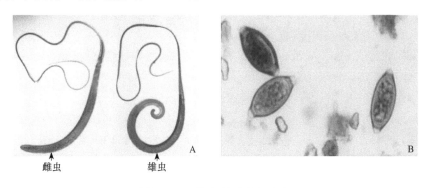

图 16-16　鞭虫的成虫与虫卵
A. 成虫；B. 虫卵

2. 生活史　成虫主要寄生于人体回盲部，以血液、组织液等为食。雌、雄虫交配后，雌虫产卵，每日产卵 3000～20 000 个。虫卵随粪便排出体外，在适宜条件下，经 3～5 周即可发育为含幼虫的感染期虫卵。人食入被感染期虫卵污染的食物或水，虫卵在小肠内孵出幼虫，从肠腺隐窝处侵入局部肠黏膜摄取营养，经 8～10 天的发育，幼虫重新返回至肠腔，移行至回盲部并发育为成虫（图 16-17）。从误食感染期虫卵到发育为产卵期成虫，需 1～3 个月，成虫的寿命为 3～5 年。

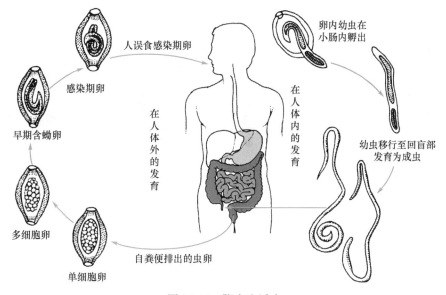

图 16-17　鞭虫生活史

3. 致病性　虫体的机械性损伤和分泌物的刺激作用，引起肠壁局部组织出现慢性炎症或肉芽肿病变。轻度感染一般无明显的症状表现，严重感染者有头晕、腹痛、慢性腹泻、消瘦及贫血等症状。儿童重度感染，可导致直肠脱垂，多见于营养不良或并发肠道致病菌感染者。

4. 实验室诊断　主要采取粪便直接涂片法、饱和盐水浮聚法及沉淀集卵法等检查粪便中的虫卵，从而确定是否感染。

5. 流行与防治　鞭虫病的分布和流行与蛔虫病基本一致，但感染率较蛔虫低。鞭虫病的防治与蛔虫病的防治相同。加强环境卫生、个人卫生和饮食卫生，保护水源，加强粪便管理和无害化处理。对患者和带虫者采用甲苯达唑、阿苯达唑等药物进行治疗。

（四）十二指肠钩口线虫与美洲板口线虫

寄生于人体的钩虫（hookworm）主要有两种：十二指肠钩口线虫（ancylostoma duo-denale），简称十二指肠钩虫；美洲板口线虫（necator america-nus），简称美洲钩虫。成虫寄生于人体的小肠，以血液为食，导致人体慢性贫血，引起钩虫病。

1. 形态特征

（1）成虫：虫体细长略弯曲，半透明，长约 1cm。十二指肠钩虫略大于美洲钩虫，前者虫体呈"C"形（图 16-18），后者虫体呈"S"形（图 16-18）。两者均有一发达的口囊，是钩虫的形态学的特征，十二指肠钩虫口囊内有两对钩齿，美洲钩虫口囊内有 1 对板齿（图 16-19）。口囊两侧有 1 对头腺，能分泌抗凝素，咽管较低，管壁肌肉发达有利于吸食血液。雄虫小于雌虫，雌虫的尾端尖直。雄虫尾端有角质层延伸形成的膜状交合伞和两根交合刺，十二指肠钩虫的两根交合刺末端分开，美洲钩虫的两根交合刺末端合并。交合刺的形态和口囊内齿的形态均可作为两种钩虫的鉴别依据。

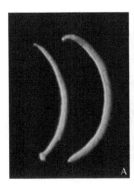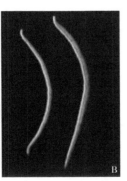

图 16-18　十二指肠钩虫和美洲钩虫
A. 十二指肠钩虫；B. 美洲钩虫

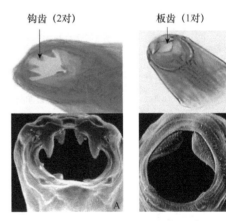

钩齿（2对）　　板齿（1对）

图 16-19　钩虫口囊
A. 十二指肠钩虫；B. 美洲钩虫

（2）虫卵：两种钩虫的虫卵均为椭圆形，大小约 60μm×40μm，无色透明，卵壳薄，内含 4~8 个卵细胞，卵细胞与卵壳间有空隙（图 16-20）。

2. 生活史　两种钩虫的生活史基本相同。成虫寄生于人体的小肠上段，以口囊内的钩齿或板齿咬附于肠黏膜上，吸取血液、淋巴液、肠黏膜及脱落的上皮细胞为生。雌、雄虫交配后，雌虫产卵，十二指肠钩虫每日产卵 10 000~30 000 个，美洲钩虫产卵 5000~10 000 个。虫卵随

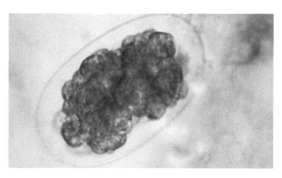

图 16-20 钩虫虫卵

粪便排出体外，在适宜温度（25～30℃）、湿度（60%～80%）、荫蔽、氧气充足的疏松土壤中，卵内细胞不断分裂，经过 1～2 天孵出杆状蚴，杆状蚴以土壤中的细菌和有机物为食，经 7～8 天蜕皮两次发育为具有感染能力的丝状蚴，即钩虫的感染阶段。

钩虫生活史

丝状蚴具有向温性、向组织性和向湿性的特点，当触及人体皮肤时靠其穿刺运动和酶的化学作用钻入人体皮肤，在局部停留大约 24 小时，然后进入小血管和小淋巴管，随血液流动至右心到肺，穿过肺部毛细血管壁进入肺泡，再经支气管、气管上行至咽部，随宿主吞咽进入食管、胃到达小肠，幼虫在小肠内经过两次蜕皮发育为成虫（图 16-21）。从具有感染能力的丝状蚴进入人体到发育为有产卵能力的成虫，需要 5～7 周，成虫寿命一般为 3～5 年。

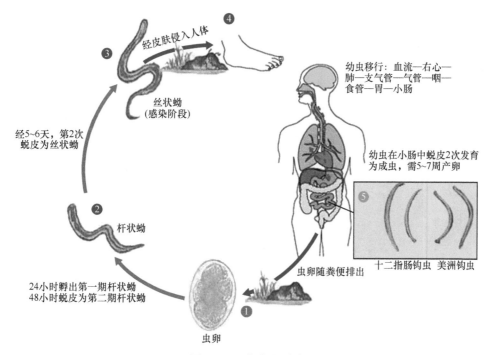

图 16-21 钩虫生活史

3. 致病性 钩虫幼虫和成虫对人体均有致病作用。两种钩虫致病作用相似，十二指肠钩蚴引起皮炎者居多，成虫导致的贫血亦较严重，是引起婴儿钩虫病的主要虫种。

（1）幼虫的致病性：钩虫的幼虫主要引起钩蚴性皮炎和钩蚴性肺炎。①钩蚴性皮炎是由于丝状蚴侵入皮肤时的机械刺激和反复感染引起的超敏反应，入侵部位可出现斑疹、丘疹、水疱疹，局部灼痛、奇痒，常因搔抓导致皮肤破损，继发细菌感染，俗称"粪毒""着土痒"。②丝状蚴在体内移行，穿过肺毛细血管进入肺泡，损伤肺泡及毛细血管，导致出血和炎症反应，引起钩蚴性肺炎。患者出现咳嗽、咳痰、咯血及哮喘，多不需治疗可自愈。

（2）成虫的致病性：钩虫的成虫主要引起贫血、消化道损害和异嗜症。①慢性缺铁性贫血：成虫借钩齿或板齿咬附在肠黏膜上，以血液为食，头腺分泌的抗凝素，可致创口流血不止，又因钩虫有不断更换吸血部位的习性，导致新旧伤口长期慢性出血，人体的蛋白质和铁大量消耗，从而导致缺铁性贫血。患者表现为头晕、眼花、耳鸣、心悸、皮肤蜡黄和四肢无力等症状，俗称"懒黄病"。②消化道症状：因肠壁的损伤、炎症和虫体分泌的毒素，可引起消化道功能紊乱，患者表现为腹部不适、隐痛、恶心、呕吐、腹泻和便秘等症状。③异嗜症：个别患者可出现喜食生米、茶叶、破布、石块、瓦片等异常嗜好，称为"异嗜症"，可能与铁的消耗有关，在补充铁剂后，症状可消失。

4. 实验室诊断　钩虫病可以通过虫卵的检查和钩蚴培养法进行诊断。虫卵的检查主要采用粪便直接涂片法和饱和盐水漂浮法。钩蚴培养法对钩蚴病的检出率极高，诊断更准确，而且可以鉴定虫种，可用于流行病的调查。

5. 流行与防治　钩虫病呈世界性分布，它的流行与环境条件有关，钩虫卵适宜的温度是25～30℃，10℃以下停止发育，多见于热带和亚热带地区。我国除少数西北地区外，各省均有流行，农村高发于城市，南方高发于北方。

钩虫病的防治采用综合性防治措施，主要包括治疗患者和带虫者控制传染源，加强粪便管理及无害化处理，开展健康教育和加强个人防护。尽量做到劳作时穿鞋和使用种植工具，减少皮肤接触泥土的机会，必要时在皮肤上涂抹 1.5% 左旋咪唑硼酸酒精或 15% 噻苯达唑软膏，对预防感染有一定效果。也可劳作后用 53℃ 左右的热水烫洗手、脚，持续 20 分钟可杀死部分滞留于皮肤下的丝状蚴。对患者或带虫者可用甲苯达唑、哌嗪、阿苯达唑等治疗，严重贫血者，需要纠正贫血后再予以驱虫。

（五）班氏吴策线虫和马来布鲁线虫

丝虫（filaria）是一类通过吸血节肢动物传播的寄生线虫。我国流行的丝虫有班氏吴策线虫（wuchereria bancrofti）和马来布鲁线虫（brugia malayi），简称班氏丝虫和马来丝虫，主要寄生于人体的淋巴系统，引起丝虫病。

1. 形态特征

（1）成虫：班氏丝虫（图 16-22）和马来丝虫形态相似。虫体呈乳白色，细长如丝线，长 3～7cm。雌虫较雄虫大，雌虫尾端圆钝，略向腹部弯曲；雄虫尾端向腹部卷曲 2～3 圈。

（2）微丝蚴：丝虫为卵胎生，雌虫子宫内虫卵直接发育为幼虫，即微丝蚴（图 16-23）。微丝蚴细长，无色透明，头钝尾尖，外被鞘膜，体内有圆形或椭圆形的体核，头部无体核为头间歇。腹侧有肛孔，尾部可有尾核。班氏微丝蚴与马来微丝蚴的鉴别，见表 16-1。

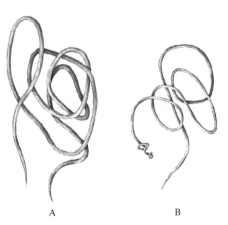

图 16-22　班氏丝虫成虫

A. 雌性；B. 雄性

表 16-1 班氏微丝蚴与马来微丝蚴的鉴别要点

特征	班氏微丝蚴	马来微丝蚴
大小（μm）	（244～296）×（5.3～7.0）	（177～230）×（5.0～6.0）
体态	柔和，弯曲自然	僵硬，大弯上有效弯
头间歇	较短（长与宽略等）	较长（长略为宽的 2 倍）
体核	大小较均匀，排列均匀	大小不一致，有重叠，不清晰
尾核	无	有 2 个

2. 生活史 两种丝虫的生活史基本相同，均需要幼虫在中间宿主蚊体内的发育和成虫在终宿主人体内的发育两个阶段（图 16-24）。

（1）蚊体内的发育：当雌蚊叮咬患者或带虫者血液时，微丝蚴随血液进入蚊胃内，约 2 小时后脱去鞘膜，穿过蚊胃壁进入胸肌，在胸肌内经 2～4 天发育成粗短的腊肠蚴，脱皮 2 次成为细长而活跃具有感染能力的丝状蚴。离开胸肌进入血腔，到达蚊的下唇。当蚊再次叮咬人体时，丝状蚴自蚊的下唇逸出，经吸血伤口侵入人体。丝状蚴在蚊体内只有发育而没有增殖。在适宜的条件下，班氏微丝蚴在蚊体内的发育需 10～14 天，马来微丝蚴需 6～7 天。

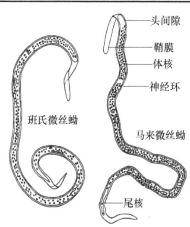

图 16-23 班氏微丝蚴和马来微丝蚴

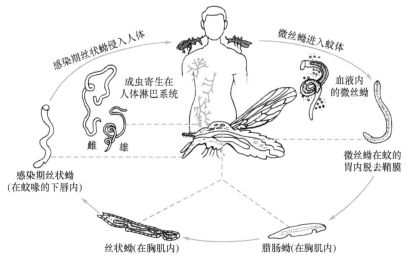

图 16-24 丝虫生活史

（2）人体内的发育：丝状蚴进入人体后的具体移行途径尚不清楚。一般认为幼虫侵入淋巴管内，并移行至大淋巴管、淋巴结，发育为成虫。在感染后 3 个月检查人体淋巴组织可查到成虫。班氏丝虫主要寄生于深部淋巴系统，而马来丝虫主要寄生于浅部淋巴系统。成虫的寿命一般为 4～10 年，甚至更长。微丝蚴的寿命一般为 2～3 个月，最长可达 2 年。

微丝蚴在肺血管和外周血管中呈规律性出现，即夜现周期性。班氏微丝蚴通常在夜间 10 时至次晨 2 时出现在外周血液中，马来微丝蚴则在夜间 8 时至次晨 4 时，一般在夜间 9 时后，均能在外周血中查获微丝蚴。

3．致病作用　丝虫成虫、微丝蚴和丝状蚴对人体均有致病作用，成虫是主要致病阶段。

（1）急性期过敏和炎症反应：成虫主要寄生于淋巴系统，虫体的代谢产物、分泌物、蜕皮液及蜕下的外皮等均可引起过敏反应和炎症反应，引起急性淋巴丝虫病。患者表现为畏寒、发热、压痛、淋巴结肿胀、淋巴结炎、淋巴管炎及丹毒样炎等，以下肢淋巴管炎最为常见。淋巴管炎表现为局部出现自上而下的离心性红线，俗称"流火"。涉及皮肤表浅毛细淋巴管时，局部出现弥散性红肿，有压痛和灼热感，称为丹毒样皮炎。阴囊内淋巴管受累可引起精索炎、睾丸炎、附睾炎等。

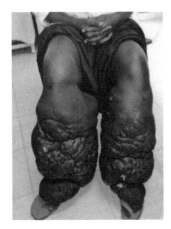

图 16-25　下肢象皮肿

（2）慢性淋巴系统阻塞病变：急性病变不断发展，症状反复发作，局部出现增生性肉芽肿，逐渐发展为慢性淋巴丝虫病。淋巴系统阻塞是引起丝虫病慢性体征的重要因素，阻塞部位不同临床表现也不同，常见病变有象皮肿、睾丸鞘膜积液和乳糜尿。①象皮肿为晚期丝虫病的常见症状，因淋巴液外溢到皮下组织，刺激纤维组织增生，导致局部皮肤增厚，变粗变硬似象皮，多见于下肢和阴囊（图 16-25）；②睾丸鞘膜积液是由于精索淋巴管阻塞，睾丸和附睾的分泌物、淋巴液溢入鞘膜腔内，引起的鞘膜积液、阴囊肿大；③乳糜尿是由于腹主动脉前淋巴结或肠淋巴干受阻，腰淋巴干压力增高，致使从小肠吸收的乳糜液经侧支反流入肾盂、输尿管、消化道或腹腔淋巴管等处，如果这些部位的淋巴管破裂，则乳糜液可随尿液、粪便或腹水排出，呈乳白色，形似牛奶，故称为乳糜尿、乳糜腹泻或乳糜腹水。

4．实验室诊断　在外周血、乳糜尿、鞘膜积液等中查到微丝蚴即可确诊，同时可用免疫学手段作为辅助诊断。通过血液涂片、诱出法和体液检查均可查微丝蚴。血液涂片检查微丝蚴主要用厚血膜法，也可用新鲜血滴法和离心沉淀浓集法等。诱出法是采用白天口服枸橼酸乙胺嗪 25～50mg，服后 20～30 分钟，取外周血检查，但检出率较低，轻度感染易漏检。体液检查一般采用鞘膜积液、乳糜腹水和乳糜尿检出微丝蚴。

5．流行与防治　班氏丝虫呈世界性分布，马来丝虫病仅限于亚洲，主要流行于东南亚。我国是丝虫病流行较严重的国家之一。传染源是患者或带虫者，其传播媒介是蚊虫，蚊的消长与丝虫病的流行季节一致。

丝虫病的防治主要是普查普治，及早发现患者和带虫者，首选药物为枸橼酸乙胺嗪，对象皮肿和鞘膜积液患者采取手术治疗或烘绑疗法。蚊是传播媒介，防蚊灭蚊是主要措施，消除蚊的滋生地，杀灭成蚊或幼蚊，加强个人防护。在流行地区做好防治后期疫情监测工作，防止丝虫病的再度传播。

知识链接 16-1

潜藏食源性寄生虫病的威胁

小龙虾、贝类等都成了夜宵大排档的必点菜品，在享受美食的同时，小心里面暗藏寄生虫。常见的几类易携带有寄生虫的生鲜食物有：①小龙虾——肺吸虫病。在南方的河流湖泊、水田、溪沟随处可见小龙虾，它繁殖力强，易捕捉，成为餐桌上的美食。若生食或食半生的小龙虾，极有可能感染上肺吸虫，从而引起肺吸虫病。严重者可出现急性骨骼肌溶解症，危及生命。②生鱼片——肝吸虫病。淡水鱼体内常寄生肝吸虫，在广东、广西等地淡水鱼中，寄生虫的平均感染率高达60%。食入生鱼片或半生的鱼肉，肝吸虫可寄生于人体肝胆管内，损坏人体肝脏，导致肝吸虫病。③螺——广州管圆线虫病。广州管圆线虫幼虫长期在某些陆生或水生螺体内发育，人若生食或吃了不熟的螺肉就可能被感染。一旦感染，它会在人体内游走，钻入脑部，病变集中在脑组织，除大脑及脑膜外，还包括小脑、脑干及脊髓等处。轻者临床症状为头痛、头晕、恶心、呕吐，严重的会发生休克、狂躁甚至死亡。

二、吸 虫

吸虫（trematode）属于扁形动物门的吸虫纲。寄生于人体的吸虫有30多种，在我国主要有华支睾吸虫、布氏姜片吸虫、卫氏并殖吸虫和日本血吸虫等。

吸虫的成虫外观多呈叶片状（血吸虫为圆柱状），背腹扁平，两侧对称；常具有口吸盘和腹吸盘；大多为雌雄同体（血吸虫为雌雄异体），生殖器官发达；消化系统不完整；生活史复杂，多需要1～2个中间宿主，为生物源性蠕虫。

（一）华支睾吸虫

华支睾吸虫（clonorchiasis sinensis），又称肝吸虫。成虫寄生于人体或其他脊椎动物的肝胆管内，引起华支睾吸虫病，又称为肝吸虫病。

1. 形态特征

（1）成虫：体形狭长，背腹扁平，半透明，前端稍窄，后端钝圆，状似葵花籽，体表无棘，雌雄同体。虫体大小为（10～25）mm×（3～5）mm。口吸盘大于腹吸盘。消化道的前部有口、咽及短的食管，其后为两肠支沿虫体两侧伸至虫体后端，末端为盲端。有1对睾丸，分支状前后排列于虫体的1/3处。有1个卵巢，呈分叶状，位于睾丸之前。充满虫卵的子宫盘绕于卵巢与腹吸盘之间（图16-26）。

（2）虫卵：形似芝麻，淡黄褐色，一端较窄且有卵盖，卵盖周围的卵壳增厚形成肩峰，另一端有小疣。虫卵大小为（27～35）μm×（12～20）μm，从粪便中排出时，卵内含有一毛蚴（图16-26）。

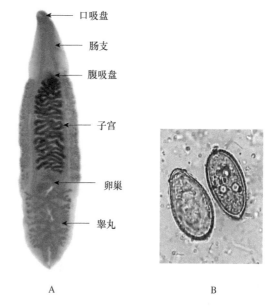

口吸盘
肠支
腹吸盘
子宫
卵巢
睾丸

A   B

图 16-26 华支睾吸虫的成虫和虫卵
A. 华支睾吸虫成虫；B. 华支睾吸虫虫卵

2. 生活史 华支睾吸虫的终宿主包括人和多种肉食哺乳动物（猫、狗等）。第一中间宿主为淡水螺，如纹沼螺、豆螺等；第二中间宿主为淡水鱼、虾。

成虫寄生于人或哺乳动物的肝胆管内。成虫产出虫卵，虫卵随胆汁进入消化道随粪便排出体外，进入水中被第一中间宿主淡水螺吞食，在螺体的消化道内孵出毛蚴，毛蚴经胞蚴、雷蚴等无性繁殖形成大量尾蚴。成熟的尾蚴从螺体内逸出进入水中，遇到第二中间宿主淡水鱼、虾，侵入鱼、虾体内发育为囊蚴。囊蚴是肝吸虫的感染阶段。当人或猫、狗等哺乳动物食入含有囊蚴的鱼、虾后，囊蚴在十二指肠破囊而出成为童虫，继而进入肝内胆管并发育为成虫（图 16-27）。成虫的寿命长达 20～30 年。

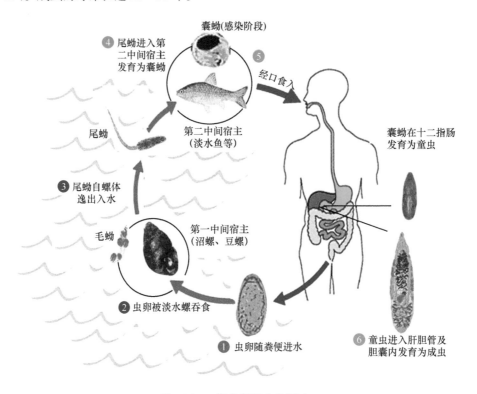

图 16-27　华支睾吸虫生活史

3. 致病性　华支睾吸虫病变主要发生在肝胆管内进而引起肝脏损伤。成虫在肝胆管内以血细胞、胆管黏膜及分泌物为食。虫体的分泌物、代谢产物和机械刺激等引起超敏反应和炎性反应，导致胆管局限性扩张和胆管上皮增生，继之管腔狭窄，胆汁流出受阻和淤滞，可引起阻塞性黄疸。由于胆汁流通不畅，容易合并细菌感染，导致胆管炎、胆囊炎。虫体碎片、虫卵、胆管上皮脱落细胞可构成胆石的核心，引起胆结石。由于胆管周围结缔组织增生，少数患者可导致肝硬化。此外，与胆管上皮细胞癌、肝癌有关。成虫偶尔寄生于胰腺，还可引起胰管炎和胰腺炎。

临床上多表现为慢性症状，一般以消化系统的症状为主，疲乏、上腹不适、食欲减退，厌油、腹痛、腹泻、消化不良等较为常见。

4. 实验室诊断　粪便中检获虫卵是诊断的依据，常用涂片法、集卵法、十二指肠引流胆汁检查等的方法查虫卵。用酶联免疫吸附试验、间接血凝试验和间接荧光抗体试验等方法查患者血清抗体或抗原。也可用 B 超、CT 检查华支睾吸虫病患者，在超声图像上可见多种异常改变，有助诊断。

5. 流行与防治　华支睾吸虫的流行，除需要有适宜的第一、第二中间宿主及终宿主外，还与当地饮食习惯等诸多因素密切相关。我国已有 27 个省、市、自治区有不同程度流行。

防治主要做好卫生宣传教育，不生食或半生食淡水鱼、虾等，注意生食、熟食的厨具分开使用。加强粪便管理，避免未经无害化处理的粪便污染鱼塘。积极治疗患者和感染者，治疗药物有吡喹酮、阿苯达唑等。

（二）卫氏并殖吸虫

卫氏并殖吸虫（paragonimiasis westermani），主要寄生于人、猫和犬科动物的肺部，又称为肺吸虫，引起肺吸虫病，以在肺部形成囊肿为主要病变，以烂桃样血痰和咯血为主要症状。

1. 形态特征

（1）成虫：虫体肥厚，椭圆形，背面稍隆起，腹面扁平，形似半粒黄豆。虫体长7～12mm，宽4～6mm，厚2～4mm。口吸盘位于虫体的前端，腹吸盘位于虫体腹面中线前缘。消化器官包括口、咽、食管和肠管。雌雄同体，卵巢6叶，与子宫并列于腹吸盘之后，2个睾丸分支如指状，并列于虫体后1/3处，故名并殖吸虫（图16-28）。

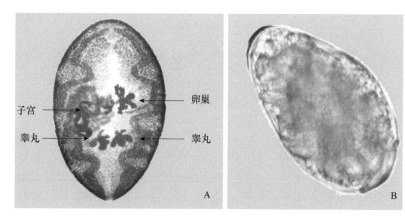

图16-28 卫氏并殖吸虫的成虫和虫卵
A. 卫氏并殖吸虫成虫；B. 卫氏并殖吸虫虫卵

（2）虫卵：金黄色，呈椭圆形或水缸形，左右多不对称，前端较宽，有扁平卵盖，后端稍窄，大小为（80～118）μm×（48～60）μm。卵壳厚薄不均，后端常增厚，卵内含有1个卵细胞和10多个卵黄细胞（图16-28）。

2. 生活史 卫氏并殖吸虫的终宿主为人和多种肉食哺乳动物（如犬、猫、狐等）。第一中间宿主为川卷螺，第二中间宿主为溪蟹和蝲蛄。

卫氏并殖吸虫成虫主要寄生于人或动物的肺内，以坏死的组织和血液为食，产出的虫卵随痰液排出或随痰吞咽后经粪便排出体外。虫卵入水后，在适宜条件下经过3周发育孵出毛蚴，遇到第一中间宿主川卷螺，在螺体内发育成胞蚴、母雷蚴、子雷蚴、尾蚴。尾蚴从螺体内逸出入水，侵入第二中间宿主溪蟹或蝲蛄体内发育为囊蚴。人或其他哺乳动物生食或半生食含有囊蚴的溪蟹或蝲蛄，囊蚴进入终宿主小肠，在消化液作用下脱囊发育为童虫。童虫穿过肠壁进入腹腔，在腹腔脏器间移行，穿过横膈，经胸腔到达肺部，并在肺内发育为成虫（图16-29）。童虫可侵入皮下、肝、脑、心包和眼眶等，引起异位寄生。自囊蚴进入终宿主到成虫产卵，需要2～3个月。成虫在终宿主体内一般可活5～6年，少数可长达20年。

3. 致病性 卫氏并殖吸虫的致病作用包括虫体在组织器官中移行定居的机械损伤及虫体代谢产物被宿主吸收引起的免疫病理损伤。

卫氏并殖吸虫虫体移行、窜扰寄居引起机械性损伤如出血、水肿、渗出、坏死形成脓肿，继而转变为囊肿，最后纤维化形成瘢痕。虫体的代谢产物、分泌物、虫体死亡后的分解产物刺

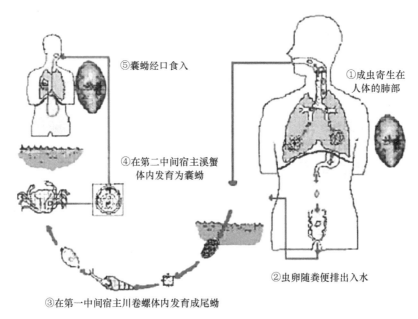

⑤囊蚴经口食入

①成虫寄生在
人体的肺部

④在第二中间宿主溪蟹
体内发育为囊蚴

②虫卵随粪便排出入水

③在第一中间宿主川卷螺体内发育成尾蚴

图 16-29　卫氏并殖吸虫生活史

激人体引起超敏反应，表现为发热、荨麻疹。虫体寄生的组织器官不同所引起的症状也有所不同，在肺组织中寄生可表现为咳嗽、胸痛、咳血或咳铁锈色痰，痰中可查到虫卵；寄生于脑组织表现为头痛、癫痫等症状；寄生于肠壁表现为腹痛、腹泻、便血等症状；若在皮下窜扰可见皮下结节、压痛，随虫体转移结节随之转移，称为转移性皮下结节。

4. 实验室诊断　从痰或粪便中检查到虫卵或摘除的皮下包块中查到虫体即可确诊。也可用免疫学检查、X 线、CT 及 MR 等检查手段进行诊断。

5. 流行与防治　卫氏并殖吸虫呈世界性分布，以亚洲地区为最多。我国多个省、自治区均有报道。

宣传教育是控制本病的主要措施，不饮生水，不生食、半生食溪蟹、蝲蛄及其制品。加强粪便管理，防止虫卵污染水源。积极治疗患者和带虫者，治疗药物有吡喹酮、阿苯哒唑等。

（三）布氏姜片吸虫

布氏姜片吸虫（fasciolopsiasis buski），简称姜片虫，寄生于人、猪小肠内的大型吸虫，引起姜片虫病。

1. 形态特征

（1）成虫：肥厚，长椭圆形，背腹扁平，前窄后宽，形似姜片。虫体大小为（20～75）mm×（8～20）mm×（0.5～3）mm，是寄生在人体中最大的吸虫。口吸盘较小，位于虫体前端，腹吸盘呈漏斗状，位于口吸盘下缘，较口吸盘大 4～5 倍，肉眼可见。雌雄同体，两个睾丸前后排列于虫体后半部，睾丸分支如珊瑚状。有 1 个分支的卵巢位于虫体的睾丸前方，子宫盘曲在腹吸盘和卵巢之间（图 16-30）。

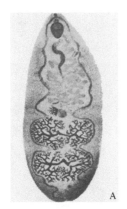
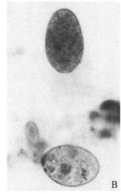

图 16-30　布氏姜片吸虫
A. 成虫；B. 虫卵

（2）虫卵：呈椭圆形，淡黄色，大小为（130～140）μm×（80～85）μm，是人体寄生虫中最大的蠕虫卵。卵壳薄而均匀，卵盖不明显，卵内含一个卵细胞和20～40个卵黄细胞（图16-30）。

2. 生活史 姜片虫的终宿主是人和猪（或野猪），中间宿主是扁卷螺，以菱角、茭白等水生植物为媒介。

成虫寄生于终宿主的小肠上段，虫卵随终宿主粪便排入水中，在适宜温度下（26～32℃），经3～7周发育为毛蚴。毛蚴侵入中间宿主扁卷螺体内，经1～2个月发育为胞蚴、母雷蚴、子雷蚴、尾蚴。成熟尾蚴自螺体逸出，附着在水生植物的表面脱去尾部并形成囊蚴。囊蚴是姜片虫的感染阶段。终宿主食入囊蚴后，脱囊并吸附在十二指肠或空肠上段的黏膜上吸取营养，经1～3个月发育为成虫（图16-31）。成虫寿命一般不超过2年，少数可长可达4～5年。

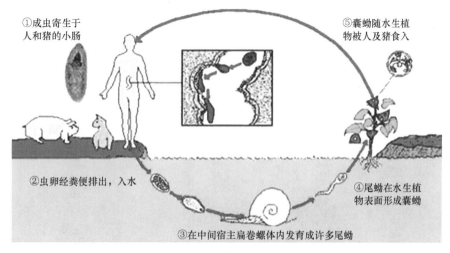

图16-31 布氏姜片吸虫生活史

3. 致病性 姜片虫成虫的致病作用包括机械损伤及虫体代谢产物被宿主吸收引起的免疫病理反应。姜片虫虫体较大，吸盘发达，吸附力强可致被吸附的黏膜坏死、脱落，肠黏膜发生炎症、点状出血、水肿以致溃疡或脓肿。如果虫数较多，覆盖肠黏膜，影响肠道的消化和吸收，导致消化不良和消化功能紊乱，甚至虫体成团可引起肠梗阻。

4. 实验室诊断 检查粪便中的虫卵是确诊姜片虫感染的主要方法。直接涂片法可查出虫卵。应用浓集方法可提高检出率，常用的有离心沉淀法和水洗自然沉淀法。采用定量透明厚涂片法（即改良加藤法）既可定性检查，又可进行虫卵计数。

5. 流行与防治 姜片虫主要流行在亚洲和亚热带地区。我国18个省、市、自治区均有流行。主要流行于水源丰富、地势低洼、种植菱角等经济水生植物的地区，夏秋季是感染的主要季节。

本病是人和猪共患的寄生虫病，防治措施包括开展卫生宣教，加强粪便管理，防止人、猪粪便通过各种渠道污染水源；勿生食或半生食水生植物及制品，不喝生水；对流行地区开展普查普治。治疗药物主要是吡喹酮。

（四）日本裂体吸虫

日本裂体吸虫（schistosoina japonicum），又称日本血吸虫，简称血吸虫。成虫寄生于人、

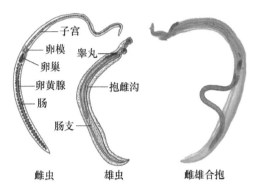

图 16-32　日本血吸虫成虫

牛、马等哺乳动物的肠系膜下静脉内，引起血吸虫病。

1. 形态特征

（1）成虫：虫体呈圆柱形，外观似线虫。口、腹吸盘位于虫体前端。雌雄异体，雄虫大小为（10～20）mm×（0.5～0.55）mm，乳白色，自腹吸盘以下虫体两侧向腹面卷曲，卷曲形成的沟槽称为抱雌沟（图 16-32）。雌虫大小为（12～28）mm×（0.1～0.3）mm，腹吸盘不明显，灰褐色，常居留于抱雌沟内，与雄虫形成合抱状态。

（2）虫卵：呈椭圆形，淡黄色，大小为 89μm×67μm，卵壳薄而均匀，无小盖，卵壳侧有一逗点状小棘，表面常附有宿主组织残留物而不明显。虫卵内含一成熟的毛蚴（图 16-33）。毛蚴和卵壳间可见大小不等的圆形或椭圆形油滴状毛蚴分泌物。

（3）尾蚴：尾蚴长 280～360μm，分体部和尾部，尾部由尾干和尾叉组成，体部的前端为头器，内有一单细胞头腺。口孔位于虫体前端正腹面，腹吸盘位于体部后 1/3 处，由发达的肌肉组成，有较强的吸附能力（图 16-34）。

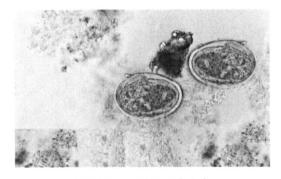

图 16-33　日本血吸虫虫卵

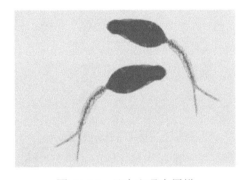

图 16-34　日本血吸虫尾蚴

2. 生活史　血吸虫的终宿主为人和多种哺乳动物（牛、马等），中间宿主为钉螺。生活史包括虫卵、毛蚴、母胞蚴、子胞蚴、尾蚴、童虫和成虫 7 个阶段（图 16-35）。

成虫寄生于人和多种哺乳动物的门脉－肠系膜静脉系统，雌虫在肠黏膜下静脉末梢内产卵。一部分虫卵沉积于肠壁小静脉中，少数还可沉积在肝组织内。由于虫卵内的毛蚴分泌物渗出卵壳，引起虫卵周围组织和血管壁发炎坏死，在血流的压力、肠蠕动和腹内压力增高的情况下，沉积在肠黏膜组织中的虫卵可随破溃的组织进入肠腔，并随粪便排出体外。虫卵入水后，在适宜的环境下孵化出毛蚴，毛蚴遇到中间宿主钉螺，在钉螺体内经过母胞蚴、子胞蚴的无性繁殖发育成尾蚴。一个毛蚴在钉螺体内可产生成千上万的尾蚴，尾蚴是血吸虫的感染阶段。

日本血吸虫生活史

人、牛、马等哺乳动物接触含有尾蚴的水时，尾蚴利用吸盘吸附于宿主的皮肤，钻入皮肤

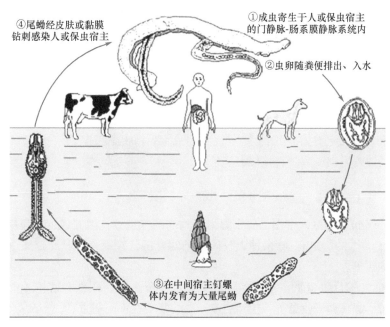

④尾蚴经皮肤或黏膜
钻刺感染人或保虫宿主

①成虫寄生于人或保虫宿主
的门静脉-肠系膜静脉系统内

②虫卵随粪便排出、入水

③在中间宿主钉螺
体内发育为大量尾蚴

图 16-35　日本血吸虫生活史

时尾部脱落，转化为童虫。童虫在宿主皮下作短暂停留，进入血管或淋巴管，随血流经右心到肺，再经左心进入体循环，到达门脉－肠系膜静脉及直肠静脉寄居、交配、产卵。从尾蚴侵入到成虫产卵约需 24 天，平均寿命 4.5 年。

3．致病性　在血吸虫感染过程中，尾蚴、童虫、成虫和虫卵均对人体有致病作用，但以虫卵致病最为严重。

（1）尾蚴所致的损害：尾蚴钻入皮肤可引起尾蚴性皮炎，表现为瘙痒的小丘疹，反复感染严重的可伴全身水肿和多形红斑。发生的机制既有Ⅰ型超敏反应，也有Ⅳ型超敏反应。

（2）童虫所致的损害：童虫在体内移行，经过的器官组织可因机械性损伤出现血管炎、局部细胞浸润和点状出血等，患者多出现发热、咳嗽、咯血等症状。

（3）成虫所致的损害：成虫寄生于血管内，因机械性损伤导致静脉内膜炎。虫体的代谢产物、分泌物、排泄物、更新脱落的表膜等形成免疫复合物，引起Ⅲ型超敏反应。

（4）虫卵所致的损害：虫卵是血吸虫主要的致病因子。卵内毛蚴不断释出可溶性抗原，透过卵壳，刺激 T 细胞发生Ⅳ型超敏反应，引起淋巴细胞、嗜酸性粒细胞、巨噬细胞、中性粒细胞等集聚于虫卵周围，形成虫卵肉芽肿和组织纤维化，是血吸虫病的主要病变。严重感染时可导致异位寄生，多见于肺和脑等组织。临床上将血吸虫病分为急性期、慢性期和晚期 3 个不同的病期：①急性期血吸虫病主要表现发热、腹痛、腹泻、黏液血便或脓血便、肝大、肝区压痛及嗜酸性粒细胞增多等；②慢性血吸虫病主要表现贫血、消瘦、肝脾大、间歇性慢性腹泻或慢性痢疾等，90% 的血吸虫患者为慢性化；③晚期血吸虫病主要表现肝硬化、巨脾、门脉高压、腹水等，多因上消化道出血、肝性脑病等死亡。儿童重度感染可影响生长发育，引起侏儒症。

4．实验室诊断　从粪便或组织中检查出虫卵或毛蚴，是血吸虫病诊断的依据。包括病原学检查、免疫学检查和生物标志物检测。病原学检查分为粪便直接涂片法、尼龙袋集卵法、毛蚴孵化法和直肠镜活组织检查。免疫学检查包括抗体检测和循环抗原检测。

5. 流行与防治　日本血吸虫广泛分布于热带和亚热带的国家和地区，与钉螺孳生地一致。我国在湖南、湖北、江西、安徽、江苏、云南、四川、浙江、广东、广西、福建、上海等省、市、自治区流行。

血吸虫病的防治包括：①控制传染源，采用吡喹酮治疗患者和病畜；②切断传播途径，消灭钉螺是关键，加强人、动物的粪便管理和无害化处理，建立完备安全的供水系统，减少水体污染，避免人和动物接触含有尾蚴的水；③保护易感者，加强健康宣教，改变不良的生产、生活方式和不良的饮食习惯，减少直接接触疫水。

三、绦　　虫

绦虫（tapeworm）又称为带虫，属于扁形动物门的绦虫纲，因其成虫背腹扁平，长如带状而得名。寄生于人体的绦虫有 30 余种，我国常见的有链状带绦虫、肥胖带绦虫、细粒棘球绦虫、曼氏迭宫绦虫等。

绦虫的成虫虫体背腹扁平，呈带状，分节，虫体分头节、颈部和链体 3 个部分；雌雄同体；无消化系统，靠体壁吸收营养；生活史复杂，均需要在中间宿主。

（一）链状带绦虫

链状带绦虫（taenia solium），也称猪带绦虫、猪肉绦虫或有钩绦虫。成虫寄生于人体小肠，引起猪带绦虫病，幼虫寄生于人或猪的皮下、肌肉、眼、脑等组织内，引起猪囊尾蚴病或囊虫病。

1. 形态特征

（1）成虫：白色或乳白色，带状，背腹扁平，长 2～4m。头节近似球形，直径 0.6～1.0mm，有顶突、4 个吸盘和两圈 25～50 个小钩（图 16-36）。颈部纤细，长 5～10mm，具有很强的生发功能。链体由 700～1000 个节片组成，依次分为幼节、成节和孕节 3 个部分。幼节生殖器官未成熟，外形短而宽；成节，近似正方形，内有雌、雄生殖器官各 1 套（图 16-36）；孕节最大，为窄长的长方形，仅有充满虫卵的子宫，子宫向两侧分支，每侧 7～13 支，每一孕节中含有 3 万～5 万个虫卵（图 16-36）。

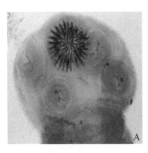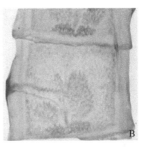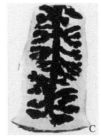

图 16-36　链状带绦虫头节、成节、孕节
A. 头节；B. 成节；C. 孕节

（2）虫卵：近球形，直径 31～43μm，卵壳薄而透明，在孕节散出后卵壳多已脱落。卵壳内为较厚胚膜，呈棕黄色，其上有放射状条纹，内含一个六钩蚴（图 16-37）。

（3）囊尾蚴：又称囊虫，卵圆形，白色半透明状，约黄豆大小，囊内充满透明的囊液，囊内有一向内翻卷的白色头节，其形态结构与成虫头节相同（图 16-38）。

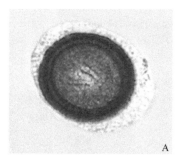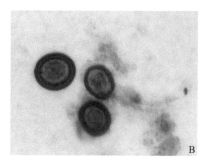

图 16-37 链状带绦虫虫卵

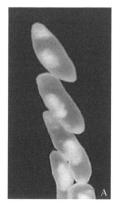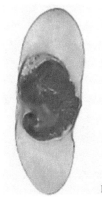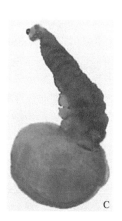

图 16-38 猪囊尾蚴

A. 活囊尾蚴；B. 囊尾蚴染色标本；C. 头节翻出标本

2. 生活史　猪带绦虫发育过程需要两个宿主，人是唯一终宿主，猪和野猪是主要的中间宿主，人也可作为中间宿主。

成虫寄生于人的小肠上段，以头节固着于肠壁。虫体末端的孕节脱落，随粪便排出。脱落的孕节蠕动使虫卵散出，当虫卵或孕节被猪或野猪等吞食，虫卵在小肠内经消化液作用，胚膜破裂，六钩蚴逸出，借其小钩和分泌物的作用钻入小肠壁，经血液循环或淋巴系统到达宿主全身各组织器官，约经 10 周发育成囊尾蚴，多寄生在运动较多的肌肉，被囊尾蚴寄生的猪肉俗称"米猪肉"或"豆猪肉"。囊尾蚴是猪带绦虫的感染阶段。

当人食入含有活囊尾蚴的猪肉，囊尾蚴在小肠内受胆汁刺激而翻出头节，并附着于肠壁，2～3 个月发育为成虫。成虫在人体可存活 10～20 年。人若误食虫卵或孕节，六钩蚴也可在人体组织内发育成囊尾蚴，一般寄生在人体的皮下组织、肌肉、脑、眼、心、肝等处，但不能发育为成虫（图 16-39）。

3. 致病性　猪带绦虫的成虫和囊尾蚴均可对人体致病。

（1）成虫致病：成虫寄生于人体的小肠，引起猪带绦虫病，寄生在人体的成虫多为 1 条，偶尔也可多条。患者临床症状比较轻，少数人有乏力、恶心、腹泻、体重减轻等症状。

（2）猪囊尾蚴致病：猪带绦虫的囊尾蚴寄生于人体的组织器官，引起的囊尾蚴病或囊虫病，其危害远大于成虫，是我国严重危害人体的重要寄生虫病之一。根据寄生部位不同，人囊虫病主要有 3 类。①皮下及肌肉囊虫病：本病最常见，囊尾蚴寄生在皮下，形成结节，硬如软骨，

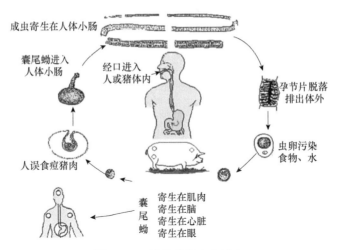

成虫寄生在人体小肠

囊尾蚴进入
人体小肠

经口进入
人或猪体内

孕节片脱落
排出体外

人误食痘猪肉

虫卵污染
食物、水

囊
尾
蚴

寄生在肌肉
寄生在脑
寄生在心脏
寄生在眼

图 16-39　链状带绦虫生活史

无压痛；寄生肌肉时可出现肌肉酸痛无力，发胀、麻木或假性肌肥大症等。②脑囊虫病：本病对人体危害最为严重。依据囊尾蚴在脑内寄生的部位、数量和发育的程度不同，脑囊尾蚴的临床症状极其复杂。可表现癫痫发作、颅内压增高和精神症状，其中尤以癫痫发作最多。③眼囊虫病：多数寄生在眼球深部玻璃体和视网膜下。轻者仅表现为视力障碍，若囊尾蚴死亡可导致玻璃体混浊、视网膜脱落，并发白内障、青光眼，导致失明。

临床 案例 16-3　　患儿，男，12 岁。排便时发现中带有白色物，大小如宽面条状，有多节相连或单节，有微蠕动。患者从粪便中取出白色片状物到医院就诊。询问病史发现该患儿在傣族旅游吃过生猪肉的菜肴。查体：颈软，未触及肿大淋巴结；心、肺、血压均正常；腹软，无压痛和包块。粪便检查：有带绦虫卵，孕节。

思考题：1. 患儿通过何途径感染猪带绦虫？
　　　　　2. 患儿驱虫有效的标志是什么？

4．实验室诊断

（1）猪带绦虫病的诊断：询问有无食用生猪肉和排节片的情况。粪便检查虫卵和孕节，对头节或孕节压片后，观察头节的吸盘和顶突或孕节的子宫分支情况及数目即可确诊。

（2）囊虫病的诊断：依据寄生的部位确定诊断方法。对皮下浅表部位的囊虫病，可手术摘除结节或浅部肌肉包块检查；眼部囊虫病多数可用检眼镜检查到活的虫体；脑部或深部组织的囊虫病可用 CT、磁共振等方法检查。免疫学检查有间接血凝试验、酶联免疫吸附试验等，对辅助诊断囊虫病有重要的价值。

5．流行与防治　猪带绦虫呈世界性分布，以发展中国家较多。在我国分布情况几乎遍及全国，以东北、华北、云南等地区感染率较高，患者以青壮年为主，一般农村高于城市。

猪带绦虫感染主要与生猪饲养方法不当和居民不良的饮食卫生习惯有关，采用综合性防治措施：①加强健康教育，不吃生肉和半生肉，生、熟菜刀和砧板要分开；②注意个人卫生和饮食习惯，饭前便后要洗手；③加强肉类检验检疫，杜绝出售"米猪肉"；④改善养猪方法和条件，管理好厕所和猪圈，避免交叉感染；⑤积极治疗患者和带虫者，消除传染源。治疗猪绦虫病，可用吡喹酮、阿苯达唑等药物治疗。驱虫后，查头节是驱虫有效标志。囊虫病常用方法以手术摘除囊尾蚴为主，不能摘除者，仍以药物治疗为主。

（二）肥胖带绦虫

肥胖带绦虫（taenia saginata），又称为牛带绦虫、牛肉绦虫或无钩绦虫。与猪绦虫的形态和发育过程相似。成虫寄生于人的小肠，引起牛带绦虫病。

1. 形态特征　成虫外观与猪绦虫相似，成虫的头节、成节和孕节见图16-40，但在大小和结构上存在差异，见表16-2。两种绦虫的虫卵在光镜下难以区分。

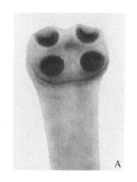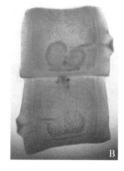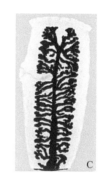

图 16-40　牛带绦虫头节、成节和孕节

A. 头节；B. 成节；C. 孕节

表 16-2　猪带绦虫与牛带绦虫的主要区别

类别	猪带绦虫	牛带绦虫
体长	2～4mm	4～8mm
节片	700～1000 节，略透明	1000～2000 节，不透明
头节	球形，直径约 1mm，有顶突和小钩	方形，直径 1.5～2.0mm，无顶突和小钩
成节	卵巢分三叶	卵巢分两叶
孕节	子宫分支不整齐，每侧分 7～13 支	子宫分支较整齐，每侧分 15～30 支
幼虫	头节有小钩，可寄生人体	头节无小钩，不寄生人体

2. 生活史　人是牛带绦虫唯一的终宿主，牛是中间宿主。

成虫寄生在人体的小肠上段，以吸盘吸附在小肠黏膜上，虫体末端的孕节多数节相连脱落，自动从肛门逸出或随宿主粪便排出体外。虫卵或孕节污染水源、草地等，被牛吞食，虫卵内的六钩蚴在其小肠内孵出，钻入肠壁，随血液循环到全身各组织器官，经 60～70 天的发育，成为牛囊尾蚴。人食入含有活囊尾蚴的牛肉，在小肠消化液的作于下，头节翻出并吸附在肠壁，经 8～10 周发育为成虫（图 16-41）。成虫寿命可达 20～30 年，甚至更长。

3. 致病性　成虫寄生于人小肠引起牛带绦虫病。患者多无明显症状，可有腹部不适、消化不良、恶心、腹胀、腹泻或体重减轻等症状。多数患者有孕节排出史和肛门瘙痒的症状，偶有肠梗阻、阑尾炎等并发症。人对牛囊尾蚴的六钩蚴具有天然免疫力，因此，不会引起囊虫病。

4. 实验室诊断　由于牛带绦虫的孕节活动力强并常自动逸出肛门，容易被患者发现，故询问病史对发现牛带绦虫病十分重要。根据孕节的子宫分支的数目和特征即可诊断。可通过粪便查到虫卵或孕节，肛门拭子法更易查到虫卵。

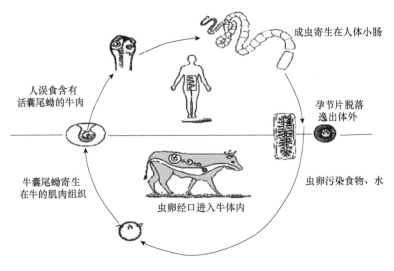

图 16-41　牛带绦虫生活史

5．流行与防治　牛带绦虫呈世界性分布，以牧区或以牛肉为主要肉食的民族地区多见。我国多地流行。造成牛带绦虫病地方性流行的主要因素是患者和带虫者粪便污染牧草、水源及居民食用牛肉的方法不当有关。

治疗患者和带虫者是预防牛带绦虫的关键环节，其防治原则同猪带绦虫。

（三）细粒棘球绦虫

细粒棘球绦虫（echinococcus batsch），又称包生绦虫，是一种较常见的小型绦虫。成虫寄生于犬科食肉动物，幼虫（棘球蚴）寄生于人或多种食草类动物，引起严重的人畜共患病，称棘球蚴病或称为包虫病。

1．形态特征

（1）成虫：是绦虫中最小的虫种之一，体长 2～7mm。除头节和颈部外，整个链体只有幼节、成节和孕节各一节（图 16-42）。头节呈梨形，具有顶突和 4 个吸盘。成节结构与带绦虫相

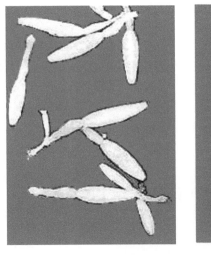
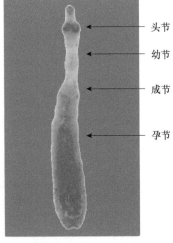

　　头节

　　幼节

　　成节

　　孕节

图 16-42　细粒棘球绦虫成虫

似，睾丸45~65个，均匀散布在生殖孔水平线前后方。孕节的子宫具不规则的分支和侧囊，内含有虫卵200~800个。

（2）虫卵：形态与猪绦虫卵、牛绦虫卵基本相同，在光镜下难区分。

（3）幼虫：即棘球蚴（图16-43），为圆形囊状体，直径可从几毫米到数十厘米不等。由囊壁和囊内含物（生发囊、原头蚴、囊液等）组成，有的还有子囊和孙囊。囊壁外有宿主的纤维组织包绕，分为两层。外层为角质层，半透明，无细胞结构，脆弱易破裂；内层为生发层，向囊内生长出许多原头蚴和生发囊，生发囊内含多个原头蚴。原头蚴、生发囊可继续发育为子囊，子囊结构与母囊相似，也可长出原头蚴、生发囊及与子囊结构相似的孙囊。一个棘球蚴可以包含数千个甚至数百万个原头蚴。

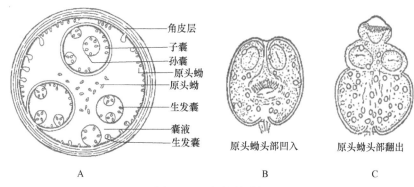

图 16-43　细粒棘球蚴

A. 模式图；B. 原头蚴头部凹入；C. 原头蚴头部翻出

2. 生活史　细粒棘球绦虫的终宿主是犬、豺、狼等犬科食肉动物，中间宿主是羊、牛、马、骆驼等多种食草动物和人。

成虫寄生于犬、狼等食肉动物的小肠内，孕节或虫卵随宿主粪便排出体外。虫卵污染牧草、水源等环境，被人或牛、羊等动物吞食后，在消化液的作用下孵出六钩蚴，六钩蚴随血液循环到达肝或其他的脏器，发育为棘球蚴，棘球蚴以每年1~5cm的速度增长，随寄生时间延长而长大，囊内可有数千至数百万个原头蚴。棘球蚴在人体可存活40年，甚至更长。当含有棘球蚴的牛、羊等动物脏器被终宿主犬、狼吞食后，囊内原头蚴散出，在终宿主小肠内发育为成虫（图16-44）。

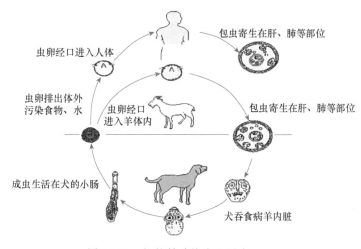

图 16-44　细粒棘球绦虫生活史

人误食虫卵后，可在人体内发育为棘球蚴，引起人的棘球蚴病。本虫只有棘球蚴阶段能在人体寄生，几乎可寄生于人体的所有部位，最多的是在肝脏，其次是肺。

3. 致病性　棘球蚴病俗称包虫病。对人体的危害以机械损害为主，严重程度取决于棘球蚴的体积、数量、寄生的时间和部位。因棘球蚴生长缓慢，常常在感染后5～20年才出现症状。由于棘球蚴的不断生长，压迫周围组织、器官，引起组织细胞萎缩、坏死。临床表现为受累部位疼痛和坠胀感，常有荨麻疹、哮喘和血管神经性水肿等。棘球蚴囊液渗出或溢出可引起毒性或过敏反应，表现食欲下降、消瘦、发育障碍、荨麻疹、血管神经性水肿等。若棘球蚴破裂，大量囊液进入血液可导致过敏性休克，甚至死亡。

4. 实验室诊断　对可疑患者，应详细询问病史，是否来自或去过疾病流行区。X线、CT、超声等影像学检查有助于诊断和定位，免疫学诊断可作为辅助手段。从患者的痰液、胸腔积液、腹水中获得棘球蚴碎片或通过手术取出棘球蚴等可确诊。

5. 流行与防治　我国是棘球蚴病流行最严重的国家之一，主要流行在我国的西部和北部广大农牧地区。造成流行的主要因素是虫卵污染环境、人与家畜及污染物的密切接触和病畜内脏处理不当。

在流行区应加强卫生宣传教育，养成良好的个人卫生习惯和饮食习惯，注意个人防护，防止误食细粒棘球绦虫卵。加强对屠宰场的卫生检疫，严格处理病畜的内脏，防止被犬、狼食入，提倡深埋或焚烧。捕杀病犬或定期对犬进行预防性驱虫。对棘球蚴病的治疗，目前以外科手术摘除为主，对早期患者可使用阿苯达唑、吡喹酮、甲苯达唑等治疗。

第3节　医学节肢动物

一、概　述

（一）概念

节肢动物是节肢动物门动物的总称，种类繁多，分布广泛，占动物种类的2/3以上。医学节肢动物是指通过骚扰、螫刺、吸血、毒害、寄生和传播病原体等方式危害人畜健康的节肢动物。

（二）形态特征及分类

节肢动物分为15个纲，与医学有关的医学节肢动物主要有5个纲，分别是昆虫纲、蛛形纲、甲壳纲、唇足纲和倍足纲，其中昆虫纲和蛛形纲在医学上有极其重要的意义。

1. 节肢动物的共同特征　躯体分节，左右对称；具有成对分节的附肢；体表骨骼化，由甲壳质和醌单宁蛋白组成；循环系统开放式，整个循环系统的主体称为血腔，内含血淋巴；发育史大多经历蜕皮和变态。

2. 常见医学节肢动物的形态

（1）昆虫纲：虫体分头、胸、腹3个部分。头部具有口器1套，复眼和触角各1对，胸部有足3对，常见的有蚊、蝇、蚤、虱、白蛉等。

（2）蛛形纲：虫体分头胸部和腹部，或头胸腹愈合成躯体。头胸部无触角，成虫有足4对，常见的有蜱、革螨、恙螨、疥螨、蝎子、蜘蛛等。

（3）唇足纲：虫体狭长，背腹扁平，通常10节以上。分头和躯干，头部有触角1对，躯干体节除最后两节外，各有1对足，第1对足变形为毒爪，螫人或动物时，其中的毒腺排出毒液伤害人或动物，如蜈蚣。

（4）甲壳纲：虫体分头胸部和腹部，头胸部有触角 2 对，步足 5 对，常见的有淡水蟹、淡水虾、蝲蛄等。

（5）倍足纲：虫体呈长管形，多节，由头和若干形状相似的体节组成。头部有触角 1 对，除第一对体节外，每节有足 2 对，体节内腺体分泌物常引起皮肤过敏，如马陆。

（三）发育与变态

节肢动物的发育包括卵、幼虫、成虫 3 个时期。正常的发育与节肢动物所处的外界环境有着十分重要的关系。

节肢动物从卵发育为成虫，具有一定的规律性。在生长发育过程中，节肢动物要经过形态、生理和生态等一系列的变化，这种变化称为变态，分完全变态和不完全变态。

1. 完全变态　是指在节肢动物的发育过程中，经过卵、幼虫、蛹和成虫 4 个发育时期，每个时期的形态和生态完全不同，又称为全变态，如蚊的发育。

2. 不完全变态　是指在节肢动物的发育过程中，仅有卵、若虫和成虫 3 个发育时期或经过卵、幼虫、若虫和成虫四个时期，但若虫与成虫的形态和生态相似，如臭虫的发育。

（四）对人体的危害

医学节肢动物对人类的危害包括直接危害和间接危害。

1. 直接危害　指节肢动物直接对宿主造成的损害，包括以下 4 个方面。

（1）骚扰和吸血：多种节肢动物，如蚊、蚤、白蛉等侵袭、叮吸人血，被叮咬处会有痒感，可致皮炎，严重可出现丘疹样荨麻疹和继发感染等症状，同时骚扰人们的日常生活和工作。

（2）蜇刺和毒害：部分节肢动物具有毒腺、毒毛或有毒体液，蜇刺时常将分泌的毒液注入人体，可导致局部红肿、疼痛，重者可引起全身症状，甚至导致死亡，如松毛虫可引起皮炎，同时导致关节疼痛。

（3）超敏反应：节肢动物的分泌物、代谢产物等均是异源性蛋白质，可导致超敏反应，如尘螨导致的过敏性鼻炎和过敏性哮喘。

（4）寄生：部分节肢动物可寄生于人体表或体内引起疾病，如蝇类幼虫寄生于人体表或体内器官可引起蝇蛆病。

2. 间接危害　是指医学节肢动物携带病原体，造成疾病在人和动物间的相互传播。这类疾病称为虫媒病，而节肢动物被称为媒介节肢动物。

（1）机械性传播：医学节肢动物仅对病原体起携带和输送的作用，机械地从一个宿主传给另一个宿主，如蝇、蟑螂等。

（2）生物性传播：某些病原体必须在节肢动物体内发育和繁殖，再通过节肢动物传播给人，如蚊传播的疟疾、丝虫病等。

（五）防制

医学节肢动物的防制是虫媒病防制工作中重要的环节，同时也是虫媒病的预防和控制的重要环节。医学节肢动物采用的综合性防制措施，包括环境防制、物理防制、化学防制、生物防制、遗传防制和法规防制等。

1. 环境防制　是依据媒介节肢动物的滋生、栖息、习性等特点，通过合理的环境处理、改造，减少或清除其赖以生存的滋生和栖息场所。包括对环境的改造、环境处理和改善人居条件。

2. 物理防制　是利用机械力、声、光、热、电、放射线等方法，捕杀、隔离或驱赶节肢动物。此法方便，同时也不污染环境。

3．化学防制 是指使用天然或合成的化学物质毒杀、驱避或诱杀医学节肢动物。具有使用方便、见效快、实用于大规模防制的优点，但是存在环境污染和抗药性问题。

4．遗传防制 是改变或转换节肢动物的遗传物质，从而降低其繁殖力和生存力，达到控制或消灭种群的目的，目前尚处于试验阶段。

5．生物防制 是指直接或间接利用产生或不产生代谢物的天敌来防治。此法其特异性强，对生物无害，同时不污染环境。

6．法规防制 利用法律、法规或条例，以防媒介节肢动物传入本国或携带至其他国家和地区。通常包括检疫、卫生监督和强制防制3个方面。

二、常见的医学节肢动物

医学节肢动物中以昆虫纲和蛛形纲与人类疾病的关系最为密切，常见的医学节肢动物主要有蚊、蝇、蚤、虱、螨、蜱等。

（一）蚊

蚊（mosquito）是最常见的一类医学昆虫。分布广，种类多，目前全世界已知蚊的种类有3350余种，我国已报道的有370余种，其中以按蚊属、库蚊属和伊蚊属与人类疾病关系最为密切，是重要的传播媒介。

1．形态与结构 蚊是小型昆虫，呈灰褐色、棕褐色或黑色，成蚊体长为1.6～12.6mm，分头、胸、腹3个部分（图16-45）。有刺吸式口器（喙），1对复眼，1对触角，有翅1对。

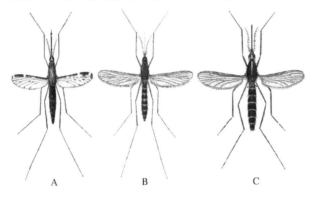

图 16-45 蚊
A. 按蚊；B. 库蚊；C. 伊蚊

2．生活史 蚊的生活史分四个时期，包括卵、幼虫、蛹和成虫，发育为完全变态。

雌蚊产卵于水中，28℃约需2天孵出幼虫。幼虫经历多次蜕皮，在气温28℃和食物充足的条件下，经过7～8天发育为蛹。蛹不进食，抵抗力强，28℃下2～3天羽化为成蚊，羽化1～2天即可交配。雄蚊交配几天后死亡，雌蚊需吸血促进卵巢发育，然后产卵（图16-46）。雌蚊一般可存活20余天。

3．与疾病的关系

（1）疟疾：是由按蚊传播的世界性传染病，其病原体是疟原虫。

（2）丝虫病：我国班氏丝虫病的传播媒介主要是淡色库蚊、致倦库蚊和中华按蚊；马来丝虫病的传播媒介是中华按蚊和嗜人按蚊。

（3）流行性乙型脑炎：病原体是流行性乙型脑炎病毒，我国乙脑的传播媒介主要是三带喙库蚊。病毒可在蚊的体内越冬，经卵传给下一代继续传播。

（4）登革热：是由登革热病毒引起，主要流行于东南亚国家，我国广东、广西、福建和海南等地也有流行，主要传播媒介是埃及伊蚊、白纹伊蚊。

4. 防制原则　采取以环境防制为主，选择性辅以其他方法的综合防制措施。控制和消除蚊幼虫滋生地，杀灭蚊幼虫，用物理或化学的方法防虫、杀虫，也可放养鱼类等捕食幼虫。

（二）蝇

蝇（fly）是一类重要的医学昆虫。全世界已知的有 34 000 余种，我国记录的有 4200 余种。与疾病关系密切的种类多属蝇科、丽蝇科、麻蝇科和狂蝇科。我国与疾病有关的主要蝇种有家蝇、丝光绿蝇、大头金蝇、黑尾麻蝇、巨尾阿丽蝇等。

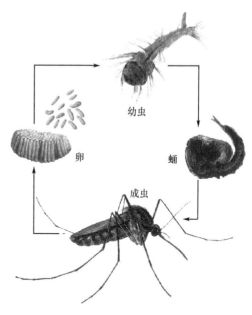

图 16-46　蚊的生活史

1. 形态　成虫体长 5~10mm，呈暗灰色、黑色、暗褐色等，许多种类带有蓝绿色、青色、紫色等金属光泽，分头、胸、腹 3 个部分，无翅，全身有鬃毛，主要为舐吸式口器。

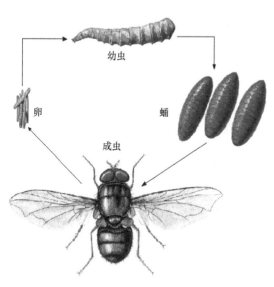

图 16-47　蝇的生活史

2. 生活史　蝇的发育为完全变态，生活史中有卵、幼虫、蛹和成虫 4 个阶段（图 16-47）。蝇类多数产卵于人畜粪便、垃圾、腐败的动物和植物中，在适宜的条件虫卵约 1 天孵化出幼虫。幼虫（俗称蛆）呈乳白色，多为圆柱形，前尖后钝，长 2~12mm。在夏秋季节，幼虫一般 4~8 天发育为蛹。蛹外被蛹壳，表面光滑，圆筒形，呈棕褐色或黑色，长 5~8mm，不食不动，夏秋季经 3~7 天羽化发育为成虫。羽化后的成虫，2~3 天即可进行交配，一般一生交配 1 次，但可产卵 3~8 次，每次产卵数 10~200 余粒。完整的生活史 8~30 天，成虫寿命为 1~2 个月。

3. 与疾病的关系　蝇除成虫在室内骚扰，影响人类的正常生活和工作外，还传播多种疾病，部分幼虫可寄生于人体。

（1）传播疾病：①机械性传播是蝇传播疾病的主要方式。可携带病毒、细菌、原虫包囊和蛔虫卵等多种病原体，污染环境，引起肠道传染病（如霍乱、伤寒、菌痢、阿米巴痢疾、蛔虫病等）、呼吸道传染病（如肺结核等）、眼病（如沙眼、结膜炎等）多种疾病。②生物性传播是在非洲，舌蝇通过吸血可传播人体锥虫病，该病由于锥虫侵犯神经系统引起脑炎，出现嗜睡、昏睡至昏迷，又称睡眠病。

（2）蝇蛆病：部分蝇类的幼虫可寄生于人体的眼、伤口、消化道、尿道、阴道等部位，引起蝇蛆病。

4. 防制原则　蝇的防制主要是搞好环境卫生，消除其孳生地；消灭蝇蛆，杀灭成蝇。常采用环境防制、物理防制、化学防制和生物防制等综合防制措施。在防制过程中要依据蝇的生态和生活习性，杀灭越冬的虫卵和早春第一代及秋末最后一代成蝇效果事半功倍。

（三）蚤

蚤（flea）俗称跳蚤，目前全世界已知蚤类有 2500 种，我国报告约 640 种。主要寄生在恒温哺乳动物的体表。

蚤为小型昆虫，成虫长约 3mm，分头、胸、腹 3 个部分（图 16-48）。有 3 对足，发达，尤其后足跳跃高度达 33cm 以上，为体长的 100～200 倍。蚤的发育为完全变态，生活史包括卵、幼虫、蛹和成虫四个阶段。完成一代生活史大约需要 1 个月，寿命 1～2 年。

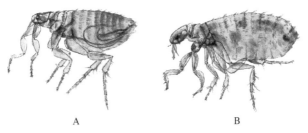

图 16-48　蚤（成虫）

A. 雄性蚤；B. 雌性蚤

对人体的危害主要是叮咬吸血，引起皮炎和局部瘙痒；还可传播鼠疫和地方性斑疹伤寒；某些蚤可侵入皮下寄生。蚤的防制主要是防鼠、灭鼠、消除鼠窝，清除蚤的滋生地，加强犬、猫的管理。

（四）虱

虱（louse）是哺乳动物和鸟类的体外寄生永久性寄生虫。人体寄生的虱有人虱和耻阴虱，人虱又分为头虱、体虱。

虱的成虫体小，背腹扁平，无翅，分为头、胸、腹 3 个部分，足末端有抓握器（图 16-49）。头虱的发育为不完全变态，生活史包括卵、若虫和成虫 3 个阶段。完成一代生活史 2～3 周，寿命约 1 个月。

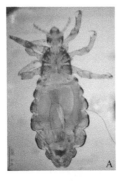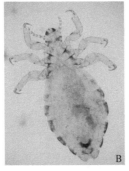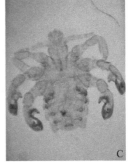

图 16-49　虱（成虫）

A. 头虱；B. 体虱；C. 阴虱

虱成虫、若虫均吸血，与人类的关系主要是叮咬与传播疾病。虱叮咬后，局部皮肤出现瘙痒和丘疹，搔抓后可继发感染；传播的疾病主要是流行性斑疹伤寒、回归热和战壕热等。虱的防制主要是注意个人防护，辅以化学或物理灭虱。

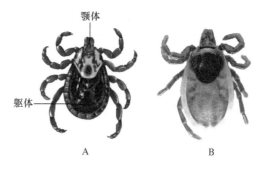

图 16-50　硬蜱和软蜱

A. 硬蜱；B. 软蜱

（五）蜱

1. 形态特征　蜱（tick）分硬蜱和软蜱。成虫呈袋形，饥饿时背腹扁平，饱食后膨大成豆状，虫体分为颚体和躯体两部分（图 16-50）。

2. 生活史　蜱的发育属于不完全变态，其生活史包括卵、幼虫、若虫和成虫 4 个阶段。硬蜱一生只产卵一次，软蜱一生产卵多次。虫体交配吸血后开始产卵，卵在适宜条件下经 2～4 周的孵出幼虫，幼虫吸血后经 1～4 周蜕皮变为若虫，若虫吸血后再经 1～4 周蜕皮发育为成虫。硬蜱寿命为数月至 1 年，软蜱一般可活 5～6 年。

3. 与疾病的关系

（1）直接危害：蜱叮咬吸血，人多无痛感，叮咬部位出现局部充血、水肿和炎症，也可继发感染。某些硬蜱和软蜱在吸血过程中，分泌的唾液含麻痹神经的毒素，可导致宿主肌肉麻痹，甚至出现瘫痪，称为蜱瘫痪，严重者可致呼吸衰竭而死亡。

（2）传播疾病：蜱传播的疾病主要有森林脑炎、新疆出血热、Q 热、北亚蜱媒斑疹伤寒、埃立克体病、莱姆病、蜱媒回归热等。蜱媒病属于自然疫源性疾病和人兽共患疾病，能在其他脊椎动物宿主间相互传播。

4. 防制原则　蜱的防制主要是消除蜱的滋生场所，使用倍硫磷、马拉硫磷、毒死蜱等药物进行灭蜱，同时注意个人防护。

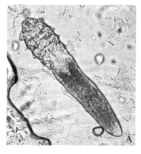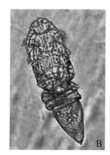

图 16-51　蠕形螨（成虫）

A. 毛囊蠕形螨；B. 皮脂蠕动形螨

（六）螨

寄生于人体的螨有多种，包括有恙螨、蠕形螨、疥螨、粉螨和尘螨等。主要介绍最常见的蠕形螨、疥螨和尘螨。

1. 蠕形螨　是一类永久性寄生螨，寄生于人和多种哺乳动物的毛囊和皮脂腺内，宿主特异性很强。

（1）形态特征：寄生于人体的蠕形螨主要是毛囊蠕形螨和皮脂蠕形螨。两种蠕形螨的形态相似，身体细长呈蠕虫状，乳白色，半透明，体长 0.1～0.4mm，雄虫较雌虫小（图 16-51）。

（2）生活史与习性：两种蠕形螨的发育过程相似，包括卵、幼虫、前若虫、若虫和成虫五个阶段。雌虫产卵于毛囊或皮脂腺内，完成一代生活史约需要 3 周。

蠕形螨主要寄生于人体的鼻、鼻沟、额、下颌、颊部、眼睑周围和外耳道，也可寄生于头皮、颈、肩背、胸部等有毛囊和皮脂腺部位，刺吸毛囊上皮细胞和腺细胞的内容物，也可食取皮脂腺分泌物、角质蛋白和细胞代谢物等。对温度较敏感，其活动力随温度升高而增强。

（3）致病性：蠕形螨在皮肤内活动对上皮细胞和腺细胞造成机械损伤，导致毛囊、皮脂腺结构和功能的破坏，引起毛囊扩张、上皮变性。虫体的机械刺激、分泌物和代谢物可引起炎症反应，导致宿主非细菌性炎症反应。其代谢产物可导致免疫病理反应，可继发细菌感染。临床表现为面部皮肤潮红、丘疹、皮肤异常油腻，毛囊口显著扩大，表面粗糙，甚至凹凸不平，呈现典型的蠕形螨皮损。在毛囊炎、脂溢性皮炎、痤疮、酒渣鼻等疾病中，蠕形螨的寄生是主要的病因。

（4）实验室诊断：依据患者症状和皮肤损伤情况，镜检出蠕形螨可确诊。镜检的标本可采用透明胶纸法、直接刮拭法和挤压刮拭法。

（5）流行与防治：蠕形螨通过直接或间接接触感染，一般男性多于女性，部分患者存在两种蠕形螨同时感染。预防应当避免与患者接触，洗漱用品个人专用，可经常用沸水烫煮消毒，减少传播机会。治疗药物有甲硝唑、伊维菌素等。

2. 疥螨　是一种寄生于人和哺乳动物皮肤表皮角质层内的永久性寄生螨，寄生于人体的疥螨称为人疥螨。

（1）形态特征：人疥螨呈圆形或椭圆形，成虫背面隆起，乳白色或淡黄色。雌螨体长0.3～0.5mm，雄螨较雌螨小。有4对足，分前、后两组（图16-52）。

（2）生活史与习性：人疥螨的发育包括卵、幼虫、前若虫、后若虫和成虫5个阶段。全部生活史均在宿主皮肤角质层自掘的"隧道"内完成，整个生活史需10～14天。

人疥螨寄生于人体皮肤较柔软嫩薄处，常见于指间、手背、腕屈侧、肘窝、腋窝、脐周、腹股沟、乳房下等部位，儿童可侵犯全身。疥螨以角质组织和淋巴液为食，在表皮角质深处挖掘隧道，造成皮肤损害。

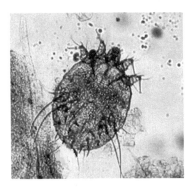

图16-52　人疥螨（成虫）

（3）致病性：人疥螨对宿主产生皮肤机械刺激，其排泄物、分泌物和代谢物引起超敏反应，导致炎性渗出、组织增生、角质增厚、水肿和坏死。疥螨引起的皮肤病称为疥疮，局部皮肤出现丘疹、水疱、脓疱、结节等，多散在分布。并可继发细菌感染，导致毛囊炎、脓疱等，重者导致湿疹样改变或苔藓化等病变。

（4）实验室诊断：依据患者接触史及疥疮的好发部位等症状，特别是典型的皮下"隧道"，可初步诊断。常用检查方法有：用蓝墨水滴于可疑皮肤，检查"隧道"痕迹；用消毒针挑破"隧道"镜检虫体。

（5）流行与防治：疥疮主要通过接触传播，如与患者握手、同床睡眠等。夜间活动十分活跃，增加传播机会。预防工作主要是加强卫生宣教，注意个人卫生，避免与患者接触，勤洗澡、勤换衣、勤换洗被褥，对患者的衣物、被褥等用品沸水烫洗消毒。常用药物有硫黄软膏等。

3. 尘螨　与人类疾病密切相关的尘螨有屋尘螨、粉尘螨和埋内宇尘螨。

（1）形态特征：成虫椭圆形，白色至淡黄色，体长0.17～0.50mm。卵呈长椭圆形，乳白色（图16-53）。

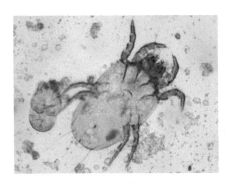

图16-53　尘螨（成虫）

（2）生活史与习性：尘螨发育包括卵、幼虫、第一若虫、第三若虫和成虫5个阶段，无第二若虫期。尘螨多营自生生活，普遍存在于居室内的尘埃和储藏物中，以粉末性物质为食。屋尘螨主要孳生于卧室内的枕芯、被褥、床垫、地毯和沙发等中，以人体脱落的皮屑为主要食物。粉尘螨在面粉厂、棉纺厂及食品、中药、动物饲料等仓库场所大量孳生，以面粉、真菌等为食。埋内宇尘螨普遍存在于卧室、被褥、羊毛衣物等中。

（3）致病性：尘螨的排泄物、分泌物及死亡虫体的分解产物是强烈的致敏原，可引起超敏反应性疾病，如过敏性哮喘、过敏性鼻炎、特异性湿疹和慢性荨麻疹等多种疾病。

（4）实验室诊断：询问病史，包括发病史、发病季节、典型症状和生活环境等。常用的免疫诊断方法有皮内试验、皮肤挑刺试验、鼻黏膜激发试验等。

（5）流行与防治：尘螨分布较广，尘螨过敏通常与地区、职业、接触和遗传等因素有关，儿童的发病率较成人高。其防治主要是控制尘螨的滋生，减少室内尘螨密度，降低变应原数量；注意环境卫生和个人卫生，勤洗、勤换被褥，保持室内通风；使用虫螨磷等杀螨剂进行杀灭；治疗患者主要包括少量多次注射尘螨抗原的脱敏疗法和用抗过敏药物对症治疗。

知识拓展 16-2

寄生虫感染的特点

寄生虫感染需要通过一定途径和方式侵入人体，在入侵、发育和寄生过程中均可对人体产生不同程度的损害。其损害程度与寄生虫的数量、毒力、寄生时间及人体的免疫力有关。其感染的特点与病原微生物感染存在一定差异，主要表现为以下几方面：①感染的类型有带虫者和隐性感染，急性感染及慢性感染；②感染多表现为重复感染和多重感染；③存在幼虫移行病及异位寄生；④可合并病原微生物感染和机会致病性感染；⑤多出现播散性感染和多器官损害。

对 接 临 床

1．为什么为丝虫病患者查微丝蚴应在夜间采外周血？

由于丝虫的微丝蚴存在夜现周期性，即白天滞留在肺部毛细血管内，不易检出；夜间出现在外周血液中，班氏微丝蚴在外周血液出现的时间为夜间10时至次晨2时，马来微丝蚴为夜间8时至次晨4时，因此夜间采外周血可查微丝蚴。

2．对猪带绦虫和牛带绦虫患者进行驱虫治疗时，为什么驱虫有效标志是查头节？

猪带绦虫和牛带绦虫的虫体较长，可达数米，由头节、颈部和链体三部分组成。头节细小、有小钩等固着器官，使虫体吸附在肠壁；颈部纤细、有生发功能，能不断芽生出新的节片；链体由众多节片组成，节片向后逐渐增大。驱虫时，由于虫体蠕动或驱虫不当，颈部与链体易发生断裂，而头节与颈部紧密连接，头节附着在肠壁未被驱出，颈部的生发能力又能不断长出节片，经过2～3个月，虫体又可长成数米。因此，驱虫有效标志是查头节。

3．疟疾患者为什么出现周期性寒战、高热和出汗退热3个连续的症状？

由于疟原虫主要寄生在红细胞内，在红细胞内进行裂体增殖，成熟裂殖体胀破红细胞后，大量的裂殖子、原虫代谢产物、变性的血红蛋白及红细胞碎片进入血液循环，其中一部分被巨噬细胞、中性粒细胞吞噬，刺激这些细胞产生内源性致热物质，与疟原虫的代谢产物共同作用于人体下丘脑的体温调节中枢，使体温调定点阈值升高，引起寒战、高热。随着血液中致热物质被吞噬和降解，对体温调节中枢的作用消失，体温调定点阈值恢复正常，机体则通过大量出汗使体温逐渐恢复正常，进入发作的间歇阶段。不同的疟原虫在红细胞内完成一代裂体增殖时间各自相对固定，间日疟原虫和卵形疟原虫裂体增殖一代约需 48 小时，恶性疟原虫需 36~48 小时，三日疟原虫约需 72 小时。裂体增殖一次则胀破红细胞一次，就会导致疟疾发作一次，故疟疾出现周期性发作，与疟原虫红细胞内期裂体增殖周期一致。

扫一扫，测一测

练习与思考

一、名词解释

1. 疟疾再燃　2. 疟疾复发

3. 完全变态

二、填空题

1. 蛔虫成虫对人体的致病主要有＿＿＿＿＿、＿＿＿＿＿和＿＿＿＿＿，其中＿＿＿＿＿危害最严重。

2. ＿＿＿＿＿主要引起宿主肛门及会阴部皮肤瘙痒。

3. 在血吸虫感染过程中，＿＿＿＿＿、＿＿＿＿＿、＿＿＿＿＿和＿＿＿＿＿均对宿主造成损害，但最重要的病变是由＿＿＿＿＿引起的。

4. 阴道毛滴虫的生活史较简单。＿＿＿＿＿既是繁殖阶段，也是感染阶段和致病阶段。主要寄生在女性＿＿＿＿＿，尤以后穹隆多见，偶见侵入尿道。

5. 疟疾一次典型发作表现为＿＿＿＿＿、＿＿＿＿＿和＿＿＿＿＿三个连续阶段。

6. 疟原虫感染人体，可引起多种并发症：＿＿＿＿＿、＿＿＿＿＿和＿＿＿＿＿。

7. 医学节肢动物对人体的直接危害有＿＿＿＿＿、＿＿＿＿＿、＿＿＿＿＿和＿＿＿＿＿，间接危害是＿＿＿＿＿。

三、思考题

1. 蛔虫对人体的危害有哪些？

2. 疟疾引起贫血的机制？

（任振巍　谯邦兴）

实 验 指 导

实验一 细菌形态结构的检查

【实验目的】

1. 学会显微镜油镜的使用与维护方法。

2. 能辨认细菌的基本形态和特殊结构。

3. 学会细菌涂片的制作，能进行革兰染色及判断染色结果。

【实验用品】

1. 普通光学显微镜、香柏油、擦镜纸、二甲苯。

2. 革兰染色用品 葡萄球菌或大肠埃希菌普通琼脂培养物、盖玻片、载玻片、生理盐水、玻片夹、革兰染色液、滴管、生理盐水、酒精灯、接种环、小镊子。

3. 细菌标本片 葡萄球菌、大肠埃希菌、鞭毛、芽孢、荚膜等标本片。

【实验内容和方法】

一、显微镜油镜的使用与维护

（一）光学显微镜的构造

光学显微镜是观察细菌形态最常用的一种仪器，其构造分为机械部分和光学部分，机械部分包括镜座、镜臂、载物台、镜筒、镜头转换器、调焦装置等；光学部分包括接物镜、接目镜、反光镜、聚光器、光圈等（实验图 1-1）。

显微镜的物镜有低倍镜、高倍镜、油镜三种，放大倍数依次增高，其识别方法为：

1. 低倍镜镜头标志为 10× 或 10/0.25，镜头最短，其上常刻有黄色环圈。

2. 高倍镜镜头标志为 40× 或 40/0.65，镜头较长，其上常刻有蓝色环圈。

3. 油镜镜头标志为 100× 或 100/1.30，镜头最长，其上常刻有白色环圈，或 "oil" 字样。

（二）油镜的使用原理

油镜的透镜很小，光线通过玻片与油镜头之间的空气时，因介质密度不同，发生折射或全反射，使射入透镜的光线减少，物像显现不清。若在油镜与载玻片之

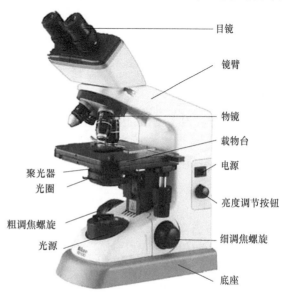

实验图 1-1 光学显微镜结构

目镜

镜臂

物镜

载物台

电源

亮度调节按钮

细调焦螺旋

底座

聚光器
光圈

粗调焦螺旋

光源

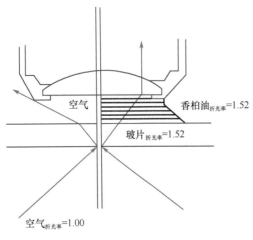

实验图 1-2　油镜原理

间加入和玻璃折射率（$n=1.52$）相近的香柏油（$n=1.515$），则使进入透镜的光线增多，视野亮度增强，使物像明亮清晰（实验图 1-2）。

（三）油镜的使用

1. 安放与对光　将显微镜安放在胸前略偏左的桌面上，距实验台边缘 7cm 左右。低倍物镜对准通光孔，打开光源与光圈，使光线集中于聚光器。通过升降聚光器和缩放光圈以获得最佳亮度。

2. 放置标本片　将标本片置于载物台上，用压片夹压住，标本正对通光孔的中心。

3. 调节焦距、观察物像　升高载物台到最高点，转动粗调焦螺旋，在低倍镜（10×）下找到物像并调至清晰。接着转开低倍镜，在标本片上滴加 1 滴香柏油，将油镜头转至中央对准通光孔，使镜头浸入油中，轻轻转动细调焦螺旋，直至找到清晰物像。

4. 油镜头清洗　观察完毕后，将油镜头移开，转动粗调焦螺旋使载物台下降至最低，取下标本片。先用一张擦镜纸擦去镜头上的香柏油。然后另取一张擦镜纸，在其上滴加二甲苯后再擦拭镜头，以擦去残留的油迹。最后再用一张新的擦镜纸擦净镜头上残留的二甲苯。

5. 显微镜还原　下降聚光器，光源亮度调至最低，关闭光源，拔掉电源线。转动镜头转换器，将 4 倍镜对准通光孔，盖上防尘罩。

（四）注意事项

1. 严禁单手提取显微镜，推动显微镜。

2. 使用显微镜观看标本时应两眼同时观察，光源亮度应适当，否则长时间观察易疲劳。

3. 更换标本时务必将载物台下降至最低，换好标本后再重新对焦，切勿直接抽换标本，以免刮伤镜头或标本玻片。

4. 避免强酸、强碱等化学药品与显微镜接触，保持显微镜清洁，避免油污和灰尘附着。

二、细菌基本形态和特殊结构观察

（一）细菌的基本形态（葡萄球菌、大肠埃希菌、弧菌）

观察要点：注意细菌的染色性、相对大小、形状及排列方式。

（二）特殊结构的观察（荚膜、芽孢、鞭毛）

观察要点：注意这些特殊结构的大小、形状及其在菌体中的位置，均有助于细菌的鉴定。

三、革兰染色法

（一）细菌涂片的制作

1. 涂片　接种环用酒精灯烧灼并冷却后，取 1～2 环生理盐水置于载玻片中央。接种环再烧灼冷却后，取少许菌落放在载玻片生理盐水中研磨，制成 1cm² 左右圆形菌膜。

2. 干燥　用玻片夹夹住细菌涂片，标本面朝上，在离酒精灯火焰 15cm 处缓慢加热烘干，切勿靠近火焰。也可以将标本片放于室温下自然晾干。

3. 固定　用玻片夹夹住细菌涂片，标本面朝上，使涂片水平迅速地来回通过酒精灯火焰 3 次。注意玻片温度不可过高，以玻片反面触及手背部皮肤不烫为宜。

（二）革兰染色操作方法

1. 初染　用滴管吸取结晶紫染液，滴 1～2 滴到菌膜上，静置 1 分钟，用滴管吸水轻轻冲洗，甩去积水。

2. 媒染　用滴管吸取碘液，滴 1～2 滴到菌膜上，静置 1 分钟，用滴管吸水轻轻冲洗，甩去积水。

3. 脱色　用滴管吸取 95% 乙醇，滴数滴到菌膜上，摇动玻片数秒钟，然后斜持玻片，继续滴酒精到涂片上，直至滴下的乙醇无色为止（约 0.5 分钟）。最后用滴管吸水轻轻冲洗，甩去积水。

4. 复染　用滴管吸取苯酚复红染液，滴 1～2 滴到菌膜上，静置 0.5 分钟，用滴管吸水轻轻冲洗，甩去积水。

5. 吸干　用吸水纸吸干标本片。

6. 显微镜观察　先用低倍镜找到标本所在位置，然后在标本片上滴加香柏油，换油镜头仔细观察。

　　　　　　　　　　　　　　　　　　　　　　　　　　　　　　革兰染色操作

（三）实验结果

革兰染色法可将细菌分为两大类：凡能抵抗乙醇脱色，仍呈现紫色者为革兰阳性菌，如葡萄球菌；凡能被乙醇脱色，由稀释复红复染后呈红色者为革兰阴性菌，如大肠埃希菌。

【实验作业】

1. 描绘葡萄球菌、大肠埃希菌、芽孢和荚膜的显微镜下图。

2. 思考：革兰染色法为什么能够将革兰阳性菌染成蓝紫色?

实验二　细菌的人工培养及生化反应

【实验目的】

1. 学会细菌在固体、半固体和液体培养基上的接种方法。

2. 能认识细菌在培养基上的基本生长现象。

3. 知晓常见的细菌生化反应及意义。

【实验用品】

1. 培养基制备用品　琼脂、蒸馏水、牛肉膏、蛋白胨、氯化钠、天平、试管、培养皿、电炉、烧杯、三角烧瓶、高压蒸汽灭菌器、恒温培养箱、酸度计、pH 试纸、酚红指示剂、比色管、吸管、盐酸、氢氧化钠等。

2. 细菌培养用品　葡萄球菌、大肠埃希菌平板培养物、无菌普通琼脂平板、斜面培养基、半固体培养基、液体培养基、酒精灯、接种环、接种针、试管架、恒温培养箱、标记笔等。

3. 细菌生长现象观察用品　金黄色葡萄球菌和大肠埃希菌的琼脂平板，液体、半固体、斜面培养物，溶血性链球菌血平板、液体培养物，铜绿假单胞菌斜面、液体培养物等。

4. 细菌生化反应观察用品　大肠埃希菌和伤寒杆菌乳糖发酵培养物、大肠埃希菌吲哚实验培养物等。

【实验内容和方法】

一、细菌的人工培养

（一）培养基制备

1. 调配组分　按所需培养基容积，计算质量容积比，称取培养基各组分质量，加入烧杯内，固体培养基加入 2%～3% 琼脂，半固体培养基加入 0.3%～0.5% 琼脂，搅拌均匀。

2. 溶解　将盛有培养基组分的烧杯放入微波炉里加热，使各组分溶解，补足加热蒸发的水分。

3. 调整 pH　用 pH 试纸或比色计检测培养基的酸碱度，将培养基 pH 调整至 7.4～7.6。

4. 转移　将烧杯里的培养基装入三角烧瓶内，用封口膜封闭瓶口。

5. 灭菌　将盛有培养基的三角烧瓶进行高压蒸汽灭菌，时长 15～30 分钟。

6. 过滤与分装　用四层无菌纱布夹脱脂棉或滤纸过滤，去除沉淀或浑浊物，使培养基澄清。将培养基分装到不同容量的试管或三角烧瓶中。

7. 无菌检查　将制备好的培养基温育 24 小时，无细菌生长表示培养基无菌。

8. 保存　培养基做好标记，放入冰箱，4℃保存。

（二）细菌的接种与培养

1. 平板分区划线培养法　主要用于细菌的分离培养，以获得纯种。

（1）取无菌普通琼脂平板 1 个，以目测分为 5 个区域。

（2）点燃酒精灯，先烧灼接种环，待冷却后，用接种环挑取细菌菌落。

（3）先在 1 区边缘部分轻巧地划 3～4 条连续的平行线当作初步稀释的菌源。烧去接种环上残余的细菌。待接种环冷却后，将其从菌源区开始连续在平板表面左右划线，第一区划线占平板表面的 1/5～1/4。

（4）再次烧灼接种环，冷却后，将其通过 1 区移至 2 区，在 2 区划上 6～7 条致密的平行线，接着再以同样的方法在 3 区、4 区和 5 区上划线（实验图 2-1）。最后，烧去接种环上的残菌。

（5）划线完毕，做好标记，将平板倒置后至于 37℃恒温培养箱中培养 18～24 小时。

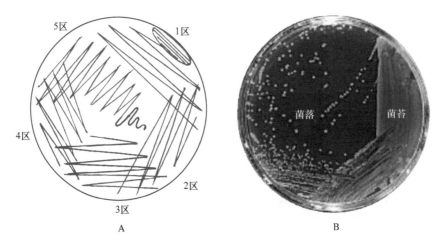

实验图 2-1　细菌平板分区划线接种法

A. 分区画线示意图；B. 培养后菌落分布情况

2. 斜面培养法 主要用于细菌的纯培养和保存菌种，某些特殊的斜面培养基可用于观察生化反应。

接种环灭菌后，将其伸入菌种管内，挑取群苔少许，然后迅速将接种环伸到另一斜面培养基底端，从斜面培养基的底部向上部作"Z"形来回密集划线，切勿划破培养基（实验图 2-2）。有时也可用接种针仅在斜面培养基的中央拉一条直线作斜面接种。

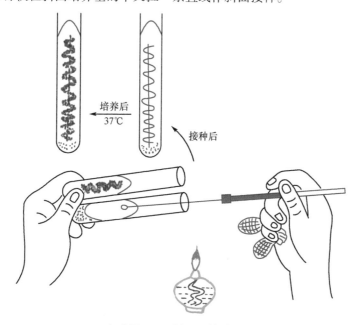

实验图 2-2 斜面双管移种法

3. 半固体培养法 主要用于观察细菌的动力。

接种针灭菌后，挑取细菌菌落，从半固体培养基的中心位置垂直穿刺到试管底部上方 5mm 左右，然后原路退出培养基（实验图 2-3）。

4. 液体培养法 主要用于增菌培养及检测细菌的生化反应。

接种环灭菌后，挑取细菌菌落，将试管稍微倾斜，用接种环在接近液面的试管壁上研磨，并蘸取少许液体溶散接种环上的细菌，然后放正试管，使细菌均匀分布到培养基中（实验图 2-4）。

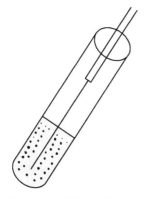

实验图 2-3 半固体培养基接种法

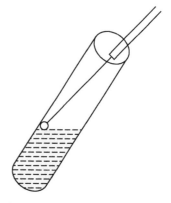

实验图 2-4 液体培养基接种法

细菌接种方法

（三）细菌在培养基上的生长现象

1. 细菌在固体培养基上的生长现象

（1）平板培养基：经培养，在固体培养基表面肉眼可见由单个细菌繁殖后形成的细菌集团，称之为菌落。多个菌落融合成片则形成菌苔。溶血性链球菌在血平板可产生溶血环。

（2）斜面培养基：细菌在斜面培养基上也有菌落和菌苔出现，

2. 细菌在半固体培养基上的生长现象　细菌在半固体培养基上会出现沿着穿刺线生长或沿穿刺线向四周扩散生长的两种生长形态。前者穿刺线四周的培养基清澈半透明，后者培养基呈放射状或云雾状。如金黄色葡萄球菌，因没有鞭毛，沿着穿刺线生长；大肠埃希菌有鞭毛，沿穿刺线向四周扩散生长。所以半固体培养法是观察细菌有无鞭毛及动力的常用方法。

3. 细菌在液体培养基上的生长现象　细菌在液体培养基中会出现均匀浑浊、沉淀与表面生长、沉淀、絮状物等生长形式。金黄色葡萄球菌在液体培养基中为均匀浑浊生长；链球菌沉积于培养基底层，为沉淀生长；结核分枝杆菌在液体培养基中为表面生长，即在液体表面形成菌膜。

二、细菌生化反应的结果观察

（一）乳糖发酵实验

大肠埃希菌能分解乳糖产酸产气，酸性物质的产生，能使指示剂改变颜色，气体的产生会使培养基出现气泡或裂隙；而伤寒沙门菌对乳糖无分解能力，指示剂颜色不发生改变。

（二）吲哚实验

大肠埃希菌含有色氨酸酶，能分解培养基中的色氨酸产生无色的靛基质（吲哚），当加入对二甲基氨基甲苯醛后，生成玫瑰色靛基质，此为靛基质实验阳性。

【实验作业】

1. 简述细菌在固体、半固体和液体培养基中的生长现象。

2. 分析细菌在半固体培养基中会出现两种不同生长现象的原因。

3. 思考：细菌生化反应的医学意义。

实验三　细菌分布与消毒灭菌实验

【实验目的】

1. 学会空气、咽喉部细菌的检查方法。

2. 能进行皮肤消毒实验及紫外线杀菌实验。

3. 懂得药物敏感试验的基本操作和临床意义。

【实验用品】

1. 培养基　无菌普通琼脂平板培养基、血平板培养基。

2. 细菌培养用品　葡萄球菌、大肠埃希菌平板培养物、酒精灯、接种环、试管、恒温培养箱、标记笔等。

3. 其他用品　无菌棉签、无菌生理盐水、药敏纸片、75%乙醇、2.5%碘酊、1%碘伏、三角形黑纸片、镊子、温度计、超净工作台和高压蒸汽灭菌器等。

【实验内容和方法】

一、细菌分布的检查（空气、咽喉部的细菌检查）

（一）空气中细菌的检查

1. 取一个无菌普通平板放在桌面，打开盖子，将培养基充分暴露于空气中，持续 10 分钟，盖好培养皿，做好标记。

2. 培养　将培养皿放入恒温培养箱中，37℃，温育 18～24 小时。

3. 观察结果　空气中的细菌掉落到培养基上，经培养出现菌落或菌苔。

（二）咽喉部细菌的检查

1. 取无菌血平板一个，打开盖子，将培养基放在距离口腔 10cm 处，用力咳嗽几声，盖好培养皿，做好标记；或取无菌血平板一个，用无菌棉签在人咽喉部取材，打开皿盖，将取得样本的棉签以分区划线形式接种在无菌血平板上，盖上皿盖，做好标记。

2. 培养　将培养皿放入恒温培养箱中，37℃，温育 18～24 小时。

3. 观察结果　正常人咽喉部存在大量正常菌群，血平板上会有菌落或菌苔生长。

> 细菌分布的检查方法

二、消毒灭菌（紫外线杀菌实验、皮肤消毒）实验

（一）紫外杀菌实验

1. 接种细菌　接种环在酒精灯火焰灭菌后，取一环细菌，密集涂布在无菌普通琼脂培养基上。

2. 贴无菌纸片　用灭菌过的镊子夹取三角形黑纸片，贴到平板的中央。

3. 紫外线杀菌　在超净工作台中，打开培养皿的盖子，将培养基充分暴露在紫外线灯下 1m 范围内，维持 30 分钟。

4. 培养　用镊子将培养皿中黑纸片取下用酒精灯焚烧掉，盖好培养皿盖，做好标记，放到恒温培养箱内，37℃，温育 18～24 小时。

5. 观察结果　被黑纸片挡住的培养基部位细菌生长旺盛，而纸片周边区域几乎没有细菌生长，表明紫外线的穿透力弱，只能用于物体表面和空气的消毒。

（二）皮肤消毒实验

1. 分区标记　取一个无菌普通平板，在其底部用标记笔分成均匀五个扇形区域。分别标记为无菌生理盐水、75% 乙醇、2.5% 碘酊、1% 碘伏和对照。

2. 处理皮肤　用棉签蘸取上述 4 种液体，涂抹四个手指的掌面。

3. 接种　处理皮肤 3 分钟后，将四个手指和未处理手指分别在无菌生理盐水、75% 乙醇、2.5% 碘酊、1% 碘伏和对照区轻按指印，盖好培养皿。

4. 培养　将培养皿放入恒温培养箱中，37℃，温育 18～24 小时。

5. 观察结果　观察不同区域细菌生长状态，比较细菌菌落种类和数量。

> 紫外线杀菌与皮肤消毒实验

三、药 敏 试 验

（一）接种细菌

方法一：在无菌普通平板玻璃皿外侧底部进行分区，做好标记。再用灭菌接种环挑取适量

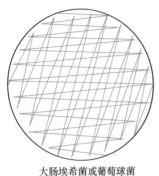

大肠埃希菌或葡萄球菌

实验图 3-1　划线法涂布接种细菌

葡萄球菌或大肠埃希菌的培养物，以划线方式将细菌均匀密集涂布于平板培养基表面，注意应与做好标记对应的区域一致（实验图 3-1）。

方法二：　挑取待测细菌于少量生理盐水中制成高浓度细菌混悬液，用灭菌棉拭子将细菌混悬液均匀涂布于平皿培养基表面。

（二）贴药敏纸片

用无菌镊子取药敏纸片贴到平皿培养基表面相应位置（实验图 3-2）。

注意：①药敏纸片需一次贴成。可用镊子轻按药敏片使之与培养基紧密相贴；②药敏纸片需有规律的分布于平皿培养基上，按分区等距离贴 4 片；③每次取药敏纸片之前都需对镊子进行烧灼灭菌。

（三）细菌培养

将平皿置于 37℃温箱中培养 18～24 小时。

（四）观察并记录结果

观察每一种药敏纸片周围是否出现抑菌圈，测量并记录抑菌圈大小，按抑菌圈大小判断药物敏感性（实验图 3-3）。

药敏试验

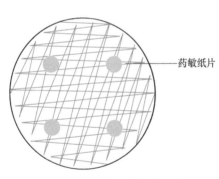

药敏纸片

实验图 3-2　放置药敏纸片

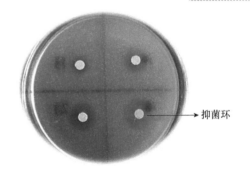

抑菌环

实验图 3-3　药敏试验结果

【实验作业】

1. 观察皮肤消毒实验结果，分析各个区域细菌生长与否的原因。
2. 通过紫外杀菌实验，思考紫外线的弱点和杀菌的适用范围。
3. 思考抑菌圈大小与哪些因素有关？
4. 分析药敏试验对临床用药的实际意义。

实验四　免疫学检测及常用生物制品

【实验目的】

1. 能简述豚鼠过敏反应实验的方法，观察豚鼠过敏反应的临床表现，分析豚鼠过敏反应的发生机制（即 I 型超敏反应的发生机制）。
2. 能说出直接凝集试验的原理、应用和注意事项。

3．能说出玻片凝集试验的操作方法及意义。

4．能简述斑点金免疫层析试验的原理、方法和应用。

5．观察常用的生物制品，并能进行归类。

【实验用品】

1．物品

（1）豚鼠过敏反应实验：健康豚鼠 3 只（250kg 左右）、新鲜鸡蛋清、马血清、生理盐水、注射器、无菌棉签、75％乙醇等。

（2）玻片凝集反应试验：待测细菌、诊断血清、生理盐水、无菌滴管、接种环、洁净玻片、酒精灯、蜡笔等。

（3）斑点金免疫层析试验（早孕检测）：待检尿液 1 号和 2 号（妊娠尿液、非妊娠尿液）、早孕诊断试剂条。

（4）常用生物制品观察：死疫苗、活疫苗、新型疫苗、类毒素、抗毒素、丙种球蛋白、胎盘球蛋白、细胞因子等。

2．器械　手术刀、手术剪、镊子等。

【实验内容与方法】

一、豚鼠过敏反应实验

（一）实验方法

1．选用健康豚鼠 3 只，体重 200～300g，雌鼠应无孕，分别编号为甲、乙、丙，其中甲、乙两只分别经腹腔或皮下注射（豚鼠皮下注射最适宜的部位是后大腿内侧或小腹部）1∶10 稀释的马血清 0.1ml，使其致敏。丙豚鼠注射 0.1ml 生理盐水作为对照。

2．两周后，甲豚鼠心脏注射鸡蛋清 1～2ml，乙豚鼠和丙豚鼠分别心脏注射马血清 1～2ml。心内注射时，要固定好动物以避免划破心脏；当看到注射器内有回血时就注入变应原。

3．注射后观察并记录三只豚鼠的表现，对死亡豚鼠可进行解剖观察其脏器变化。

（二）实验结果

1．致敏豚鼠（乙豚鼠）于注射后数分钟可发生过敏性休克反应，表现出兴奋、不安、竖毛、抓鼻、呼吸困难、抽搐、大小便失禁等症状，严重者于数分钟死亡。

2．对照豚鼠（甲、丙豚鼠）均不出现过敏症状。

二、玻片凝集反应实验

（一）实验方法

1．取洁净载玻片一张，用蜡笔画线分成两格，以无菌接种环（或无菌毛细管）取生理盐水一环（或一滴）放于玻片一侧作为对照，使用同样方法取一环（或一滴）诊断血清放于另一侧。

2．用无菌接种环挑取平板培养基上培养的待测细菌菌落或斜面培养基上的待测细菌菌苔少许，置于生理盐水小格中混匀，另挑取少许待测细菌置入诊断血清中混匀。

3. 轻轻摆动玻片，2～3分钟后观察结果。注意摆动玻片时动作不宜过大，避免将待检测溶液与对照侧溶液混合，影响结果。若室温过低，可适当加温或延长反应时间。

（二）实验结果

1. 出现凝集颗粒　判为阳性。

2. 无凝集颗粒出现　判为阴性。

三、斑点金免疫层析试验——早孕检测

（一）实验方法

取两个早孕试剂条，将试剂条下端标志部分别插入1号尿液和2号尿液中，深度为10～15mm，约5秒，取出后放平，置室温下3分钟，目测观察结果。注意避免试剂条一端插入尿液过深或过浅，插入时间过长或过短。

（二）实验结果

1. 若试剂条出现两条红色线为HCG阳性（妊娠）。

2. 若试剂条只有质控线显示红色为阴性（非妊娠）。

3. 若试剂条无红色线出现，表明试验失败或测试条失效。

四、常用生物制品观察

（一）实验方法

学生自行观察常用的生物制品种类及其说明书，并进行归类。

（二）实验结果

1. 人工主动免疫的生物制品　死疫苗、活疫苗、新型疫苗、类毒素等

2. 人工被动免疫的生物制品　抗毒素、丙种球蛋白、胎盘球蛋白、细胞因子等。

【实验作业】

1. 为什么乙豚鼠会发生过敏反应而甲、丙豚鼠不出现过敏症状？

2. 书写实验报告，记录实验结果，若出现异常结果，分析可能的原因。

实验五　常见致病性细菌观察

【实验目的】

1. 能识别常见球菌、杆菌、弧菌的形态特征及染色性。

2. 能熟练使用显微镜油镜观察标本。

3. 知晓血浆凝固酶试验的方法及原理。

4. 认识肠道杆菌的菌落特征。

【实验用品】

1. 葡萄球菌、链球菌、肺炎链球菌、脑膜炎奈瑟菌、淋病奈瑟菌、大肠埃希菌、伤寒沙门菌、痢疾杆菌、弧菌、破伤风梭菌、结核分枝杆菌、白喉杆菌的染色标本片。

2. 显微镜、香柏油、擦镜纸等。

3. 金黄色葡萄球菌、新鲜兔血浆（或人血浆）、生理盐水、载玻片、小试管。

4. 大肠埃希菌、伤寒沙门菌、痢疾杆菌的培养物。

【实验内容与方法】

一、化脓性球菌

（一）形态观察

1. 葡萄球菌：G^+菌，球形，葡萄状排列。

2. 链球菌：G^+菌，球形，链状排列。

3. 肺炎链球菌：G^+菌，矛头状，成双排列，有荚膜。

4. 脑膜炎奈瑟菌：G^-菌，肾形，凹面相对，成双排列，有荚膜。

5. 淋病奈瑟菌：G^-菌，咖啡豆状，成双排列，有荚膜。

（二）血浆凝固酶试验

1. 原理　金黄色葡萄球菌能产生血浆凝固酶，可使血浆中可溶性的纤维蛋白原变为不溶性的纤维蛋白，附着于细菌表面，在玻片上形成凝块；游离型的血浆凝固酶可使试管中血浆发生凝固。

2. 玻片法的操作方法　取未稀释的新鲜兔血浆或人血浆、生理盐水各一滴分别滴于载玻片上，挑取待检葡萄球菌菌落少许，分别与生理盐水和血浆混合，立即观察结果，此法用于测定结合型凝固酶。

3. 结果判断　细菌在生理盐水无凝集而在血浆中聚集成团块或无法混匀，为血浆凝固酶试验阳性；反之，细菌在血浆中呈均匀浑浊则为阴性。

二、常见致病性杆菌、弧菌

（一）形态观察

1. 大肠埃希菌　G^-菌，中等大小杆菌，多单个分散存在，有周鞭毛。

2. 伤寒沙门菌　G^-菌，中等大小杆菌，多单个分散存在，有周鞭毛。

3. 痢疾杆菌　G^-菌，中等大小杆菌，多单个分散存在。

4. 霍乱弧菌　G^-菌，菌体弯曲呈逗点状，多单个分散存在，有单鞭毛。

5. 破伤风梭菌　G^+菌，细长杆菌，有芽孢，呈鼓槌状。

6. 结核分枝杆菌　抗酸菌，杆形，菌体细长略带弯曲，可呈"Y形"、"V形"。

7. 白喉棒状杆菌　G^+菌，细长杆菌，一端或两端膨大呈棒状，异染颗粒。

（二）肠道杆菌培养物观察

大肠埃希菌、伤寒沙门菌、痢疾杆菌在肠道选择培养基 SS 平板上的培养物的观察，注意菌落大小、形态、颜色、表面光滑程度等。

【实验作业】

1. 血浆凝固酶试验中为什么金黄色葡萄球菌一侧发生凝集，生理盐水一侧没有凝集？

2. 书写实验报告，记录实验结果，绘出所观察致病性细菌的形态图。

实验六　常见的人体寄生虫观察

【实验目的】

1. 能识别常见的线虫、吸虫和绦虫的成虫和虫卵。

2. 能在显微镜下识别溶组织内阿米巴滋养体、包囊、阴道毛滴虫；能区别疟原虫红细胞内期各期的形态特征。

3．知晓各类医学节肢动物的形态特征。

【实验用品】

线虫、吸虫和绦虫的实物标本；线虫、吸虫和绦虫虫卵标本片；溶组织内阿米巴大滋养体、包囊标本片；阴道毛滴虫标本片；间日疟原虫红细胞内各期标本片；各类节肢动物实物标本；显微镜等。

【实验内容和方法】

一、常见线虫（成虫和虫卵）观察

逐一观察蛔虫、钩虫、蛲虫、鞭虫、牛带绦虫和猪带绦虫大体标本；观察线虫的虫卵，先在低倍镜下观察，再转换至高倍镜下观察。

二、常见吸虫（成虫和虫卵）观察

使用低倍显微镜观察血吸虫、肺吸虫和肝吸虫标本；观察吸虫的虫卵，先在低倍镜下观察，再转换至高倍镜下观察。

三、常见绦虫（成虫和虫卵）观察

逐一观察牛带绦虫和猪带绦虫大体标本；在低倍镜下观察绦虫的虫卵。

四、原虫（溶组织内阿米巴滋养体和包囊、阴道毛滴虫滋养体、疟原虫）的观察

1．观察溶组织内阿米巴大滋养体和包囊的铁苏木素染色标本片　先低倍镜观察，然后转至高倍镜观察大滋养体内质、外质的不同、形态、伪足、有无红细胞、细胞核的形状等；包囊的形态，核的结构和数目，未成熟包囊的拟染色体的形态及数目，糖原泡的形状。

2．观察阴道毛滴虫滋养体染色标本　先低倍镜观察，然后转至高倍镜观察阴道毛滴虫染色标本的形态、大小、鞭毛数目、核、轴柱及波动膜等结构。

3．观察间日疟原虫红细胞内各期形态标本片　先低倍镜观察，然后转至油镜观察经瑞氏染色的间日疟原虫红细胞内小滋养体、大滋养体、裂殖体、配子体的核、质和疟色素的颜色、形态和分布等。

五、医学节肢动物的实物标本观察

1．用放大镜或解剖镜观察医学节肢动物标本，认识各类医学节肢动物的形态特征，注意和同类节肢动物的主要区别。

2．用低倍镜观察各类节肢动物的卵、幼虫等的形态。

【实验作业】

1．绘制常见线虫、吸虫、绦虫的虫卵图。

2．绘制常见医学原虫的形态图。

参 考 文 献

安云庆. 2013. 医学免疫学. 第 3 版. 北京：人民卫生出版社

曹雪涛，何维. 2016. 医学免疫学. 第 3 版. 北京：人民卫生出版社

曹雪涛. 2017. 医学免疫学. 第 6 版. 北京：人民卫生出版社

曹元应. 2016. 病原生物与免疫学. 北京：人民卫生出版社

李凡，徐志凯. 2016. 医学微生物学. 第 8 版. 北京：人民卫生出版社

李明远，徐志凯. 2016. 医学微生物学. 第 3 版. 北京：人民卫生出版社

刘建红，王玲. 2016. 病原生物与免疫学基础. 第 4 版. 北京：科学出版社

刘荣臻，曹元应. 2013. 病原生物与免疫学. 第 3 版. 北京：人民卫生出版社

吕瑞芳，朱峰. 2016. 病原生物学与医学免疫学. 北京：科学出版社

全国护士执业资格考试用书编写专家委员会. 2017. 全国护士执业资格考试指导同步练习题集. 北京：人民卫生出版社

沈关心，徐威. 2016. 微生物学与免疫学. 第 8 版. 北京：人民卫生出版社

王玲. 2013. 医学免疫学. 北京：中国协和医科大学出版社

邬于川，左丽. 2015. 医学免疫学. 第 2 版. 北京：科学出版社

吴正吉. 2016. 病原生物与免疫学. 北京：人民卫生出版社

肖纯凌，赵富玺. 2013. 病原生物学和免疫学实验指导. 北京：人民卫生出版社

肖纯凌，赵富玺. 2014. 病原生物学和免疫学. 第 7 版. 北京：人民卫生出版社

阳莉，陈晓露. 2016. 病原生物与免疫学. 北京：中国医药科技出版社

殷国荣，王中全. 2014. 医学寄生虫学. 第 4 版. 北京：科学出版社

于虹，宝福凯，杨春艳. 2017. 病原生物学与医学免疫学. 北京：中国科学技术出版社

赵斌，祝继英. 2015. 病原生物学与免疫学. 北京：科学出版社

教学基本要求

一、课程性质和任务

《病原生物学与免疫学》是护理、助产、医学检验、康复等专业必修的专业基础课程之一，是临床医学实践中必不可少的一门基础与临床之间的桥梁学科。该课程主要包括病原生物学和免疫学两个方面，主要研究机体的免疫系统的组成与功能、免疫应答及异常现象、免疫学的应用，以及与医学有关的病原生物（病原微生物和人体寄生虫）的生物学特性、致病性与免疫性、流行因素、微生物学检查及防治原则的一门学科。

该课程主要培养学生识别临床常见的病原生物及免疫现象，具备分析临床常见感染性疾病与免疫性疾病的病因、病机、防治的能力，树立无菌观念及预防疾病观念，能在临床医学实践中加以应用，为后期临床课程的学习奠定了必要的理论基础，并对学生职业能力培养和职业素养形成起重要的支撑和促进作用。

二、课程教学目标

（一）知识目标

1. 掌握　病原生物的基本特性，常见病原生物的种类、生物学性状和致病性；免疫系统的组成与功能，常见免疫现象及临床免疫性疾病的类型、特点及致病机制。

2. 理解　病原生物与机体免疫、环境之间的相互关系，特异性预防在临床工作中的作用；消毒灭菌的常用方法及临床意义；医院感染的危险因素及控制措施。

3. 了解　病原生物、免疫学的发展简史及新进展，常见的病原生物流行因素、实验室检查方法及防治原则。

（二）技能目标

1. 能运用所学的病原生物学与免疫学的基本理论与知识，分析临床相关的感染性疾病、免疫性疾病的病因与发病机制，并具有一定的防治能力。

2. 掌握消毒灭菌的基本理论与基本方法，树立无菌观念，培养无菌操作技术，并能应用于临床实践工作。

3. 熟练运用显微镜观察和初步鉴别常见病原生物的形态特征，协助临床的诊断工作。

4. 具有医院感染的预防意识，全面了解常见感染性疾病的预防、诊断和治疗原则。

5. 了解常用消毒灭菌器的使用方法及注意事项。

（三）素养目标

1. 培养学生终身学习观，严谨的工作态度，实事求是的科学精神。

2. 培养集体观念，提高沟通和互相学习的技巧，养成相互讨论、勤学好问的习惯。

3. 培养救死扶伤、关爱患者的职业道德。

4. 培养在医院感染、抗生素的使用、社区疫情的防治等工作中均能运用所学专业知识指导临床工作，保持高度警觉性，具有良好的判断力。

三、教学内容和要求

本课程教学内容分为两个模块：理论模块和技能模块。理论模块包括 4 个部分：病原生物的基本特性、基础免疫、临床免疫、常见病原生物。将理论模块、技能模块分为必修内容和选学内容，其中标注有▲的内容为选学内容，选学内容根据学校及不同专业学生具体情况选择使用，未标注的为必修内容。

理 论 模 块

教学内容	了解	理解	掌握	教学活动参考
第一部分　病原生物的基本特性				
绪论				
（一）微生物与医学微生物学				理论讲授
1. 微生物			√	多媒体演示
2. 微生物学与医学微生物学	√			
3. 医学微生物学发展简史	√			
（二）人体寄生虫与人体寄生虫学		√		
一、病毒的基本特性				理论讲授
（一）病毒的生物学性状			√	理论讲授
（二）病毒的感染		√		多媒体演示
（三）病毒感染的检查与防治原则	√			动画
二、细菌的基本特性				理论讲授
（一）细菌的形态与结构			√	多媒体演示
（二）细菌的生长繁殖与代谢			√	动画
（三）细菌的分布与消毒灭菌			√	视频
（四）细菌的变异		√		案例分析讨论
（五）细菌的感染			√	
（六）细菌感染的检查方法和防治原则	√			
三、真菌的基本特性				理论讲授
（一）真菌的生物学性状			√	多媒体演示
（二）真菌的致病性		√		
（三）真菌感染的微生物学检查与防治原则	√			
四、人体寄生虫的基本特性				
（一）寄生现象与生活史			√	理论讲授
（二）寄生虫与宿主的关系		√		多媒体演示
（三）寄生虫病的流行与防治			√	
第二部分　基础免疫				
绪论				
（一）免疫的概念与功能			√	理论讲授
（二）免疫的类型		√		多媒体演示
（三）医学免疫学及其发展简史	√			

教学内容	教学要求			教学活动参考
	了解	理解	掌握	
五、启动免疫的物质——抗原				
（一）抗原的概念和特性			√	理论讲授
（二）决定抗原免疫原性的因素		√		动画
（三）抗原的种类				多媒体演示
1. 抗原的分类		√		
2. 医学上重要的抗原物质			√	
六、免疫的物质基础——免疫系统				
（一）免疫器官				
1. 中枢免疫器官			√	
2. 外周免疫器官			√	理论讲授
（二）免疫细胞				多媒体演示
1. 淋巴细胞			√	动画
2. 抗原呈递细胞		√		案例分析讨论
3. 其他免疫细胞	√			
（三）免疫分子				
1. 抗体			√	
2. 补体		√		
3. 细胞因子▲	√			
4. 人类主要组织相容性抗原		√		
七、免疫系统对抗原的反应过程——免疫应答				
（一）固有免疫				
1. 固有免疫屏障		√		
2. 固有免疫细胞		√		
3. 固有免疫分子	√			理论讲授
（二）适应性免疫				动画
1. 适应性免疫的类型及基本过程			√	多媒体演示
2. T淋巴细胞介导的细胞免疫应答		√		自学
3. B淋巴细胞介导的体液免疫应答		√		
4. 免疫调节▲	√			
5. 免疫耐受▲	√			
第三部分　临床免疫				
八、抗感染免疫				
（一）抗细菌免疫			√	理论讲授
（二）抗病毒免疫			√	多媒体演示
（三）抗真菌免疫	√			案例分析讨论
（四）抗寄生虫免疫		√		
九、超敏反应				理论讲授
（一）Ⅰ型超敏反应			√	多媒体演示
（二）Ⅱ型超敏反应		√		动画
（三）Ⅲ型超敏反应		√		视频
（四）Ⅳ型超敏反应		√		案例分析讨论
十、自身免疫性疾病与免疫缺陷病▲				理论讲授
（一）自身免疫性疾病	√			多媒体演示
（二）免疫缺陷病	√			自学

续表

教学内容	教学要求			教学活动参考
	了解	理解	掌握	
十一、免疫学的临床应用				理论讲授
（一）免疫学防治				多媒体演示
1. 免疫预防			√	动画
2. 免疫治疗	√			自学
（二）免疫学检测技术▲	√			
第四部分 常见病原生物				
十二、常见致病性病毒				
（一）呼吸道病毒				
1. 流行性感冒病毒			√	
2. 麻疹病毒			√	
3. 腮腺炎病毒		√		
4. 其他呼吸道病毒▲	√			
（二）胃肠道病毒				
1. 肠道病毒			√	
2. 急性胃肠炎病毒		√		
（三）肝炎病毒				理论讲授
1. 甲型肝炎病毒			√	多媒体演示
2. 乙型肝炎病毒			√	动画
3. 其他肝炎病毒		√		视频
（四）反转录病毒				案例分析讨论
1. 人类免疫缺陷病毒			√	自学
2. 人类嗜 T 细胞病毒▲	√			
（五）疱疹病毒				
1. 单纯疱疹病毒			√	
2. 水痘 - 带状疱疹病毒			√	
3. 其他疱疹病毒▲	√			
（六）其他常见病毒				
1. 狂犬病病毒			√	
2. 流行性乙型脑炎病毒		√		
3. 人乳头瘤病毒▲	√			
十三、常见致病性细菌				理论讲授
（一）化脓性球菌				多媒体演示
1. 葡萄球菌属			√	动画
2. 链球菌属			√	视频
3. 奈瑟菌属			√	案例分析讨论
（二）肠道杆菌				显微镜观察
1. 埃希菌属			√	自学
2. 沙门菌属			√	
3. 志贺菌属			√	
4. 其他肠道杆菌▲	√			
（三）螺形菌				
1. 弧菌属			√	
2. 螺杆菌属	√			
（四）厌氧性细菌				

续表

教学内容	教学要求			教学活动参考
	了解	理解	掌握	
1. 厌氧芽孢梭菌				理论讲授
（1）破伤风梭菌			√	多媒体演示
（2）产气荚膜梭菌▲	√			动画
（3）肉毒梭菌		√		视频
（4）艰难梭菌▲	√			案例分析讨论
2. 无芽孢厌氧菌		√		显微镜观察
（五）分枝杆菌属			√	自学
（六）其他致病性细菌▲	√			
十四、其他原核细胞型微生物				理论讲授
（一）支原体		√		多媒体演示
（二）衣原体		√		案例分析讨论
（三）立克次体	√			显微镜观察
（四）螺旋体		√		自学
（五）放线菌	√			
十五、常见致病性真菌				
（一）浅部感染的真菌				理论讲授
1. 皮肤感染真菌		√		多媒体演示
2. 皮下组织感染真菌▲	√			案例分析讨论
（二）深部感染的真菌				显微镜观察
1. 白假丝酵母菌		√		自学
2. 新生隐球菌		√		
3. 曲霉菌	√			
4. 肺孢子菌▲	√			
十六、常见人体寄生虫				
（一）医学原虫				
1. 溶组织内阿米巴▲	√			理论讲授
2. 阴道毛滴虫		√		多媒体演示
3. 疟原虫			√	动画、视频
4. 弓形虫▲	√			案例分析讨论
（二）医学蠕虫				显微镜观察
1. 线虫				自学
（1）似蚓蛔线虫			√	
（2）蠕形住肠线虫		√		
（3）毛首鞭形线虫▲	√			
（4）十二指肠钩口线虫与美洲板口线虫			√	
（5）班氏吴策线虫和马来布鲁线虫▲	√			
2. 吸虫				
（1）华支睾吸虫▲	√			
（2）卫氏并殖吸虫▲	√			
（3）布氏姜片吸虫▲	√			
（4）日本裂体吸虫			√	
3. 绦虫				
（1）链状带绦虫			√	
（2）肥胖带绦虫		√		
（3）细粒棘球绦虫▲	√			
（三）医学节肢动物▲				
1. 概述	√			
2. 常见的医学节肢动物	√			

技　能　模　块

实验名称	教学内容	教学要求		
		学会	掌握	熟练掌握
一、细菌形态结构的检查	1. 显微镜油镜的使用与维护			√
	2. 细菌基本形态和特殊结构观察			√
	3. 革兰染色法			√
二、细菌的人工培养及生化反应▲	1. 细菌的人工培养	√		
	（1）培养基制备		√	
	（2）细菌的接种与培养			√
	（3）细菌在培养基上的生长现象	√		
	2. 细菌生化反应的结果观察			
三、细菌分布与消毒灭菌实验	1. 细菌分布的检查：空气、咽喉部的细菌检查			√
	2. 消毒灭菌：紫外线杀菌实验、皮肤消毒实验			√
	3. 药敏实验	√		
四、免疫学检测及常用生物制品	1. 豚鼠过敏反应实验			√
	2. 玻片凝集反应实验	√		
	3. 斑点免疫层析试验——早孕检测	√		
	4. 常用生物制品观察		√	
五、常见致病性细菌观察	1. 球菌标本片显微镜观察，血浆凝固酶试验			√
	2. 杆菌标本片显微镜观察，肠道杆菌培养物观察			√
	3. 弧菌标本片显微镜观察			√
六、常见的人体寄生虫观察	1. 常见线虫：成虫、虫卵观察		√	
	2. 常见吸虫：成虫、虫卵观察		√	
	3. 常见绦虫：成虫和虫卵观察		√	
	4. 原虫：溶组织内阿米巴滋养体和包囊、阴道毛滴虫滋养体、疟原虫（环状体、晚期滋养体、裂殖体、配子体）的观察	√	√	
	5. 医学节肢动物的实物标本观察			

四、教　学　说　明

（一）适用对象与参考学时

本教材可供护理、助产、医学检验、康复等专业使用，总学时为72学时，其中理论教学60学时，实践教学12学时。

2. 本课程突出以培养能力为本位的教学理念，在实践技能方面分为熟练掌握、掌握、学会3个层次。熟练掌握是指能够独立娴熟地进行正确的实践技能操作。掌握是指能够在教师指导下进行实践技能操作。学会是指知晓怎样进行实践技能操作。

（二）教学建议

1. 在教学过程中要积极采用现代化教学手段，如动画、视频等；还要注重对病原生物标本等的观察学习。加强直观教学，充分发挥教师的主导作用和学生的主体作用。注重理论联系实际，并组织学生开展必要的临床案例分析讨论，以培养学生的分析问题和解决问题的能力，使学生加深对教学内容的理解和掌握。

2. 教学评价通过课堂提问、布置作业、单元目标测试、案例分析讨论、在线平台测试、期末考试等多种形式，对学生进行学习能力、实践能力和应用新知识能力的综合考核，以期达到教学目标提出的各项任务。

学时分配建议（72 学时）

序号	教学内容	学时数		
		理论	实践	合计
1	绪论（病原生物的基本特性）	1		1
2	病毒的基本特性	2		2
3	细菌的基本特性	8	6	14
4	真菌的基本特性	1		1
5	人体寄生虫的基本特性	1		1
6	绪论（基础免疫）	1		1
7	启动免疫的物质——抗原	2		2
8	免疫的物质基础——免疫系统	8		8
9	免疫系统对抗原的反应过程——免疫应答	3		3
10	抗感染免疫	1		1
11	超敏反应	3	1	4
12	自身免疫性疾病与免疫缺陷病	1		1
13	免疫学的临床应用	2	1	3
14	常见致病性病毒	8		8
15	常见致病性细菌	8	2	10
16	其他原核细胞型微生物	2		2
17	常见致病性真菌	1		1
18	常见人体寄生虫	7	2	9
	合计	60	12	72